LE
CABINET SECRET
DE
L'HISTOIRE

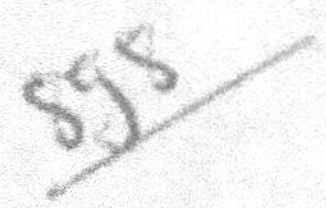

DU MÊME AUTEUR

Ouvrages de Médecine historique

Les Indiscrétions de l'Histoire (6 *séries*). Ouvrage complet.
Les Morts mystérieuses de l'Histoire (2 *séries*). Ouvrage complet.
Mœurs intimes du passé (3 *séries*).
Poisons et sortiléges (2 *séries*). (En collaboration avec le Dr L. NASS.)
La Névrose révolutionnaire. (En collaboration avec le Dr L. NASS.)
Napoléon jugé par un Anglais.

Ouvrages d'Histoire médicale

Gayetez d'Esculape. (En collaboration avec le Dr WITKOWSKI.)
Remèdes d'autrefois.
Remèdes de bonnes femmes. (En collaboration avec le Dr J. BARRAUD.)
Les Curiosités de la Médecine (*Épuisé*).

Monographies médico-littéraires et historiques

Balzac ignoré.
Marat inconnu (Réimpression, notablement augmentée).

Sous presse

Légendes et Curiosités de l'Histoire.
Mœurs intimes du passé, 4e *série*.

Docteur CABANÈS

LE
Cabinet Secret
de l'Histoire

Nouvelle Édition, revue et augmentée

PREMIÈRE SÉRIE

Avec gravures hors texte

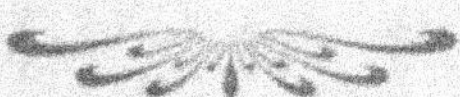

PARIS
ALBIN MICHEL, ÉDITEUR
22, RUE HUYGHENS, 22

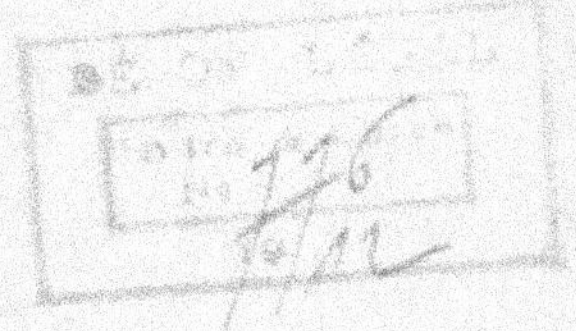

AVANT-PROPOS

Cédant à de pressantes et amicales instances, nous nous sommes décidé à publier une nouvelle édition du Cabinet secret de l'Histoire, ouvrage depuis longtemps épuisé en librairie et que des spéculations auxquelles nous sommes resté étranger avaient haussé à un prix de beaucoup supérieur à sa valeur commerciale.

Nous avons complètement remanié le texte primitif : si nous en avons quelque peu retranché, nous y avons beaucoup ajouté.

Tirant parti des travaux parus postérieurement à notre publication, nous avons rectifié des erreurs de date, complété des indications bibliographiques, augmenté le nombre des notes. Douze chapitres entièrement nouveaux font comme un nouvel ouvrage de la présente édition.

L'ordonnance du livre a été, en outre, complètement modifiée. Nous avons adopté l'ordre chronologique ; tout ce qui se rapporte au même personnage se trouve ainsi *groupé, au lieu d'être dispersé dans plusieurs volumes.*

Les deux premières séries comprennent les rois et prétendants au trône de France, étudiés au point de vue pathologique, depuis François Ier, jusqu'au comte de Chambord.

La troisième série est consacrée aux maladies de personnages notoires.

La quatrième réunit nos études sur des médecins qui ont joué un rôle dans l'histoire.

Il convient d'ajouter que notre éditeur a donné tous ses soins à la partie typographique, adoptant des caractères neufs pour cette réimpression, qu'il nous a permis d'enrichir de gravures ou portraits, choisis avec le seul souci de nous conformer à la vérité historique.

A tous les amis obligeants, à tous les savants et érudits que nous avons cités, tant dans l'Avant-Propos de la précédente édition que dans le cours de l'ouvrage ; à tous ceux dont notre mémoire infidèle ne nous a pas rappelé les noms, nous offrons publiquement ici le tribut de notre gratitude.

PRÉFACE

On nous a souvent invité à nous expliquer sur
notre méthode de critique scientifique appliquée
à l'histoire, qu'on a dit, à tort, procéder de celle

qu'a vulgarisée, mais que n'a point inventée notre grand historien national.

Avant Michelet, Voltaire avait appuyé, sans y mettre la délicatesse qu'on était en droit d'attendre du plus spirituel des Français, sur les infirmités et les misères des personnages de notre histoire. Si Michelet a parlé, en termes qu'on devait amèrement lui reprocher, de la *fistule* du Roi-Soleil, Voltaire, autrement audacieux, n'a pas ménagé ses expressions, quand il nous a entretenu des *hémorrhoïdes*[1] du révérendissime Cardinal de Richelieu.

Michelet aurait pu, s'il l'eût voulu, se défendre d'avoir introduit la Pathologie dans l'Histoire; d'avoir, comme on l'a dit[2], fait passer rois et reines au conseil de revision.

Ce n'est pas lui, en effet, qui, le premier, troqua « le stylet de la muse contre le scalpel et le spéculum du médecin »; ce n'est pas lui qui imagina d'exposer en public « l'arrière-faix » de l'histoire. Le coupable serait resté longtemps dans l'ombre de son obscurité, s'il ne s'était trouvé un chercheur avisé[3] et heureux dans ses investigations, pour le produire au grand jour.

« La prodigieuse, prestigieuse, et légèrement

[1] V. la *Chronique médicale*, 1898, p. 441.
[2] De Goncourt, *Idées et sensations*; *Journal*, t. I.
[3] C. Le Senne, dans *l'Événement*, 1898.

infectieuse invention de la fistule, dominant et tranchant le grand règne du Grand Roi, n'appartient pas à Michelet. Jamais titre de gloire n'a été moins mérité, car jamais emprunt n'a été plus complet, ou démarquage plus ingénu. Cette fameuse division du règne de Louis XIV (*Avant* et *Après* la fistule), Michelet l'a prise... à Lemontey ! ».

Voilà donc quelle serait la grande découverte, la suprême originalité de Michelet !

D'après les panégyristes de l'historien, de ceux qui persistent à le louer, en méconnaissant ce qui l'impose à notre admiration, Michelet aurait « substitué révolutionnairement la science aux manifestations empiriques du surnaturel. Là où, depuis deux siècles, on voyait obstinément l'action occulte du doigt de la Providence, il montra la main évidente du chirurgien. Le premier, il chercha l'origine des événements dans la constitution morbide des personnages, les causes des comédies politiques dans la santé de leurs acteurs... et il apporta dans ce travail la perspicacité d'un histologiste, avec la divination d'un poëte [1]... »

Poëte, incontestablement : mais histologiste, nous le récusons.

Il en est de l'histoire comme de la science : il y a les vulgarisateurs et il y a les savants. Mi-

---

[1] HENRY CÉARD (*Chronique médicale*, 15 juillet 1898).

chelet a pu faire illusion aux gens du monde, il
n'en a pas imposé à ceux qui prennent moins souci
de la recherche des formules saisissantes, que de
la vérité dépouillée des artifices qui l'altèrent ou
la dénaturent.

Nous aurions beau jeu à rechercher quel mo-
bile a poussé l'homme qui a écrit l'*Amour*, ce
livre dont chaque page est un philtre, à se complaire à la divulgation des secrets intimes que,
seuls, des professionnels, habitués à manier la
langue technique, peuvent révéler aux initiés.
Nous pourrions nous enquérir comment est venue
à l'historien cette hantise du détail érotique, cette
curiosité qui ressemble par endroits à de l'aberration sénile, cette obsession de tout ce qui touche
à la sexualité.

Qu'on ne s'y méprenne pas : si on veut que
Michelet ait eu le mérite de montrer le bénéfice
que l'Histoire peut tirer des notions physiolo-
giques, il aurait ouvert une voie dangereuse,
parce « qu'il n'a pas fourni une méthode sûre
pour avancer dans cette voie, ou montré avec précision le but auquel on devait tendre [1] ». Son style
a été le manteau qui lui a servi à couvrir les assertions les plus hasardées, les paradoxes les plus
spécieux.

[1] G. Monod, *Renan, Taine, Michelet.*

Ils sont guidés autrement sûrs, ces probes écrivains qui ont nom Augustin et Amédée Thierry[1].

Mais nous revendiquons surtout comme précurseurs, le subtil et profond analyste qui a consumé sa vie dans l'édification d'une œuvre impérissable, l'écrivain des *Lundis*, vous avez nommé Sainte-Beuve ; et le mieux informé des historiens physiologistes, un modèle qui eût approché de la perfection, s'il avait apporté plus de sérénité dans ses jugements, l'auteur des *Origines de la France contemporaine*, Hippolyte Taine.

Taine n'est pas, comme Michelet, un visionnaire, qu'égarent trop souvent ses facultés divinatoires. L'œuvre de Taine, comme on l'a clairement vu[2], est une œuvre positive et sévère, essentiellement objective, bien différente de celle, tout imaginaire et purement subjective, de Michelet.

Taine, comme Littré, dont nous nous réclamons aussi, avait reçu une forte culture scientifique, et si l'un et l'autre ne pratiquèrent point, ils étaient au moins préparés, par leurs études antérieures, à devenir les médecins des esprits, comme ils auraient été, s'il leur eût convenu, les médecins du corps.

Il faut avoir, déclarons-le sans fausse modestie,

[1] *Chronique médicale*, loc. cit., p. 546.

[2] V. l'article du docteur CALLAMAND (*Chronique médicale*, loc. cit.).

plus qu'une teinture des sciences biologiques, pour aborder les questions complexes que soulèvent les multiples problèmes de l'Histoire. L'érudition ne suffit pas pour accomplir cette tâche entre toutes difficultueuse. Nous dirions presque qu'il est indispensable de posséder ce que nous nommerions *le sens médical*, c'est-à-dire la faculté d'observation aiguë, le don de la notation brève et précise, la recherche du trait pictural et pittoresque.

Nous réclamons un autre droit que celui d'exprimer sans ambages notre pensée, de ne pas l'envelopper de conventionnelles et hypocrites précautions de langage; nous prétendons apporter quelque clarté dans l'étude de certains faits, la psychologie de certains personnages, qui s'éclaire véritablement à la lumière de la science médicale.

Si l'on considère non plus isolément, selon la méthode habituellement suivie, le type soumis au creuset de l'analyse, mais qu'on le relie à la chaîne dont il n'est qu'un anneau; si on étudie son ascendance et sa descendance, on arrive à donner une explication scientifique de la dégénérescence d'une race, au lieu de la rattacher à la fatalité, *l'ultima ratio* des Anciens.

Sans admettre dans sa rigueur la théorie de l'École lombrosienne, il est indéniable qu'il existe, dans l'Histoire comme dans la Littérature, des *criminels-nés* et l'on se hâte trop, parfois, de juger avec sévérité tels prétendus coupables, qui ne sont que des malades ou des déments.

Quel sujet de graves méditations pour le médecin philosophe ! De quel frisson d'effroi n'est-on pas saisi, à la pensée que tout un peuple, une collectivité de plusieurs milliers d'êtres pensants, sont à la merci d'un homme, sujet aux accidents de notre misérable humanité ; que cet homme, qui a le redoutable privilège d'exercer un pouvoir sans frein et sans contrôle, s'il a une prédisposition névropathique, peut être saisi de ce délire particulier que notre éminent ami, le professeur Lacassagne, a si bien nommé la *Césarite?*

Un des plus illustres philosophes anglais[1] l'a dit avant nous : « La volonté du monarque est la règle et l'unique *criterium* du bien et du mal. L'Église anglicane posait, de même, en principe l'obéissance absolue au prince, quel qu'il fût. Qu'en est-il résulté ? Une série de crimes, d'horreurs sans nom, qui ont abouti à la chute irrémédiable d'une race royale. »

Ce n'est donc pas faire œuvre de dénigrement, que de dépouiller les monarques de leur auréole

[1] Hobbes.

légendaire ; ce n'est pas, comme on l'a dit, manifester un sentiment, qui ne serait que mesquin, de les rapetisser à notre taille.

Des dilettanti pourront discuter s'il est préférable d'entretenir les légendes que d'en émonder l'histoire : ce sont discussions académiques auxquelles le savant ne doit prendre aucune part.

Le culte de la vérité, voilà ce qui doit être sa principale, son unique préoccupation.

A. C.

LE CABINET SECRET DE L'HISTOIRE

FRANÇOIS Ier EST-IL MORT... DE LA FÉRONNIÈRE ?

I

Ceux qui ont appris l'histoire dans Voltaire, ce grand conteur de légendes, doivent avoir leur siège fait ; notre prétention serait vaine de les vouloir convaincre.

François Ier, écrit l'auteur de l'*Essai sur les Mœurs*, mourut, quelques mois après Henri VIII, de cette maladie, alors presque incurable, que la découverte du Nouveau Monde avait transplantée en Europe. C'est ainsi que les événements sont enchaînés : un pilote génois donne un univers à l'Espagne ; la nature a mis dans les îles de ces climats lointains un poison qui infecte les sources de la vie et *il faut qu'un roi de France en périsse*.

Comment Voltaire a-t-il justifié la grave accusation qu'il a portée contre le roi-chevalier ? Il s'en est référé à la tradition et ne s'est pas entouré d'autres garanties.

C'est une opinion presque généralement admise, que François Ier a contracté la syphilis ; de là à prétendre qu'il ait succombé à cette affection, il n'y avait qu'un étroit fossé à franchir ; après beaucoup d'autres, Voltaire n'a pas hésité à y glisser.

Le problème qu'il s'agit d'élucider est plus complexe ; deux questions, en effet, sont à discuter :

François Ier a-t-il eu la syphilis ?
Est-il mort de cette maladie ?

Disons, d'abord, que, selon toute apparence, le roi-chevalier a été infecté du mal vénérien [1]. La chronique, l'histoire, le roman, qui n'est si souvent que de l'histoire apprêtée, s'accordent pour donner à cette opinion toute créance.

Un historien [2] nous entretient en ces termes de la première maladie du roi, survenue en 1538 :

[1] D'aucuns ne lui ont pas encore pardonné cette malchance, et ces âpres censeurs en ont tiré prétexte pour dresser contre François Ier un véritable acte d'accusation. A entendre ces détracteurs, d'un puritanisme exagéré, le souverain était dépourvu de toute loyauté : au lieu d'avoir honoré et encouragé les savants, il en aurait été le persécuteur (Cf. le fougueux réquisitoire de ROEDERER, *Conséquences du système de Cour établi sous François Ier* ; Paris, Hector Bossange, juin 1833). On ne l'en a pas moins nommé « le Père des Lettres » (*Mémorial historique de la noblesse*, 10e livraison).

[2] GAILLARD, *Hist. de François Ier, roi de France*. Paris, 1769, 8 vol. in-12.

Le roi fut si dangereusement malade à Compiègne que, pendant près d'un mois, on désespéra presque de sa vie. Ce fut, dit-on, l'effet d'une vengeance bizarre, qu'un mari jaloux prit des infidélités de sa femme, et des galanteries du roi. Il voulut les punir des outrages qu'il en avait reçus, par ceux qu'il espéra d'en recevoir encore. Il alla chercher dans un lieu de débauche la maladie qui, depuis la découverte de l'Amérique, s'était répandue dans l'Europe, et qui, depuis la conquête de Naples, en 1494, avait pénétré jusqu'en France, cette maladie honteuse et funeste, le plus terrible poison de la volupté, qui n'avait déjà que trop de poisons sans celui-là. Il s'en guérit, en employant à propos les remèdes qu'on pouvait connaître alors. Sa femme en mourut, le roi pensa en mourir. Son rétablissement ne fut qu'imparfait. Il lui resta de tristes symptômes, de fâcheuses dispositions qui altérèrent son humeur et firent dégénérer en une aigreur mélancolique et corrosive la gaieté brillante de son caractère. On sut depuis qu'un ulcère secret était la cause de ce changement.

Un peu plus loin, le même écrit :

François Ier n'avait jamais été parfaitement guéri de la maladie qu'il avait eue à Compiègne. Vers le commencement de février 1547, une fièvre lente vint annoncer au roi la fin de sa carrière. Étant à Rambouillet, la fièvre augmenta avec fureur, les douleurs de son ulcère devinrent plus aiguës et plus insupportables. Il succomba le 31 mars 1547.

Un autre historien [1], plus précis, parle, sans artifices de langage, d'un « abcès périnéal », dont François Ier était redevable à « la belle Féronnière, l'une de ses maîtresses ». Et, craignant de n'être pas suffisamment explicite, il ajoute :

Cet ulcère malin, qui lui estoit venu en 1539, n'ayant pu être guéri par ses médecins, qui n'osèrent pas le traiter avec la rigoureuse méthode qu'il faut apporter à ces maux-là, s'estoit traîné jusqu'au col de la vessie, et commençoit à le ronger avec des ardeurs insupportables. Tellement que cette douleur et l'âcre levain de cette infection, qui estoit espandu par toute l'habitude du corps, lui causoient une fièvre lente et une morne fascherie, qui le rendoient incapable d'aucune entreprise.

Un troisième [2] ne fait que répéter, en termes peu différents, une version analogue.

[1] MÉZERAY, *Hist. de France, depuis Pharamond*, etc. Paris, 1643-1651, 3 vol. in-8°.

[2] Sismondi, dans son *Histoire de France*, ne ménage pas ses expressions : « Le roi, écrit-il, fut dangereusement malade à Compiègne. Bientôt on sut que sa maladie, honteuse dans son origine, dégoûtante dans ses symptômes, était considérée comme non moins contagieuse que la peste. Mais un abcès redoutable, dont l'accroissement faisait craindre pour ses jours, ayant crevé, l'avait soulagé en partie. On racontait, pour expliquer la cause de cette maladie, que le roi avait séduit une femme, connue sous le nom de la *belle Féronnière*, et que son mari, tourmenté de jalousie, s'était infecté à dessein d'une maladie qu'il lui avait communiquée, pour qu'à son tour, sans le savoir, elle la donnât au roi. »

L'historiographe Varillas a dédaigné d'admettre ce qu'il n'est pas loin d'appeler « la fable » de la belle Féronnière. Bayle l'a, au contraire, acceptée, sans essayer d'en contester l'exactitude, pas même la vraisemblance.

II

On place généralement l'aventure de François I⁰ avec la belle Féronnière vers 1539.

Les uns content que Jean Ferron, le mari de la belle, était un vieux et austère bourgeois, logé à Paris dans la rue Barbette, en face de cet hôtel Notre-Dame, d'où étaient sortis jadis les assassins de Louis d'Orléans.

D'autres ont prétendu que Ferron n'était qu'un « ferronnier », c'est-à-dire un marchand de fer, fabricant ou marchand de gros ouvrages faits avec ce métal. Selon l'opinion la plus répandue, Ferron ou Le Féron était avocat.

Quant à sa femme, au dire d'un contemporain [1], c'était une femme « très belle et de bonne

---

[1] Cf. *Nouvelle Biographie Didot*. La *Nouvelle Biographie* n'a fait que reproduire l'article de la comtesse de Bradi, paru antérieurement dans l'*Encyclopédie des gens du monde*.

grâce ». Le roi s'en serait épris. Le mari, ayant eu vent de la chose, n'aurait eu de cesse qu'il n'eût contracté la syphilis, en fréquentant dans les endroits mal famés [1]. La femme, contaminée par son époux, aurait à son tour communiqué le mal à son royal amant, qui n'en guérit jamais complètement.

Louis Guyon, sieur de la Nauche, médecin d'Uzerche en Limousin, affirme avoir connu la

[1] Sait-on que Louis XIV n'échappa que par miracle au même accident ? Un passage de Saint-Simon nous fixe sur ce point : « S'il y a lieu d'estre surpris de voir Mme de Montausier en la place de Mme de Navailles, il y eut grande matière depuis de s'estonner davantage, ou plutôt d'estre fasché de s'estre si étrangement trompé. Le Roy, après avoir entretenu d'autres amours, fit enfin de Mme de Montespan la sultane favorite. L'éclat fut prodigieux ; une femme mariée ravie à son mari, et tous de la qualité dont ils étaient, et ravie publiquement, par autorité suprême. L'Europe n'était pas accoutumée à ce qui serait une étrange nouveauté en Asie, où il n'y a que des sérails et des esclaves ; mais le scandale, vaincu par l'effroi et par l'ambition, mit bientôt tout aux pieds de cette maitresse. M. de Montespan, d'autant plus enragé qu'il ne pouvait dissimuler qu'un si profond malheur venait de sa part et d'autant moins maître de lui qu'il était plus amoureux de sa femme, fit tant des siennes qu'elle ne se crut pas en sûreté à Saint-Germain et que, pour l'y mettre, le Roi la donna à garder à Mme de Montausier chez qui elle logea. M. de Montespan devint plus furieux, *s'appliqua à gagner du mal avec le même soin que d'ordinaire on l'évite. Son projet était de gâter sa femme et de le communiquer au roi...* » Cf. *Intermédiaire des Chercheurs et des Curieux*, 1896, n° 728, col. 679-680.

belle Féronnière, mais se refuse à entrer dans plus de détails sur la famille de celle-ci, parce qu' « elle a laissé des enfants, gens de bonne renommée et pourvus de hauts emplois. Elle mourut jeune et fut ensevelie dans le couvent de Saint-Maur, sa paroisse [1] ». La critique moderne a établi que ce récit était des plus suspects [2].

Contre toute attente, Brantôme ne souffle mot de l'incident ; or, il n'aurait pas manqué d'en parler, lui qui ne détestait pas la gaillardise dans les propos.

Voici, semble-t-il, l'origine de cette fable.

François Iᵉʳ avait réellement aimé, dans sa jeu-

---

[1] Voici le passage de Guyon, tel qu'il se trouve dans l'édition originale : « Le Grand Roy François Iᵉʳ... rechercha la femme d'un advocat de Paris, très belle et de bonne grâce, que je ne veux nommer, car il a laissé des enfants pourvus de grands estals... Ce que connaissans aucuns courtisans et maquereaux royaux dirent au Roi qu'il la pouvait prendre d'autorité et par la puissance de sa royauté... Enfin le mari dispensa sa femme de s'accommoder à la volonté du Roy, et à fin de n'empêcher en rien cette affaire, il fit semblant d'avoir affaire aux champs pour huit ou dix jours. Cependant il se tenait caché dans la ville de Paris, fréquentant les bourdeaux, cherchant la vérole, pour la donner à sa femme, afin que le Roy la print d'elle et trouva incontinent ce qu'il cherchoit, et en infecta sa femme et puis après le Roy. Lequel la donna à plusieurs autres femmes qu'il entretenoit, et n'en peut jamais bien guérir, ains tout le reste de sa vie il fut mal sain, chagrin, inaccessible. » *Les Diverses Leçons* de LOYS GUYON, 1613, p. 109-110.

[2] P. PARIS. *Études sur François Iᵉʳ*, 1885, t. II, p. 325.

nesse, la femme d'un avocat[1]. Brantôme, s'il n'a pas fait allusion à la Féronnière, dit toutefois, aussi clairement qu'il est possible, que François Ier avait l'*avarie*, mais qu'il en avait ressenti les premières atteintes longtemps avant ses relations avec la femme de l'avocat. On n'a, pour s'en convaincre, qu'à se reporter à l'article concernant la reine, où l'écrivain des *Dames galantes* dit expressément :

[1] Au temps de la Palatine, la tradition avait encore cours parmi les héritiers même de François Ier. Selon l'expression d'un historien, les Bourbons ne contestaient pas le triste honneur, décerné au plus célèbre des Valois, d'être mort victime de sa débauche. Voici ce qu'on lit dans la *Correspondance de Madame*, à la date du 3 décembre 1721 : « On voit à Fontainebleau, dans le cabinet de la reine, le portrait de la belle Féronnière, qui avait tant plu à François Ier. Il la fit peindre en profil. Elle était la cause innocente de sa mort. Son mari, voulant se venger du roi, fit venir une femme de mauvaise vie, très malsaine, et dès qu'il se fut infecté, il infecta de cette vilaine maladie sa femme. À son tour, elle la communiqua au roi, et il en mourut... » D'après M. de Lescure, il y aurait eu une intrigue réelle, nouée par le roi, vers 1514-1515, avec une dame Lecoq, femme d'un avocat au Parlement, Jacques Disome; mais la maladie du roi ne datant que de 1538, il n'est pas vraisemblable que ladite bourgeoise en ait la responsabilité. La belle Féronnière ne serait, d'après le même auteur, que « l'incarnation légendaire de l'*avocate*, maîtresse inoffensive de la première jeunesse de François Ier. Toutes les autres circonstances, qui ont fait un drame émouvant d'une liaison vulgaire, sont le fruit de l'imagination des historiens. » *Les Amours de François Ier*, par M. de Lescure, p. 302; cf. *Les Études sur François Ier*, de P. Paris, t. II, chap. IX.

Si la reine Anne sa mère eût vécu, jamais le roi François Ier ne l'eût épousée, car elle prévoyait bien le mauvais traitement qu'elle en devait recevoir, d'autant que le roi son mari *lui donna la maladie* qui avança ses jours [1].

Et appuyant davantage, comme s'il craignait de n'être point compris :

Le roi, poursuit-il, aima fort aussi et trop, car, étant jeune [2] et libre, sans différence il embrassoit qui l'une, qui l'autre [3], comme dans ce tems n'estoit pas galand qui

[1] La reine Claude mourut en 1524, le 2 juillet, d'une éruption dartreuse (?) mal soignée ; selon M. P. Paris, « de l'ignorance des médecins qui, au lieu d'arrêter le mal, eurent recours aux drogues pharmaceutiques et aux purgations ». P. PARIS, t. I, p. 77. François Ier épousa, en secondes noces, la sœur de Charles-Quint, Éléonore d'Autriche. « Le mariage eut lieu presque à huis clos et en *petite compagnie*, sans aucune solennité, dans une chétive bourgade des Landes, sous le toit d'un monastère rustique. » *Étude historique sur les formes, le lieu et la date du mariage de François Ier avec Éléonore d'Autriche*, par M. Émile LABEYRIE ; Paris, 1873.

[2] « François d'Angoulême annonçait ce qu'il devait être par ce qu'il était déjà : ardent au plaisir, impétueux et turbulent dans ses jeux, ami du luxe et généreux jusqu'à la prodigalité, insouciant du danger, avide de gloire, propre à tous les exercices du corps et de l'esprit, il avait à l'âge de dix ans une maîtresse, une cour, des favoris et des guerres. Une damoiselle de sa mère, nommée Jeanne de Polignac, *couchait* avec lui. » *Le XVIe siècle*, par P. LACROIX, t. III, p. 82.

[3] Dès avant l'avènement de François au trône, sa complaisante mère avait eu soin de s'entourer d'une multitude de filles jeunes et belles ; mais différente d'Anne de Bretagne, qui éle-

ne fust putassier, partout indifféremment ; *dont il en prist la grande vérole*, qui lui advança ses jours et ne mourut guère vieux [1], car il n'avoit que cinquante-trois ans, cequi n'estoit rien. Et lui, après s'estre veu eschaudé et mal mené de ce mal, advisa que s'il continuoit cet amour vagabond, qu'il seroit encore pris et comme sage du passé advisa à faire l'amour bien gallamment. Dont, pour ce, institua sa belle cour, fréquentée de si belles et honnestes princesses, grandes dames et damoiselles [2].

vait son cortège à la vertu, la duchesse d'Angoulême dressait ses élèves à tous les vices propres à séduire et captiver son fils. (ROEDERER, *op. cit.*, p. 68.) Henri-Corneille Agrippa, que Louise d'Angoulême avait pris à son service, comme médecin et comme astrologue, disait assez brutalement : « Les mères des rois sont quelquefois elles-mêmes les proxénètes de leurs fils : *regum matres nonnumquam filiorum suorum lenae sunt. (De vanitate scientiarum*, cap. XVI). Mais Corneille Agrippa ne doit pas être toujours cru sur parole (V. ce qu'en dit P. Paris, *Études sur François Ier*, t. I, p. 39 et suiv.).

[1] François, comme l'a fait observer P. Paris, vécut, en somme, *âge de roi*, âge que n'avaient dépassé ni Louis XII, ni Henri VIII d'Angleterre. Charles-Quint mourut âgé de cinq années seulement de plus que son rival. Voici, du reste, les dates funéraires des précédents rois de France : *Hugues Capet*, mort à 56 ans ; *Robert*, à 45 ; *Henri Ier* et *Philippe Ier*, à 56 ; *Louis VI*, à 56 ; *Louis VII*, à 59 ; *Philippe II*, à 58 ; *Louis VIII*, à 39 ; *Louis IX*, à 55 ; *Philippe III*, à 40 ; *Philippe IV*, à 46 ; *Louis X*, à 27 ; *Philippe V*, à 28 ; *Charles IV*, à 33 ; *Philippe VI*, à 57 ; *Jean*, à 45 ; *Charles V*, à 43 ; *Charles VI*, à 50 ; *Charles VII*, à 59 ; *Louis XI*, à 63 ; *Charles VIII*, à 27 ; *Louis XII*, à 53.

[2] A rapprocher cette phrase des prétendus Mémoires du Maréchal de Tavannes, œuvre de son fils ou de son neveu : « Les dames plus que les ans lui causèrent la mort. Tel estoit le roy

dont ne fit faute *que pour se garantir de vilains maux* et ne souiller son corps plus des ordures passées, s'accomoda et s'appropria d'un amour point sallaud (*sic*), mais gentil, net et pur [1].

On a mis en doute les assertions de Brantôme, sous prétexte que le manuscrit des *Dames illustres* n'aurait pas été conservé, et que, par suite, l'attribution de l'ouvrage était suspecte. On s'est aussi appuyé sur ces lignes, qui se trouvent à la fin du chapitre précité :

Ceste vertueuse et sage reyne Claude produisit une très belle et généreuse lignée au roy son mary. Elle en fut fort aimée et bien traitée, et fort regrettée aprez sa mort [2].

Comment Brantôme se serait-il ainsi contredit lui-même ? Comment expliquer que la reine eût pu mettre au monde sept enfants, bien

François blessé des dames au corps et en esprit. Alexandre voit les femmes, quand il n'a point d'affaires, François voit les affaires quand il n'a plus de femmes. » *Edition Petitot*, p. 217 et 107.

[1] Brantôme fait sans doute ici allusion à Mme de Châteaubriant et à la fière duchesse d'Etampes ; et cependant, cette dernière, à en croire les *Mémoires historiques et secrets* de d'Argens, à la vérité fort sujets à caution, aurait été infectée, elle aussi, et guérie par l'usage du lait d'ânesse (!).

[2] BRANTÔME, édition Lalanne, t. VIII, p. 107.

conformés, si elle avait été en puissance de syphilis ?

Il serait aisé de répondre à cette objection, que
le roi avait bien pu être infecté du virus vénérien
sans le communiquer à sa femme et, par suite,
sans le communiquer à sa descendance. Les exemples ne sont pas rares de ménages où le mari est
syphilisé, sans que les enfants le soient. Ce qui est
plus difficile, c'est de concilier l'affirmation de
Brantôme avec l'opinion qui a généralement
cours [1], et qui attribue l'origine de la maladie

[1] Félix Arvers, fait assez peu connu, dans une pièce sur
François I⁰, analysée par Blaze de Bury, dans la *Revue des
Deux-Mondes*, a accrédité, lui aussi, la fable courante. D'après
le poëte de l'impérissable sonnet, l'avocat Ferron, fort épris
de sa belle et peu chaste épouse, ayant surpris le royal libertin
aux pieds de sa femme, l'aurait provoqué en combat singulier.
La scène est des plus divertissantes : « Ça, te défendras-tu, dis? »
lui crie-t-il, l'épée à la main. Étonnement du prince de se voir
tutoyé par un robin, lui le rival de Charles-Quint et de
Henri VIII. Est-ce qu'un homme tel que lui va se mesurer avec
un croquant ? Sur ce, il salue ironiquement et se retire. —
« Ah ! c'est comme cela, riposte Ferron, en s'adressant à la can-
tonade. Eh bien! nous allons voir à nous venger autrement que
par l'épée. » Il s'en va alors tout droit dans un mauvais lieu de
la rue Froidmantel, tenu par une nommée Scholastique. —
« Donne-moi, lui dit-il, la plus empoisonnée de tes filles... Je
veux celle-là et non une autre. » On devine le reste. Le mari ou-
tragé prend le mal qu'il communiquera à la Féronnière et que
celle-ci, par ricochet, transmettra au roi...
A huit ans de là, François est à Rambouillet, où il meurt de
consomption : il y a sept ans qu'il endure en secret mort et pas

du roi à ses relations avec la Férounière ; à
moins qu'il ne soit démontré que l'histoire de la
Féronnière [1] n'est pas plus authentique que son

sion. Ambroise Paré, le grand médecin, n'y peut rien ni aucun
autre homme de l'art. Il faut que le malade succombe. Il ne lui
reste plus qu'à penser au ciel. A son heure dernière, on annonce un pèlerin de la Terre Sainte, qui arrive de Jérusalem,
pour le consoler par des paroles de paix. François donne ordre
de le laisser entrer. Paraît un étranger sous la capuce d'un
moine. Aussitôt l'inconnu soulève son vêtement et laisse voir
l'inexorable avocat de Paris. — « Roi, je suis Ferron et je
me suis vengé, meurs en maudit ! » Tel est ce drame, fort
simple, puisqu'il ne roule guère que sur une tradition vulgaire, mais dans lequel on trouve çà et là de belles scènes et
de beaux vers.

  [1] Dès l'année 1529, la belle Féronnière était comptée au nombre des femmes qui n'en étaient plus à faire leurs preuves
dans la galanterie. Si c'est la même dont parle Mézeray, dans
son *Histoire de France* (II, 533), à l'année 1539, comme ayant
communiqué à François Iᵉʳ les principes du mal qui devait
abréger sa vie, que devient cette histoire de l'honnête bourgeoise détournée de ses devoirs par le roi ; du mari qui, par
désir de vengeance, se sacrifie à la contagion, pour atteindre
le suborneur dans la source même de ses plaisirs ? L'héroïne
du roman disparaît, pour ne plus laisser subsister qu'une vulgaire ribaude accessible à tous venants et avec laquelle, dans
un jour de caprice et de curiosité, le roi aurait compromis la
dignité de sa couronne et la santé de son corps. Pour expliquer
dès lors cette désignation, il n'est plus besoin de toutes les in-
génieuses subtilités pour lesquelles tant d'historiens ont mis leur
esprit à la torture. « La belle Féronnière » serait tout simplement
un de ces noms de guerre à l'usage des filles de joie, composant
une cohorte recrutée dans plusieurs corps d'état. C'est ainsi
que, sous un titre analogue, nous voyons défiler, dans la bal-

portrait, qu'on disait avoir été donné au Louvre par le roi François lui-même, et qui, d'après des recherches récentes, a été tenu, en fin de compte, pour apocryphe [1].

III

Une question a dû venir aux lèvres de ceux qui ont eu la patience de nous suivre : si François Ier a été atteint de la syphilis, comment s'est-elle manifestée ? ?

lade de Villon, ces divinités de l'échoppe, telles que « la gaultière, la faulticière, la chapperonnière, l'esperonnière », à côté de « la belle heaulmyère ». *Œuvres de Clément Marot*, t. III (édition G. Guiffrey), p. 119-120, note 2.

[1] *Revue des Deux-Mondes*, 1849, p. 619. Selon les uns, le portrait en question représenterait une duchesse de Mantoue ; selon d'autres, il figurerait Lucrezia Crivelli, maîtresse de Ludovic Sforza (Cf. *l'Esprit dans l'Histoire*, d'Ed. Fournier, 4e édit., p. 158 et suiv.).

[2] Il paraît résulter du passage ci-dessous du Journal de Louise de Savoie que, longtemps avant d'avoir connu la *Belle Féronnière*, François Ier, encore adolescent, aurait été atteint de la maladie dont nous n'avons pas besoin de redire une fois de plus le nom. « Le septième jour de septembre 1512 (François Ier avait alors dix-huit ans), mon fils passa à Amboise pour aller en Guyenne contre les Espagnols ; et estoit lieutenant-général du roy Louis XII, ainsi comme maintenant en sa dignité royale il est dictateur perpétuel et trois jours avant, il *avait eu mal en la part secrète de nature.* » Ce texte est à rapprocher de ce qu'on lit dans

Si ce qu'on nous dit de la gravité de la vérole
à cette époque est exact, et rien ne nous autorise à le contester, les symptômes du mal
devaient être assez apparents, pour éclater aux
yeux de ceux qui approchaient le roi ; et les mémorialistes bavards n'auraient pas manqué de
consigner le fait sur leurs tablettes. Or, ce que
les historiens nous apprennent de plus positif,
c'est qu'à partir de 1536, année de la mort pré-
maturée du dauphin (et nous verrons un peu plus
tard combien leur témoignage est sujet à caution), la santé du roi déclina de jour en jour,
ses facultés physiques et intellectuelles allèrent
en s'affaiblissant.

Selon Martin du Bellay, frère du cardinal et du
seigneur de Langey, un des plus braves géné-
raux de François Iᵉʳ, la première maladie du roi
aurait été une fièvre, d'abord intermittente, *variis
intervallis*, se changeant ensuite en fièvre continue, *in continentem conversa*, à laquelle vint se
joindre une douleur siégeant au niveau de l'abcès, *dolor ex vomica*.

les *Mémoires historiques et secrets concernant les Amours des Rois
de France* (par le Mⁱˢ d'ARGENS), p. 240-241. Brantôme, de son côté,
a laissé entendre que l'accident survenu à François Iᵉʳ datait de
sa première jeunesse, en écrivant que ce prince communiqua son mal à la reine Claude, sa femme, laquelle y aurait succombé, en 1524. Mais son dire est discutable.

Cet abcès, où siégeait-il ? Au bas-ventre, au périnée ou dans la région anale [1] ? On ne nous fixe là-dessus qu'imparfaitement.

N'aurait-il pu être situé dans l'aine et n'être qu'une adénite, un bubon suppuré ? Cette hypothèse purement gratuite, d'ailleurs, n'a été soulevée par le syphiligraphe Cullerier [2], qu'à seule fin, comme il le confesse, de « sortir d'une impasse ».

On ne saurait dire que la santé générale du roi en ait été ébranlée, car un ambassadeur vénitien, Marino Cavalli, envoyé en France en 1544, et qui resta près de trois ans attaché à la cour, suivant le roi dans tous ses déplacements, dépeint ainsi l'état physique du souverain à cette époque [3] :

Le roi a maintenant 54 ans (il n'en avait en réalité que 52)... il est d'une excellente complexion, d'une excel-

---

[1] Martin du Bellay dit « au bas du ventre » ; Mézeray, au périnée.

[2] *Gaz. hebd. de médecine et de chirurgie*, 1856.

[3] Paulin Paris, *loc. cit.*, p. 366. La lettre suivante, écrite par le cardinal d'Armagnac à la duchesse de Ferrare, à la date du 31 janvier 1545 ou 1546, corrobore ce témoignage : « Madame, pour ce que vous avez peu entendre de la maladie du Roy, qui luy est advenue ces jours passés d'ung apostume au lieu mesmes qu'il l'eust il y a tantot cinq ans, je ne veulx faillir à vous donner advis de sa santé, qui m'est asseurée de plusieurs de la court, mesmes de la royne de Navarre, qui y arriva le 17 de ce mois, et m'escript comme sa Majesté se trouvoit bien, et ne luy estoit aucun mal ny douleur, ains seulement l'évacuation dudit apostume, qui se purgeoit encores, qui estoit signe d'une bien longue

lente constitution, vigoureuse et gaillarde… La nature lu
a donné une espèce de sentine, qui le purge tous les ans
de tout ce qu'il peut avoir d'humeurs malsaines, de
façon que si ces humeurs ne deviennent pas trop abondantes, il pourra vivre longtemps encore. Il mange et
boit fort bien, il dort on ne peut mieux.

De son côté, le secrétaire du maréchal de
Vieilleville, autre contemporain de François I⁰ʳ,
se contente de dire que, vers la fin de 1546, le
roi tomba malade d'une « fièvre », en la maison
seigneuriale de Rambouillet [1].

En présence de tels témoignages, Michelet écri-
rait-il encore que le roi « meurt huit ans d'avance,
par une horrible maladie dont la médecine ne le
sauve qu'en l'exterminant » ?

IV

On a laissé entendre que les médecins de la Cour
n'avaient pas osé traiter le roi comme il aurait dû
l'être [2] ; et que, par suite de cette négligence, les

santé de ladite Majesté, selon mesmes que le promettoient et
asseuroient les médecins. » F. GÉNIN, *Lettres de Marguerite d'Angoulême*, 1858, in-8, p. 473.

[1] *Mémoires de Vieilleville*, édition Petitot, p. 136 et suiv.

[2] Un fait curieux, qui nous a été révélé par le savant historien de la Marine française, M. de la Roncière : le 1⁰ʳ janvier

accidents auraient éclaté avec une violence inaccoutumée. Un chroniqueur de l'époque dit que le roi s'exprimait difficilement, par suite d'un *mal qui lui avait rongé la luette*[1], ce dont le satirique Linguet s'est souvenu, en écrivant qu'il n'en coûta à François Ier (d'avoir couché avec la Féronnière) que « cinquante écus, la luette et les cheveux »; mais, ajoute-t-il plaisamment, « il en fut quitte pour parler bas et pour bien se couvrir la tête ».

Lui resta-t-il quelque chose comme une exostose au crâne ? Ses cheveux tombèrent-ils, comme l'insinue Linguet ? Toujours est-il que le roi dut porter perruque[3] pendant un certain temps, et que les courtisans, chauves ou non, s'empres-

1513, François Ier faisait appareiller un vaisseau pour aller, jusqu'au Brésil, lui chercher certaine drogue (du *gayet* ou gaïac), qui passait pour un spécifique de l'avarie. Il fallait que le royal patient fût bien préoccupé du mal qui le minait, pour envoyer prendre un remède jusqu'en Amérique ! (V. la *Chron. méd.*, 1910, p. 263.)

[2] M. de Lescure, *Les Amours de François Ier*. Paris, 1865.

[3] Henri III eut la même maladie que son aïeul François Ier, et, comme ce dernier, il eut de l'alopécie (V. dans le *Journal des Praticiens*, 2 février 1901, p. 71, le traitement qui lui fut administré). Il se vit réduit à porter « une calotte, où les cheveux étaient cousus, mais si mal faite, qu'il la couvrait toujours de sa toque, sans l'ôter devant qui que ce fût, pas même devant sa mère, sa femme, ni les ambassadeurs ; ce qui fait voir, en passant, que l'invention des perruques n'est pas nouvelle en France et que ce n'est pas d'aujourd'hui que le mal de Naples

sèrent d'en mettre à leur tour. « On ne vit bientôt, écrit notre railleur, depuis le Rhône jusqu'à
la Meuse, que chevelures jaunes et l'on n'entendit
plus que des voix étouffées. Il nous est venu, depuis, des rois[1] qui n'avaient pas perdu la luette,
et les voix[2] se sont rétablies ; mais les perruques
sont restées. »

fait tomber les cheveux. » *Mémoires historiques et secrets, concernant les Amours des Rois de France*, p. 243.

[1] On peut citer plusieurs rois et autres personnages de marque, qu'on a tout lieu de supposer avoir été infectés par la
syphilis. Ladislas d'Anjou, roi de Naples et de Hongrie, meurt
en 1414, des suites d'une affection douteuse des parties génitales, qui ressemblait fort à la vérole : on a dit que la femme de
qui il tenait le cadeau s'était badigeonné les organes génitaux
avec un poison et que « le feu sacré », c'est-à-dire une éruption
compliquée d'ulcères, l'avait frappé pour le punir de ses fautes. D'après d'autres relations, il serait tombé en décomposition
depuis le bas-ventre jusqu'au cœur. En 1305, le roi Wenzel II,
de Bohême, aurait présenté les symptômes d'un mal non moins
mystérieux. Ce mal, qui commença par la gangrène des parties
génitales, lui avait été communiqué par sa maîtresse, qui avait
été subornée par les gentilshommes du pays : forme la plus raf-
finée de régicide que l'on ait pu inventer. Charles IX, Henri III,
le duc de Mayenne, le prince et la princesse de Conti, le
prince de Lamballe, etc., furent aussi victimes de la *lues venerea*
(Cf. *Les Amours des Rois de France*, p. 240-244 et les *Antiquités de
Paris*, de SAUVAL, à la suite du t. II, p. 39-40, des *Amours des Rois
de France ; Anecdotes de l'Hist. de France*, à la suite de l'édition des *Mémoires de Marguerite de Valois* (Jannet, 1858, p. 203).

[2] Hubert Thomas, de Liége, après avoir dit combien la conversation du roi était agréable, ajoute qu'il fallait être habitué à
l'entendre pour le comprendre ; car, disait-il, sa voix était restée

Et voilà comment l'origine de ces ornements se rattache à l'origine de la syphilis[1]!

Nous ne savons si Linguet a voulu se divertir à nos dépens, mais il est à peu près[2] avéré que François Iᵉʳ porta perruque, à la suite d'une blessure qu'il avait reçue à la tête, en 1521[3]. Nicolaï, qui relate le fait dans ses *Recherches sur l'usage*

fort altérée, à la suite d'une maladie qui avait détruit sa luette : *licet uvula amissa morbo, vocis vitio laboraret, et non facile, nisi ab iis qui assueverant eum audire intelligeretur.*

[1] La duc Jean de Saxe écrivait, en 1518, à son receveur d'impôts, à Cobourg, de lui envoyer, aussi secrètement que possible, une belle perruque de Nuremberg. Ulric de Hutten, mort en 1523, à la suite d'une syphilis qui durait depuis huit années, en portait aussi ; ses portraits le prouvent sûrement. En tout cas, la mode des postiches put être de courte durée, et ne pas se généraliser ; mais quoi qu'il en soit, dame Vénus força bon nombre de ses victimes, peut-être aussi François Iᵉʳ, de se couvrir le chef d'ornements empruntés. Henri III perdit aussi les cheveux et la barbe, toujours par suite du mal honteux, et fut obligé de porter une barrette avec une perruque, que les courtisans se hâtèrent d'adopter. Plus tard, Louis XIV, d'abord ennemi des faux cheveux, fut contraint de cacher sous un postiche certaine loupe qu'il avait sur la tête ; ici la vérole n'était pour rien. Il faut rendre cette justice au grand roi, qui s'était contenté d'une blennorrhagie dans sa jeunesse (BONNEMAISON, *Essais de clinique médicale*. Toulouse, 1874).

[2] M. Paulin Paris nie la légende (V. ses *Études*, etc., t. I, p. 43).

[3] La mère de François Iᵉʳ, Louise de Savoie, écrit, dans son *Journal*, que le 6 août 1508, le jeune prince avait été blessé au front par une pierre ; et que le 6 janvier 1521, il fut assez grièvement blessé par une bûche (V., pour les détails de l'acci-

des perruques, dit, en outre, que le roi fut obligé de se faire couper les cheveux, qu'il continua depuis à porter très courts, la barbe taillée en pointe, à la mode italienne.

V

Tout le monde a pu admirer au Louvre le portrait de François Iᵉʳ attribué au Titien. On a prétendu que le peintre avait représenté son modèle de profil, pour masquer une exostose qui siégeait au côté gauche du maxillaire inférieur. Le Dʳ Dechambre, qui a étudié, avec une conscience scrupuleuse, l'iconographie de François Iᵉʳ, ne nous a rien laissé à glaner après lui sur ce sujet.

Il y a, écrit notre confrère, de nombreux portraits de François Iᵉʳ, les uns de face (dont un, si nous ne nous trompons, du Primatice), les autres de trois quarts, d'autres encore de profil, mais la face vue du côté gauche.

Il y en a dont la date approximative est postérieure à l'infection présumée. Il y a, de plus, des bustes où le visage du roi est visible par tous les côtés. Or, sur aucune de ces figures, on n'aperçoit trace de la prétendue difformité.

Un de ces bustes est au musée du Louvre (salle de la

dent, *François Iᵉʳ et sa cour*, par Barthélemy HAURÉAU, p. 8-9 ; et pour la liste de tous les horions que reçut le jeune François, les *Études sur François Iᵉʳ*, de P. PARIS, t. I, p. 42 et suiv.).

Renaissance, n° 100). C'est une demi-figure en bronze, ouvrage de Jean Cousin, ou tout au moins fondue d'après un modèle de sa main. Les traits y sont nettement accentués, finement étudiés. Ce doit être un portrait ressemblant. Et, sur ce buste, rien, ni sur un côté de la mâchoire, ni sur l'autre, ni ailleurs, ne présente un caractère quelconque qui, de près ou de loin, puisse être rapporté à la syphilis, bien que la barbe soit trop courte pour pouvoir masquer une irrégularité notable.

L'affection syphilitique qu'on suppose avoir été transmise par la Féronnière est, avons-nous dit, de 1538 ou 1539. Le roi, étant né en 1494, avait alors 45 ans. Ce n'est certainement pas un âge plus avancé que celui qui est indiqué par le portrait de Jean Cousin. Il faut noter, d'ailleurs, que cet artiste, né lui-même en 1500, n'a pas joui probablement de toute la faveur de François Ier avant d'être parvenu à la quarantaine.

Il y a donc lieu de conjecturer que si une exostose a défiguré réellement la face royale, elle devait être développée à la date du portrait. On peut alléguer, il est vrai, que, sur cette figure et sur d'autres, elle a été dissimulée par les artistes, mais on ne peut pas en affirmer l'existence...

La question, d'ailleurs, n'est plus de savoir — elle nous semble maintenant résolue par l'affirmative — si le roi François a eu la vérole; mais s'il est mort de ses suites.

Pourquoi un roi n'aurait-il pas été aussi bien traité que le dernier de ses vilains ? On guérissait la syphilis, alors comme aujourd'hui, sinon par les mêmes procédés [1]. Paracelse, Bérenger de Carpi employaient le mercure dans cette maladie, et en constataient les heureux effets.

Tout concourt à prouver, d'autre part, que François Iᵉʳ avait absorbé du métal liquide : contenaient-elles autre chose que du mercure, ces pilules de Barberousse que leur inventeur avait envoyées au roi de France ? N'a-t-on pas aussi avancé, affirmation bien téméraire, qu'on avait trouvé du mercure dans les ossements de François Iᵉʳ, lors de l'exhumation des débris renfermés dans les cercueils de Saint-Denis [2] ?

Ce qui est hors de conteste, c'est que la maladie qui a mis fin à la carrière de François Iᵉʳ n'était pas la syphilis, et nous n'allons avoir aucune peine à le démontrer.

[1] Benvenuto Cellini dit, dans ses *Mémoires*, qu'il s'était parfaitement guéri de la syphilis par une médication appropriée.

[2] Cette légende, l'auteur du poème de la *Syphilis*, le poète Barthélemy, a, plus que tout autre, contribué à la répandre. On connaît ses vers, si souvent cités :

> On dit même qu'un jour où des fureurs profanes
> Du pieux Saint-Denis fouillèrent les arcanes,
> Et sur le vil pavé jetèrent en morceaux
> Tous ces rois dont la mort avait fait ses vassaux,
> A travers ces débris, dans cette immense foule,
> De tant d'augustes fronts qu'oignit la sainte Ampoule,
> On reconnut celui du premier des François
> Au mercure liquide errant dans ses parois.

Quand l'ambassadeur d'Espagne, de Saint-Mauris [1], envoie à Charles-Quint son rapport sur la santé du roi, en 1546, il ne parle que d'une fièvre lente, qui mina le roi à plusieurs reprises, fièvre qui fut continue pendant cinq jours ; d'un *apostume sous les parties inférieures*, qui l'empêchait parfois de se tenir debout, et le faisait souvent tomber en faiblesse, apostume pour lequel on lui appliqua des cautères, puis la diète, « par le conseil de ses médecins, lesquels demeurent tous d'opinion que cette maladie procède du *mal français*, à l'expulsion duquel la dicte diète pourra grandement servir. Si est-ce que l'on craint qu'il n'y ait *ulcère en la vesique*, receptacle de l'urine [2]. »

Plus tard, se donnent jour cinq trajets fistuleux. Après une amélioration passagère, une rechute se produit, en 1547, avec poussées fébriles tous les soirs, depuis le mois de février jusqu'à la fin de mars [3].

Quand la mort du roi fut constatée, le corps fut

[1] *La mort de François Ier et l'avènement de Henri II*, d'après les dépêches secrètes de l'ambassadeur impérial, Jean de Saint-Mauris, par Aug. CASTAN, Besançon, 1879.

[2] *Archives nationales*, K. 1487 (Cf. le *Mariage de Jeanne d'Albret*, par le baron A. de RUBLE, p. 220-221).

[3] François Ier mourut le 31 mars 1547 (PAILLARD, *La mort de François Ier*, dans la *Revue historique*, 1re année, t. V, p. 84-120).

ouvert[1] : on trouva « une apostume en son estomac, les *rognons gastés*, et les entrailles pourries, le
gosier en chancre et le poulmon entamé ».

Tous ces documents établissent que François Ier
est peut-être mort d'une affection des voies uri-

---

[1] Jean Cosme Holtzachins (de Bâle), médecin contemporain
de François Ier, a laissé l'observation suivante, après l'examen
anatomique du corps du roi. Cette observation a été communiquée jadis par le docteur Patté à la *Gazette hebdomadaire* (1856,
p. 882) :

« Manu facta est dissectio corporis. Secto abdomine, omen-
tum rutum ad pubem et ad ventriculum sese exhibuit, sicut
intestina, suo veluti velamine ablato, nuda spectarentur. Sed
qua parte duodeno et pyloro incumbebat, nigredinis speciem
et corruptelam referebat ; duodenum putre, purulentum ;
ventriculi inferiore tunica, ruborem cum nigrore mixtum repræ-
sentans, humorem atrum, majorem etiam quam pro ratione
assumptorum copia, continebat : gula ulcerata saniem subru-
fam eructans ; putris pulmo dextra parte costis ad spinam sic
pertinaciter hærebat ; ut inde sine dilaceratione divelli non po-
tuerit ; qua parte sectione facta, vitiosa sanies effluxit, cor et
jecur, ren sinister plane illæsa, lien non admodum insigniter
affectus : ren dexter ultima parte scatens, a quo exortum vas
seminarium exemptum colluvie partes adjacentes effoderat, sicut in illis omnibus insignes corruptelæ apparerent ; in collo
vesicæ, ulcuslatum pure multo refertum ; sub pube dextra om-
nia purulenta, et ipsa substantia gangrænosa ; scrotum, paras-
tatæ et partes omnes testes ambientes simile vitium contra-
xerunt ; animæ rationalis sedes integerrima. Tam variorum
affectuum, tam diversos focos obsidentium certe cum sint
causæ, nullum tamen ad generationis primordia referendum
esse, aut in posteros transire posse affirmare non dubita-
mus. »

naires[1], mais non d'une maladie des voies génitales ; qu'il avait une fistule périnéale, consécu-
tive à un abcès probablement entretenu par un
rétrécissement d'origine blennorrhagique, ou par
une prostatite chronique ?

Est-il besoin de discuter d'autres hypothèses ?

Serait-ce une ulcération syphilitique du périnée,
ayant détruit la peau, les muscles, les aponévroses,
et ayant épargné les vaisseaux ? Un traitement
précoce en aurait prévenu la manifestation.

Une gomme suppurée aurait été rapidement
améliorée par la médication spécifique.

Devons-nous songer à une fistule vésico-péri-
néale, traumatique, survenue à la suite d'exercices
à cheval fréquents et prolongés ? Ce n'est pas impossible, mais les désordres n'arrivent qu'exceptionnellement à être aussi profonds.

VI

« Dieu me punit par où j'ai péché », disait souvent François Ier, et l'on infère de ce propos que
ce débauché impénitent aurait été infecté d'une
maladie des voies génito-urinaires, à la suite

---

[1] Cette opinion est partagée par notre distingué confrère, le
docteur Luis Comenge, à qui l'on doit de remarquables études

d'excès. Si cette opinion ne pèche pas par l'invraisemblance, elle n'exclut pas celle qu'en fin de compte nous serions assez tenté d'adopter.

La tuberculose ne peut-elle produire les désordres dont nous venons de parler ? Notre hypothèse se trouverait presque confirmée par le texte de la dépêche de l'ambassadeur Jean de Saint-Mauris, dépêche dont nous avons cité plus haut un extrait, et que nous reproduisons à nouveau, en la complétant :

Le pénultième du mois de mars passé, le roy mourut à Rambouillet, d'une fièvre qui lui avait duré trente jours. Il fut ouvert après sa mort, et l'on trouva... apostume en son estomach, les roguons gastez et toutes les entrailles pourriez ; et il avait la partie du gosier enchancré, *le polmon jà quelque peu entamé...*

Ce membre de phrase est, ce nous semble, assez clair, pour que nous jugions inutile de le paraphraser.

Il ne nous reste qu'à envisager une dernière conjecture et c'est par là que nous terminerons.

D'aucuns ont dit que l'origine de la maladie de François Ier devait être rattachée à une impression morale.

sur la santé des souverains et grands personnages de France et d'Espagne. Nous nous excusons d'avoir ignoré l'existence de cet ouvrage, lorsque nous avons écrit nos premiers travaux (Cf. *Clinica egregia* ; Barcelona, 1895).

Si j'osais entrer plus avant dans le domaine de l'histoire, écrit Cullerier [1], je trouverais sans doute, en dehors de la pathologie, bien des causes à la tristesse et à l'amertume des dernières années de François Ier. Je montrerais sa position souvent si difficile entre le cruel Henri VIII et l'astucieux Charles-Quint ; je rappellerais la mort du dauphin, son fils, perte cruelle, qui dut lui être doublement pénible par les soupçons auxquels elle donna lieu, et qui coïncide à peu près avec l'époque de sa première maladie...

Et Cullerier conclut, s'appuyant sur Mézeray :

Les dernières années de François Ier furent un temps de calamités pour lui ; les souvenirs des malheurs où la mauvaise conduite de ses ministres l'avait engagé, le plongèrent dans un noir chagrin, qui l'empêchait de connaître ses véritables intérêts et *il s'affligea mortellement* d'une chose qu'il avait dû regarder comme une bonne fortune, c'est-à-dire la mort de Henri VIII, roi d'Angleterre.

Martin du Bellay pense également que « le roy porta grand ennuy » du trépas de Henry VIII.

Tant pour l'espérance qu'il avait de faire ensemble une alliance plus ferme que celle qu'ils avoyent commencée, que parce qu'ils estoyent presque d'un âge et de mesme

---

[1] *De quelle maladie est mort François Ier*, par M. Cullerier, chirurgien de l'Hôpital du Midi (Extrait de la *Gazette hebdomadaire de médecine et de chirurgie*). Paris, Victor Masson, M.DCCC.LVI.

complexion... mesme ceux qui estoient près de sa personne trouvèrent que depuis ce temps *il devint plus pensif qu'auparavant.*

D'après ces récits, on se laisserait aller à croire que François Ier serait mort... de chagrin ? Voici un document qui contredit absolument les précédentes assertions. Si nous nous reportons au texte des dépêches de l'ambassadeur Jean de Saint-Mauris, François Ier s'était, au contraire, réjoui de la mort du roi d'Angleterre.

Un de ses serviteurs le vit, au mesme instant, fort rire et se jouer avec ses dames, estant lors au bal ; par où il concepvoit que la douleur n'estoit si profonde que le dit amiral tesmoignoit.

Des divers témoignages et documents que nous avons produits, il résulte à l'évidence que si François Ier eut la maladie qui a donné lieu à tant d'épigrammes, il n'a pas succombé à ses suites.

Ce serait le cas de répéter, en le modifiant pour la circonstance, le mot que le roi aurait, dit-on [1], prononcé après Pavie : *tout est perdu, fors l'honneur...* des médecins !

[1] Cf. *l'Esprit dans l'Histoire*, d'Ed. FOURNIER; Paris, 1882, p. 145.

Nous n'aurions pas pardonné à nos ancêtres [1], connaissant le mal de leur auguste client, d'avoir laissé mourir celui-ci d'une affection dont on ne mourait, déjà de son temps, qu'exceptionnellement.

[1] Pour la composition de la maison médicale de François Ier, v. l'*Union médicale*, 1863, n°s 87 et 88.

LA STÉRILITÉ DE CATHERINE DE MÉDICIS

> Catherine n'est ni une exception, ni
> un monstre ; c'est une femme, une
> Italienne du seizième siècle, trans-
> plantée en terre de France. Elle ne
> manqua que de sang-froid ou que de
> mourir à temps pour être une héroïne.
> Elle demeure, en tout cas, une très
> surprenante figure, qu'on jugerait au-
> trement au cas qu'on pût établir ri-
> goureusement la part réflexe du ma-
> tériel sur le moral, du corps sur l'es-
> prit, du cadre sur l'image.
>
> H. Bouchot.

I

Catherine de Médicis, une des personnalités pa-
thologiques les plus curieuses de l'histoire [1], un
des types les plus complets et les plus instructifs

[1] Jacobi, *Études sur la sélection*, p. 344.

de la dégénérescence partielle, présente tous les contrastes possibles.

Ambitieuse jusqu'à la passion [1], certains ont dit jusqu'au crime [2], elle sut, néanmoins, se pliant aux circonstances, attendre vingt-cinq longues années dans le silence et l'obscurité.

Quant à la vertu [3] — le mot pris dans son sens exclusif — de Catherine de Médicis, il y aurait

[1] NIEL, *Personnages illustres du xvie siècle*, ch. sur *Catherine de Médicis*.

[2] V. la réfutation de cette opinion dans *Poisons et sortilèges*, des docteurs CABANÈS et NASS : *Catherine de Médicis fut-elle une empoisonneuse ?* (t. II, p. 16 et suiv.).

[3] Voici ce qu'écrit un apologiste de cette reine, auquel nous laissons toute la responsabilité de ses assertions:

« Comme l'opinion accepte trop souvent à la légère de mensongères traditions ou des déclamations passionnées, elle prononce de même des jugements qui semblent infaillibles, et fait à son gré des réputations de crime ou de vertu. Mais quoique *cette maîtresse d'erreur soit comme la reine du monde,* à ce que dit Pascal, ses arrêts ne sont pas sans appel, et l'histoire, plus calme et plus équitable, a le droit de les reviser. » Et M. HEN-LARD-BRÉNOLLES (*Essai sur le caractère et l'influence de Catherine de Médicis*) ajoute un peu plus loin : « Belle encore, malgré ses quarante ans, Catherine conserva toujours avec l'habit du veuvage les mœurs pures de sa jeunesse. Brantôme, le hâbleur Brantôme, dit qu'elle se plaisait aux joyeux propos, mais il ne lui donne pas un amant. Indulgente pour les faiblesses d'autrui, elle dut faire la part à des mœurs qu'elle n'avait ni le temps ni la prétention de corriger. De tous les crimes privés qu'on reproche à sa mémoire, pas un qui soit vraisemblable ; de tous les crimes politiques, pas un qui soit établi sur les faits ou admis par une saine critique. »

beaucoup à en dire. Une princesse qui traînait avec elle « tout un sérail de coquettes [1] », qui organisait à Chenonceaux un festin, où « les plus belles et les plus honnêtes dames de la cour servirent demi-nues », n'est pas de mœurs si exemplaires[2].

Une femme, dont on a dit qu' « elle introduisit l'unisexualité en France », n'est pas si recommandable.

II

Lorsque Catherine se maria[3], elle n'avait que

[1] *Mémoires historiques et secrets concernant les amours des rois de France*, 1789. On doit dire, à la décharge de Catherine que l'institution des filles d'honneur attachées à la personne des reines mères était un usage de l'ancienne monarchie, que Catherine de Médicis trouva établi à la Cour de France. S'il est prouvé qu'elle ait corrompu à dessein ces dangereuses et faciles beautés, il faudrait alors faire le même reproche à Anne d'Autriche, dont les filles d'honneur jouèrent à peu près le même rôle au temps de la Fronde (HUILLARD-BRÉHOLLES, *loc. cit.*).

[2] Par son conseil, écrit l'auteur des *Mémoires* que nous venons de citer, dans la note qui précède, « Henri III viola une jeune princesse promise à un grand Prince qui avoit troublé les Etats de Charles IX et deux mois après l'envoya à son mari, résolu encore de porter la vengeance plus loin, ce qu'il fit ».

[3] « Voilà donc notre reyne, ayant perdu sa mère Madelayne de Boulloigne et Laurens de Médicis son père, duc d'Urbin, en bas âge, mariée après par le bon oncle en nostre France, où elle fut menée par mer à Marseille en grand triumphe, et ses nopces pompeusement faistes, à l'aage de quatorze ans. Elle

14 ans ; mais, malgré son jeune âge, elle était nubile[1].

Elle ne fut que tardivement réglée[2] : signe physique intéressant à noter, pour expliquer la dégénérescence des descendants. Elle appartenait,

[1] se fit tellement aimer du roy son beau-père, et du roy Henry son mary, que, demeurant dix ans sans produire lignée, il y eust forces personnes qui persuadèrent au roy et à M. le Dauphin son mary de la répudier, car il étoit besoing d'avoir de la lignée en France : jamais n'y l'un n'y l'autre n'y voulurent consentir, tant ils l'aymoient : aussi dans les dix ans, selon le naturel des femmes de la race de Médicis qui sont tardives à concepvoir, elle commença à produire le petit roy François deuxiesme ». BRANTÔME, t. VII, p. 340-342.

[1] « Quoique Henri de Valois n'eût que vingt jours de plus que Catherine, le pape exigea que ces deux enfants consommassent le mariage, le jour de sa célébration, tant il craignit les subterfuges de la politique et les ruses en usage à cette époque. Clément, qui, dit l'histoire, voulut avoir des preuves de la consommation, resta trente-quatre jours exprès à Marseille, en espérant que sa jeune parente en offrirait des preuves visibles, car à quatorze ans Catherine était nubile. Ce fut sans doute en interrogeant la nouvelle mariée avant son départ qu'il lui dit, pour la consoler, ces fameuses paroles attribuées au père de Catherine : « A figlia d'inganno, non manca mai la figliuolanza ». A fille d'esprit jamais la postérité ne manque. (*Essais philosophiques sur Catherine de Médicis*, par BALZAC, éd. Houssiaux, 1874, t. XV).

[2] « Des anomalies assez caractéristiques sont celles qui affectent l'appareil génito-urinaire... Je me bornerai à signaler la grande fréquence des phimosis, les *hypospadias* (a), la descente

(a) Henri II, nous le verrons plus loin, était précisément atteint de ce vice de conformation.

il est vrai, à cette famille des Médicis, où la dégénérescence s'était depuis longtemps installée, dans cette famille où nous voyons alterner des esprits brillants, de hautes intelligences, avec des nullités complètes, de notoires incapacités [1].

Cette alternance de talent et d'imbécillité, d'énergie et de faiblesse, est décisive aux yeux du médecin aliéniste. Cette particularité, que les personnes étrangères à la médecine considèrent comme toute naturelle, à laquelle elles ne prêtent aucune attention et n'attachent aucune importance, est pour nous un symptôme grave et significatif.

Le fait, signalé par Michelet, que Catherine, comme presque tous les membres de sa famille, était « scrofuleuse au suprême degré [2] », est de

tardive des testicules ; chez la femme, des anomalies diverses, imperforations et cloisonnements du vagin, *troubles de la menstruation.* » Le même auteur écrit, à un autre endroit : « Une époque difficile à traverser pour eux est la puberté, qui peut être tardive. » DÉJERINE, *l'Hérédité dans les maladies du système nerveux.* Thèse d'agrégation, 1886.

[1] JACOBI, *op. cit.*

[2] La nature de sa constitution se révélait dans sa physionomie. Il existe un grand et magnifique médaillon italien, que cette princesse a fait faire d'elle-même, lequel donne et met en saillie le trait essentiel, le mufle traditionnel des Médicis, la forte face intelligente, mais bestiale pourtant, par une bouche proéminente, qu'offrent leurs plus anciens portraits. Dans l'enfance des Médicis, la bouffissure héréditaire se surchargeait d'humeurs mauvaises, trop visiblement héritées des deux grand-pères. François Ier, malade dès seize ans, et Laurent,

peu d'importance, en regard de ce que nous venons d'établir. Il nous est permis, cependant, d'en retenir cette tendance exagérée au développement du tissu graisseux, commune chez les lymphatiques et les scrofuleux, mais qui est un stigmate de dégénérescence.

On aurait une idée incomplète de la physionomie de Catherine de Médicis, si on s'en rapportait à un portrait unique, comme celui de Mézeray[1], par exemple, auquel si souvent on se réfère. Il faut la suivre à des âges différents, pour se faire une opinion moyenne, et recourir surtout aux témoins contemporains.

L'un d'eux, Jean Michiel, s'exprime ainsi sur le compte de la reine, alors âgée de 42 ans :

La reine aime fort les commodités de la vie ; elle est désordonnée dans sa manière de vivre et elle mange beaucoup ; mais après cela, elle cherche des remèdes

qui meurt à vingt ans, consumé jusqu'aux os. » MICHELET, *Histoire des guerres de religion.* D'après la relation des ambassadeurs vénitiens, la reine avait les yeux gros et la lèvre forte, ce qui s'observe assez souvent chez les strumeux.

[1] MÉZERAY (t. I, p. 150) écrit : « Cette reine était de médiocre hauteur, mais grosse et carrée; elle avait le visage large, la bouche relevée, le teint parfaitement blanc, mais peu vermeil, les yeux doux mais gros, qui se remuaient avec une grande volubilité, la tête fort grosse, ne pouvant marcher deux cents pas qu'elle ne l'eût tout en eau. »

dans les grands exercices corporels. Elle marche, elle monte à cheval, elle ne reste jamais en place. Ce qui est le plus étrange, c'est qu'elle va même à la chasse. L'année dernière (1560), elle n'a jamais quitté le roi ; elle courait le cerf avec lui, allant, chose incroyable, dans le fourré le plus épais, esquivant les taillis et les rameaux des arbres, ce qui exige beaucoup d'adresse et un grand art du manège.

Cette passion de la chasse, qu'aucun conseil ne pouvait contraindre, ce besoin ardent de dépense physique faillit lui coûter la vie.

Catherine, alors âgée de 44 ans, venait d'imaginer, depuis peu, afin de mieux montrer sa jambe, qui était fort belle, au dire de Brantôme, de monter à cheval sur une selle particulière, à laquelle on donnait le nom de *sambue*. Cette innovation, que la Cour ne manqua pas d'adopter, quand la reine eut donné l'exemple, fut l'occasion, au début, de nombreuses chutes. Catherine en fit une, entre autres, très grave [1], qui nécessita la trépana-

---

[1] Ce n'était pas la première. En 1537, elle avait eu un bras « desnoué » : on le sait par un compte indiquant la somme donnée au courrier, qui avait amené, de Paris à Fontainebleau, où elle se trouvait, le *renoueur* du roi. L'année suivante, sa haquenée s'emportait, la faisait se heurter à une cabane, et la projetait violemment à terre. Elle en fut quitte pour quelques jours de chambre. Six ans plus tard, survenait l'accident dont nous faisons mention dans le texte ci-dessus.

tion du crâne. « On lui fit une petite ouverture
au chef — ce sont les expressions de son fils
Charles IX[1] — qui profita tellement qu'au même
instant la douleur cessa. »

Ce traumatisme a-t-il pu influer sur le cerveau ?

Peu de jours après l'opération, la malade en plai-
santait gaiement avec une de ses amies, sans y
attacher d'importance ; mais les troubles céré-
braux, consécutifs à un accident de pareille nature,
sont quelquefois tardifs.

A vrai dire, la santé de la reine ne paraît pas en
avoir été sérieusement ébranlée. L'âge n'altère en
rien son teint, qui reste blanc en dépit des ans ;
son esprit est toujours fertile en saillies ; et, pour
employer l'expression d'un ambassadeur, « très
fin et vraiment florentin[2] ».

Passé 50 ans, elle est d'une robustesse de constitution qui fait l'étonnement de ceux qui l'appro-
chent. Ses imprudences et sa gloutonnerie inquiè-
tent cependant ceux qui ont la charge de veiller
sur elle.

Elle se rend aux armées sans ménager ni sa
santé, ni sa vie ; elle fait tout ce que les hommes
seraient obligés de faire.

[1] Alf. FRANKLIN, *Les Chirurgiens.* Paris, 1893.
[2] *Relation des ambassadeurs vénitiens,* cité par PITON, *Un
quartier de Paris,* p. 355 et suiv.

La reine a 51 ans le 12 avril, écrit le Vénitien Correro ;
elle est très robuste et d'une bonne santé. L'exercice
qu'elle fait lui conserve un très bon appétit ; elle mange
beaucoup et de toute sorte de choses indifféremment ; ce
qui, selon les médecins, est la cause de maladies qui la
mettent à deux doigts de la mort.

Ses maladies se sont, en réalité, réduites à des
indispositions : après l'entérite, qui a tourmenté
son enfance débile, elle a été atteinte d'eczéma,
« ses gales », comme elle les nomme et dont hé-
ritera son fils, le duc d'Alençon ; de rhumatismes,
de fluxions dentaires, de dérangements d'estomac,
de rhumes : « bobos pour lesquels elle ne garde
même pas la chambre [1] ».

N'était le mal contagieux — charbon ou peste ? —
qu'elle contracta, en allant voir les religieuses de
Metz, en 1574, et dont elle guérit vite, au surplus ;
n'était, surtout, la terrible chute, dont nous avons
parlé plus haut, et qui l'avait « marquée sur la nuque, comme les moutons du Berry [2] », elle n'a
guère jamais rien eu autre chose que des malaises.

A 60 ans, elle était encore très coquette [3] et con-

[1] V. dans la *Chronique médicale*, nº du 15 mars 1900, *Les maladies de Catherine de Médicis*, par Henri Bouchot.

[2] *Les Chasses de François Ier*, racontées par Louis de Brézé,
Grand Sénéchal de Normandie, précédées de *La Chasse sous
les Valois*, par le Cte H. de la Ferrière. Paris, Aubry, 1859.

[3] Catherine, depuis longtemps, portait des faux cheveux

servait une certaine fraîcheur du visage, à peine marqué de rides [1] ; seule, la lèvre inférieure pendante marque la dégénérescence, qui se retrouvera dans sa descendance.

III

Mariée depuis dix ans, Catherine n'avait pas encore d'enfants. Elle n'en espérait plus guère, commençant à professer, pour cet époux qui n'était pas un mari, une indifférence dont elle s'autorisait pour légitimer ses écarts [2]. Si elle n'avait pas d'hé-

elle paie, en 1558, « à une pauvre femme, qui amena une fille à la reine, pour avoir ses cheveux, 5 sous », *Un quartier de Paris*, par Piron, p. 380.

[1] D'après le secrétaire de Jérôme Lippomano, qui la vit dans les années 1577, 1578 et 1579.

[2] On a cité, parmi les amants de Catherine, Jacques de Savoie duc de Nemours, et Chemerault de Barbesières (Méry de la Roche), celui-là même qui fut envoyé en Pologne annoncer la mort de Henri III. C'est beaucoup pour une reine que l'on a qualifiée « la chasteté même ». On lui a fait encore grief de relations avec le cardinal de Lorraine, François de Vendôme, Jean de Ferrières, vidame de Chartres, Troylus du Mescouet, capitaine et gouverneur de la ville et du château de Morlaix (1571), qui ne seraient rien moins que prouvées. « Si ces accusations eussent été vraies, écrit M. Huillard-Bréholles, ses ennemis n'eussent pas manqué de s'en servir d'une tout autre façon qu'ils ne l'ont fait. » Nous n'avons pas étudié suffisamment la question, pour nous prononcer avec la même assurance.

ritier, elle pouvait croire que la faute n'en était imputable qu'à elle-même, puisque, à la Cour, grandissait une fillette dont Henri II s'était reconnu le père.

On a prétendu que le roi était « avarié », et que c'est par là que s'expliquerait la longue stérilité de Catherine. On s'est efforcé, d'autre part, de rattacher la dégénérescence de la race des Valois, dont Henri II fut un des plus tristes représentants, à une maladie secrète des ascendants. Or, si le père de Catherine de Médicis est mort « consumé jusqu'aux os », sans que l'on puisse positivement affirmer qu'il s'agisse de syphilis [1] ; si François Ier a été réellement atteint du mal vénérien, leurs enfants, nés antérieurement, n'avaient pu hériter de la tare morbide de leurs parents. Donc, la stérilité du couple royal, constitué par Henri II et Catherine de Médicis, n'est point imputable à ce que les Français appelaient le mal de Naples et les Italiens le mal français.

Ce n'est pas qu'Henri II ne se soit exposé à contracter une maladie qui se gagne par le contact. Sans être aussi volage que son père, il eut, comme

---

[1] Le père de Catherine, Laurent de Médicis, aurait été victime d'une maladie honteuse, qu'il avait contractée en France (NIEL, *Personnages illustres du XVIe siècle*, t. I, article *Catherine de Médicis*).

lui, plusieurs maîtresses, mais il s'attacha plus particulièrement à l'une d'elles, cette Diane de Poitiers pour qui François Ier avait eu plus que des bontés : meuble de famille, vraie chaise de commodité, selon l'expression chère à nos pères.

Quand il épousa Catherine de Médicis, Henri II connaissait ses devoirs d'époux, et rien ne prouve qu'il ne les ait pas remplis. La stérilité ne serait donc pas de son fait ? Ce serait aller vite en besogne, de conclure aussi prématurément.

IV

Il y a dans Brantôme [1], dont le récit n'est pas toujours nécessairement suspect, un passage qui mérite de nous arrêter.

J'ai ouy faire un conte, écrit le biographe des *Dames galantes*, que lorsqu'il (François II) fut né, il y eut une dame de la Cour qui estoit de bonne compagnie, et disoit bien le mot, qui vint présenter un placet à M. le Dauphin, par lequel elle le prioit de lui faire donner l'abbaye de Saint-Victor qu'il avoit rendue vacante. Dont

[1] BRANTÔME, *Vie des Dames galantes*, t. VII.

il fut fort estonné de tel mot ; mais, d'autant qu'on disoit à la cour qu'il ne tenoit pas tant à Madame la Dauphine comme à Monsieur le Dauphin pourquoy ils n'avoient d'enfans, parce qu'on disoit que mondict sieur le Dauphin avoit *son faict tort et qui n'estoit pas bien droict dans la matrice*, ce qui empeschoit fort de concepvoir ; mais, après que cest enfant fut né, on dict qu'il n'avoit son *vi... tort* : et par ainsy ceste dame aiant expliqué son placet à M. le Dauphin, tout fut tourné en risée, et dict qu'il avoit rendu l'abbaye de Saint-Victor vacante, faisant allusion d'un mot à l'autre, que je laisse imaginer au lecteur sans que j'en face plus ample explication.

Pour nous, l'énigme est claire : le roi était atteint de ce que nous nommons aujourd'hui un *hypospadias*.

Hypospadias dicitur, cui glans non recte sed sub carne perforata est [1]. Cette définition nous dispensera d'un commentaire laborieux.

Un grand nombre de médecins anciens ont prétendu que tous ceux qui étaient affectés de ce vice de conformation étaient impropres à la reproduction de l'espèce. Les modernes sont partagés sur ce point.

Tandis que Morgagni et Sabatier déclarent que les hypospades sont aptes à la génération, d'autres,

---

[1] *Dict. des Sciences médicales*, t. XXIII, art. *Hypospadias*, Paris, 1818.

tels que Mahon, et de nos jours, Brouardel [1], se disent assurés du contraire et citent maints exemples à l'appui. Les uns et les autres ayant de bons arguments à nous offrir, il est assez malaisé de se prononcer. Tout ce qu'on peut dire, c'est qu'il est des cas où cette anomalie a bien les conséquences que certains lui ont attribuées, mais qu'il en est d'autres où elle ne gêne en rien la conception : on ne saurait déterminer à l'avance, en examinant le sujet, s'il rentre dans l'une ou l'autre de ces deux catégories.

L'hypospadias n'étant pas douloureux, ne causant aucune incommodité, il est souvent difficile de décider celui qui en est affligé à se soumettre à une opération. Il n'est pas probable que, dans le cas qui nous occupe, l'intéressé, c'est-à-dire Henri II, ait demandé à son médecin de le... redresser [2].

[1] S'il faut s'en rapporter au professeur Brouardel, dont l'autorité en ces matières est grande, « il est maintenant impossible de considérer l'hypospadias, à quelque degré que ce soit, comme une cause formelle d'impuissance ». Le maître cite, à l'appui de son opinion, deux ou trois cas, où la faculté procréatrice de l'hypospade est mise hors de conteste, car les enfants qui sont résultés des relations de ces « malformés » avec leurs femmes étaient atteints du même vice de conformation que leurs pères. « La transmission héréditaire du vice de conformation met hors de doute la paternité et exclut toute idée de collaboration. » P. BROUARDEL. *Le Mariage.* Paris, 1900.

[2] D'ailleurs, Henri II pouvait se croire un bon générateur,

La version la plus répandue est que le roi, désespérant d'avoir des enfants, le conseil lui fut donné d'essayer si, pour là période pendant laquelle, comme dit Michelet, « la femme est en instance de folie », la reine ne pourrait pas être fécondée. Le conseil aurait été suivi, et il en serait résulté... François II! On ajoute que Henri II avait pris avis, dans la circonstance, de Fernel, qui avait succédé à Louis de Bourges, dans la charge de premier médecin du Roi [1].

puisqu'on lui attribuait, en 1538, la paternité d'une fille qu'il avait eue d'une demoiselle Philippine Duc, sœur d'un écuyer du Dauphin. Cette fille était Piémontaise. Henri fit sa connaissance lorsqu'en 1537, il suivit le roi son père dans son expédition du Piémont. Après ses couches, Philippine Duc prit le voile. Sa fille fut nommée Diane et légitimée. Son père putatif, Henri II, lui fit épouser Horace Farnèse, duc de Castro, après la mort duquel elle se remaria avec François, duc de Montmorency, pair de France. Elle mourut âgée de 80 ans, le 11 janvier 1619.

[1] Fernel n'a pas eu le mérite, si c'en est un, d'avoir trouvé que les femmes étaient plus aptes à concevoir à ce moment-là: Hippocrate, Aristote, Galien, Avicenne, Pierre de Abano, François de Piémont, etc., professaient la même opinion. C'est dans son premier ouvrage, publié en 1542 et dédié à Henri, alors Dauphin, que Fernel fit connaître son sentiment sur la question. Plus tard, après que Catherine fut devenue enceinte, il laissa subsister le passage, mais sans le faire suivre d'aucune réflexion ; ce qu'il n'eût pas manqué de faire, s'il eût donné à la reine le conseil que l'on dit.

V

Plusieurs écrivains ont parlé de cette cure, devenue retentissante en raison de la qualité des personnages, comme d'un fait avéré et qui ne doit être sujette à contestation. Et cependant, on ne la trouve signalée chez aucun des contemporains de cet événement, qui aurait dû faire quelque bruit.

Le premier biographe de Fernel [1], Plancy, dont le livre parut en 1607, n'y fait pas la moindre allusion : il dit seulement que Fernel fut appelé à la Cour par un ordre presque royal, *quasi edicto regio*, pour une femme de qualité, *nobilissimæ mulieri*, pour qui Henri avait une très grande affection, *Henrico cui illa charissima erat*.

S'il s'était agi de la reine, ainsi que l'a judicieusement fait observer Goulin [2], il se serait exprimé plus naturellement et aurait mis *reginæ*. De plus, il n'aurait pas employé les mots *quasi royal*. Ne s'agirait-il pas, plutôt, du dauphin Henri, le futur

[1] Sur Fernel, v. le Dictionnaire de BAYLE, article *Fernel* ; PINOS, *L'Ébatrement de la peste*, p. 36-37 ; Scipion DUPLEIX, *Histoire générale de France*, t. III, etc.

[2] *Mémoires littéraires, critiques, philologiques, etc., pour servir à l'histoire ancienne et moderne de la médecine*, année 1775, p. 300 et suivantes.

Henri II, qui manda Fernel pour soigner Diane de Poitiers, alors sa maîtresse en titre (1544), dans le même temps que François Ier était du « dernier bien » avec la duchesse d'Étampes ?

Si les talents de Fernel avaient réussi à ramener la fécondité dans le ménage royal, nul doute que ce praticien eût consigné ce détail important, que n'aurait pas manqué de nous conserver son historien Plancy : n'oublions pas que ce dernier n'avait que 29 ans lorsque naquit François II, premier fruit du mariage de Catherine et d'Henri et que, personnellement, il avait pu entendre parler des succès de son maître, qu'il n'avait aucune raison de taire.

Brantôme [1], qui naquit vers 1527, n'avait que 17 ans, lorsque la dauphine donna un fils au dauphin. C'est cependant un âge où l'on commence à ne plus être indifférent à ce qui se passe autour de soi, surtout quand on a le naturel curieux du sire de Bourdeilles. Plus tard, quand il fut gentilhomme de la chambre des rois Charles IX et Henri III, et chambellan du duc d'Alençon, Brantôme fut à même de s'instruire sur bien des choses et ce

---

[1] Brantôme, qui est d'un génie sans pareil pour appuyer ses flatteries de courtisan, trouve charmant d'attribuer un tel retard à des dispositions naturelles aux femmes de la maison de Médicis, assurant qu'elles furent toutes tardives à concevoir : « aussi, dit-il, dans les dix ans elle commença à produire le petit roi François deuxième ». *Les Princes de l'Europe au XVIe siècle*, par Arm. Baschet, p. 170.

point, si délicat soit-il, n'aurait pas échappé à ses indiscrètes investigations.

L'Estoile, qui a commencé à écrire son journal dès 1569 — ne pas oublier que ce journal n'était pas, dans son esprit, destiné à la publicité — ne dit mot de l'aventure dont Fernel aurait été le héros. Et pourtant, il aurait eu occasion de le rappeler, en parlant de la mort de ce Charles de Gondy, « fils d'un banquier florentin de Lyon, dont la femme *avait aidé* à la reine, qui avait demeuré dix ans sans avoir lignée, à faire les dits enfants... »

De quels remèdes mystérieux[1], de quelles mixtures plus ou moins alambiquées, s'est servie cette matrone, l'Estoile a négligé de nous l'apprendre ; et c'est d'autant plus fâcheux, que nous aurions pu connaître par là le mot de l'énigme qui nous tourmente.

Scaliger, qui naquit en 1540, de Thou, qui vint au monde vers 1553, ne font aucune mention de l'anecdote, si souvent rapportée après eux. Ce n'est qu'au commencement du dix-septième siècle que

---

[1] Catherine quêtait de tout le monde des conseils, pour faire cesser un état qui l'affligeait. Aux sorciers, aux commères elle demandait des prières, des remèdes mystérieux. On sait combien elle fut toujours superstitieuse. *Cf. Catherine de Médicis, ses astrologues et ses magiciens envoûteurs*, par Eug. DEFRANCE. Paris, *Mercure de France*, 1911.

des historiographes[1], se faisant l'écho d'un bruit populaire, qu'ils ne prennent pas la peine de contrôler, rapportent à Fernel l'honneur d'avoir fait cesser la stérilité de la reine.

Louis Dorléans, « ce fameux ligueur, qui eut le bonheur d'échapper au châtiment qu'il s'était attiré, par ses invectives réitérées contre le roi »[2], reprit la fable imaginée par ses devanciers, et dans un livre qui porte le singulier titre de *Plante humaine*, dit expressément :

Henri II ne pouvant avoir d'enfants, fit appeler plusieurs médecins habiles de la Faculté de médecine de Paris, qui refusèrent de donner leurs secours ; l'on proposa Fernel ; le Roi le fit venir, et lui demanda en riant, en présence de la Reine, s'il pouvait bien faire des enfants à la reine. Fernel répondit que c'était à Dieu à les donner, à Sa Majesté à les faire, et à lui d'enseigner les préceptes de l'art, par lesquels on pouvait y parvenir. Quelque temps après, la Reine devint grosse, et s'en étant aperçue, elle lui envoya dix mille écus ; et quand elle accoucha, autant, avec un buffet d'argent ; elle en faisoit autant chaque couche.

Ce dernier détail n'a été inventé que pour donner un air de vérité au fait lui-même, controuvé selon toute apparence.

[1] Scévole de Sainte-Marthe, Castellanus, médecin à Anvers, etc.

[2] GOULIN, *op. cit.*

Sur la foi de l'auteur que nous venons de citer, le bibliothécaire de Mazarin, Gabriel Naudé, chargé de prononcer un discours à la séance solennelle de la Faculté de médecine, en 1628, aurait adopté le récit de Louis Dorléans, avec cette modification que c'était le roi, et non la reine, qui avait gratifié Fernel des dix mille écus.

Mézeray, qui parle de Fernel avec éloge en d'autres occasions, se contente de faire la remarque que François II « avoit été dès sa naissance de complexion malsaine, étant le premier enfant d'une mère qui avait eu ses purgations bien tard ».

Varillas, qu'on a souvent invoqué à ce propos, loin d'être affirmatif sur le résultat de l'intervention de Fernel, dit seulement ceci :

Le peuple étoit persuadé — c'est un *on-dit* qu'il recueille — que la reine mère, après dix ans de stérilité n'avoit conçu le roi que parce que le premier médecin Fernel avoit conseillé à Henri II de coucher avec elle pendant ses ordinaires et que les personnes engendrées de la sorte étoient sujettes à cette honteuse maladie (la lèpre)

Cependant le même Varillas, dans son histoire de François Ier, a été plus loin, mais sans s'embarrasser d'apporter des preuves, pour étayer ses affirmations.

Le médecin Fernel, écrit-il, après avoir avoir observé le tempérament de la Dauphine, s'était mis en tête de remédier à son indisposition et, soit que les médicaments qu'il ordonna eussent opéré, ou que son secret n'eût consisté qu'à révéler au Dauphin les moments dans lesquels sa femme était plus capable de concevoir, la Cour s'était aperçue quelques mois après que la Dauphine était grosse.

Varillas prévient qu'il a tiré ce qui précède d'une dissertation latine, présentée au roi sur ce sujet, sans la faire connaître plus positivement[1].

Dans un livre, dont il paraît encore des éditions de nos jours, un médecin de la Rochelle, Nicolas Venette, attribue, le premier, la stérilité de la reine à un vice de conformation, qui aurait existé chez... Catherine de Médicis !

Cette maladie, écrit-il[2], la tortuosité du canal vaginal, n'est pas toujours incurable ; et les femmes, que nous pensons bien souvent ne pouvoir être guéries, ne sont intraitables que par leur pudeur ou par notre ignorance.

Tous les médecins de France ne purent autrefois guérir une des plus grandes princesses du monde qui était incommodée de ce défaut : il n'y eut que Fernel, qui assura un roi des plus glorieux de son temps de la guérison de la reine. Après avoir donc connu exactement la

[1] GOULIN, *op. cit.*, p. 337.
[2] *De la génération de l'homme, ou Tableau de l'amour conjugal*, édit. de 1696, p. 72.

cause de sa stérilité, il pria le roi de coucher avec elle lorsque le conduit de la pudeur serait humecté et élargi par les règles qui seraient sur le point de cesser. Ce qui réussit si bien, qu'après dix ans de stérilité, la reine donna à cet invincible monarque cinq ou six enfants, qui valurent dix mille écus chacun à ce savant médecin.

Après Venette et sans le citer, le chirurgien Dionis reprend la thèse de son confrère de la Rochelle.

Dans son *Traité sur les accouchements*, publié en 1718, Dionis s'exprime de la sorte [1] (nous demandons pardon à nos lectrices de la crudité des termes ; qu'elles n'oublient pas que c'est d'un livre de médecine que nous extrayons le passage) :

Henri II fut plusieurs années marié avec Catherine de Médicis sans avoir des enfants [2]. Le roi consulta Fernel,

[1] P. 70.

[2] Cette stérilité désola longtemps la Dauphine, et, au dire même des ambassadeurs, il n'était breuvage ni médecine qu'elle ne prît pour devenir féconde. « La sérénissime Dauphine (dit le Vénitien Matteo Dandolo, qui se trouvait à la Cour vers 1540) est d'une bonne complexion, sauf pour ce qui regarde les qualités physiques propres à en faire une femme à enfants (*donna da figlioli*) : non seulement elle n'en a point fait encore, mais je doute qu'elle soit jamais pour en avoir, bien qu'elle ne manque point d'avaler (*di pigliare per bocca*) toutes les médecines capables d'aider à la génération. D'où je conclus qu'elle court grand risque d'augmenter son infirmité, plutôt que d'y porter remède. Elle est aimée et chérie du Dauphin son mari, *al maggior segno* ; Sa Majesté l'affectionne aussi, et de même

son premier médecin, qui, après avoir examiné d'où venait le défaut, lui enseigna la posture dont il devoit se servir en caressant la reine, qui en eut sept tout de suite.

En présence de tant de versions contradictoires, conclut le docte Goulin qui les a groupées, il est permis d'exprimer tout au moins des doutes sur le fond même d'une histoire qui a toute apparence d'être apocryphe.

« Quand on considère que le fait n'est point rapporté par des auteurs contemporains, qui avaient occasion d'en parler; que presque tous varient dans les circonstances principales; que, suivant l'un, ce fut en procurant à la dauphine l'écoulement des règles; suivant un autre, que c'était en indiquant le moment le plus propre à la conception; suivant celui-ci, en enseignant une position convenable; quand on fait attention que, dans le temps de Pierre de l'Estoile, cette heureuse fécondité était attribuée aux soins ou à l'art d'une femme italienne; que la plupart semblent parler de la stérilité de Catherine, lorsqu'elle était reine, bien que ce fût étant dauphine; que celui-ci met dans la bouche de Henri, en s'adressant à Fernel, un discours que les circonstances ne comportaient

la cour et le peuple, à ce point d'ailleurs que j'estime n'y avoir personne qui ne voulût se laisser tirer du sang pour lui faire avoir un fils. » Matteo DANDOLO, *Relazione della Corte di Francia*, 1542, Raccolta Alberi, série I, t. IV, p. 47-48.

point ; que celui-là, sans aucune autorité, représente Catherine comme rappelant sans cesse le service qu'elle a reçu de Fernel ; quand on en voit un autre débiter avec assurance que, sans Fernel, la race des Valois allait être éteinte, tandis qu'alors on ne pouvait avoir cette crainte, puisque François Ier avait un autre fils, Charles, duc d'Orléans, mort d'une pleurésie en 1545, âgé de 23 ans, et sans avoir été marié ; qu'un autre avance, au contraire, que le crédit dont a joui Fernel vient de ce qu'il a facilité l'accouchement de la reine ; quand, dis-je, on réfléchit sur tant de récits opposés, *quel homme raisonnable pourrait* en adopter aucun et *croire encore aujourd'hui* (ce qui n'est rien moins que probable, bien loin d'être constant et démontré) *que Fernel ait fait cesser la stérilité de Catherine de Médicis ?* »

Ces conclusions nous paraissent inattaquables au point de vue de la logique et nous ne saurions mieux faire que de nous y rallier [1].

---

[1] Depuis la publication de ces lignes, M. Félix CHAMBON, ancien bibliothécaire à la Sorbonne, dont les avis nous ont été si souvent utiles, a bien voulu nous signaler un passage, peu connu, de Balzac, que nous reproduisons à titre de curiosité, mais qui n'est pas de nature à modifier notre opinion.

« Les plus étranges conjectures ont été faites sur la stérilité de Catherine, qui dura dix ans. Peu de personnes savent aujourd'hui que plusieurs traités de médecine contiennent, relativement à cette particularité, des suppositions tellement indé-

L'anecdote du don de dix mille écus, qu'aurait touché Fernel après chaque couche de Catherine de Médicis, n'est pas plus véridique ; nous pouvons même dire qu'elle est fausse de tous points, ainsi que le prouve le document suivant, provenant de la même source où nous avons puisé les éléments de l'argumentation ci-dessus.

Cette pièce est la copie d'une ordonnance de Henri III en faveur de Fernel, dont l'original

centes qu'elles ne peuvent plus êtes racontées. On peut, d'ailleurs, lire Bayle à l'article FERNEL. Ceci donne la mesure des étranges calomnies qui pèsent encore sur cette reine, dont toutes les actions ont été travesties. La faute de sa stérilité venait uniquement de Henri II. Il eût suffi de remarquer que, par un temps où nul prince ne se gênait pour avoir des bâtards, Diane de Poitiers, beaucoup plus favorisée que la femme légitime, n'eut pas d'enfants. Il n'y a rien de plus connu en médecine chirurgicale que le défaut de conformation de Henri II, expliqué d'ailleurs par la plaisanterie des dames de la cour, qui pouvaient le faire abbé de Saint-Victor, dans un temps où la langue française avait les mêmes privilèges que la langue latine. Dès que le prince se fut soumis à l'opération, Catherine eut onze grossesses et dix enfants. Il est heureux pour la France que Henri II ait tardé. S'il avait eu des enfants de Diane, la politique se serait étrangement compliquée. Quand cette opération se fit, la duchesse de Valentinois était arrivée à la seconde jeunesse des femmes. Cette seule remarque prouve que l'histoire de Catherine de Médicis est à faire en entier et que, selon un mot très profond de Napoléon, l'histoire de France doit n'avoir qu'un volume ou en avoir mille. » *Études philosophiques sur Catherine de Médicis*, par BALZAC, édition Houssiaux (1874), t. XV des *Œuvres complètes*, p. 487-488.

existait jadis dans le cabinet de Saint-Martin-des-Champs, à Paris (n° 390, 3° liasse) :

EXTRAIT D'UN ROOLE DE PLUSIEURS PARTIS ET SOMMES DE DENIERS QUE LE ROI A COMMANDÉ ESTRE PAYÉES PAR MAITRE RAOUL MOREAU, TRÉSORIER DE SON ÉPARGNE, AUX PERSONNES POUR LES CAUSES CONTENUES AU DIT ROOLE.

Au *recto* est écrit ce qui suit :

A maître Jehan FERNEL, conseiller et médecin ordinaire dudit Seigneur, la somme de deux mille trois cents livres tournois, dont le dit Seigneur lui a fait don, en faveur des bons et agréables services qu'il lui a ci-devant et de long-temps faits en son dit état, fait et continue chacun jour, et espère le dit Seigneur qu'il fera ci-après ; même pour le faire ressentir du soin et vigilance qu'il a eu *au traitement de la Royne pendant la maladie qu'elle a eue à sa dernière couche, ayant, durant ledit temps, esté et demeuré continuellement près de sa personne* et ce outre et par dessus ses gaiges, et les autres dons et bienfaits qu'il a eus d'icelui Seigneur[1].

Il ressort, sans réplique, de cette pièce, que

[1] La suite, que l'on peut retrouver dans les *Mémoires litté-raires, etc., pour servir à l'histoire de la médecine*, p. 341, ne se rapportant pas directement à notre sujet, nous la passons sous silence.

Fernel reçut pour son intervention (c'était la 9ᵉ couche de la Reine ; ce fut aussi la dernière), une somme bien inférieure à celle que l'on a toujours prétendu qu'il avait touchée, somme considérable et tout à fait hors de proportion avec le service rendu.

VI

Que ce soit grâce aux conseils de Fernel, ou par tout autre moyen, Catherine de Médicis cessa d'être stérile après neuf ans de mariage. Elle donna successivement le jour à dix enfants :

FRANÇOIS II, né le 19 janvier 1543, mort à 16 ans, comme nous l'avons établi ailleurs [1], d'une affection tuberculeuse de l'oreille [2] ;

ÉLISABETH, née le 2 avril 1545, à Fontainebleau, comme son frère aîné, et qui épousera Philippe II,

[1] Dans les *Morts mystérieuses de l'histoire*, 1ʳᵉ série.

[2] « Bel enfant d'apparence, il hérite, en sa personne lymphatique et névrosée, de toutes les humeurs, de toutes les faiblesses originelles prises aux Médicis, au roi son grand-père, au Dauphin son père. De ce qu'il s'est jeté goulûment sur le sein de sa nourrice, Claude Gobelin, on le juge parti pour un long voyage, sauf que peut-être Fernel ou Chrétien, médecins de la reine, trouvent à ce nez serré d'en haut, à ces boursouflures du visage, quelque méchant présage. » H. BOUCHOT, *op. cit.* (Cf. *La Mort de François II*, par le docteur POTIQUET).

roi d'Espagne, dont la descendance (deux filles) sera marquée de la tare névropathique ;

CLAUDE[1], née comme sa sœur et son frère, à Fontainebleau, le 12 novembre 1547, et qui s'unira à Charles II, duc de Lorraine, dont elle aura trois fils et quatre filles (cinq de ces enfants mourront sans postérité) ;

LOUIS, duc d'Orléans, né à Saint-Germain, le 3 février 1549, mort au berceau ;

CHARLES-MAXIMILIEN[2], le futur Charles IX, né le

[1] Catherine montra beaucoup de sollicitude à l'égard de sa fille Claude. A la suite d'un accident, les médecins lui ayant prescrit un corps (un corset baleiné), Catherine envoie le tailleur « qui fait les corps des filles de M⁰ᵉ la connestable pour luy en faire ». Elle mande à la gouvernante de lui donner souvent des nouvelles de sa fille (V. le t. I des *Lettres de Catherine de Médicis*, édition H. de la Ferrière, dans la collection des Documents inédits de l'Histoire de France).

[2] Le 25 mai 1561, Catherine écrit à M⁰ᵉ d'Humyères de bien s'assurer que la nourrice de son fils, Charles-Maximilien, soit bonne nourrice. Qu'elle soit « honneste et bien conditionnée », c'est de peu d'importance. La prudence et la sagesse ne donnent pas un meilleur lait. Qu'on la change, si l'enfant en souffre. Ce sont les mêmes recommandations que le roi fait à M⁰ᵉ d'Humyères : « Surtout, dit Henri II, qu'elle ait nourri plus d'un enfant et que son lait soit bon et assuré. » La maîtresse royale s'en mêle à son tour : « On dit que le lait n'est bon et que cella luy donne des émotions, parquoy il me semble que vous feriés bien d'y adviser. » Catherine, toujours préoccupée de la santé de son fils, envoie son médecin auprès de l'enfant, « pour ne bouger de là jusques à ce que l'on ayt trouvé une nourrisse » ; et dans un post-scriptum, écrit

27 juin 1550, à Saint-Germain, halluciné, cruel, demi-aliéné, qui succombera à 24 ans et, comme son frère François II, mourra de tuberculose.

Charles IX n'eut qu'une fille, morte en bas âge (nous ne parlons pas des bâtards) ;

ÉDOUARD-ALEXANDRE, né à Fontainebleau, le 20 septembre 1551, le futur Henri III, le plus dépravé, mais le plus intelligent des derniers Valois, dont le poignard d'un assassin précipita la mort, à l'âge de 38 ans ; ses excès ne pouvaient le mener bien au delà de ce terme [1]. Henri III n'a pas laissé d'enfants ;

MARGUERITE, la reine Margot, née à Saint-Germain, le 14 mai 1553, qui sera MARGUERITE DE VALOIS ; incestueuse [2], mais à l'esprit très brillant ; morte également sans postérité ;

FRANÇOIS-HERCULE, duc d'Alençon, dont la naissance est du 18 mars 1554. Lâche et perfide, il eut, a-t-on prétendu, des rapports avec sa sœur

tout entier de sa main, elle menace de se fâcher, si on l'oblige à rappeler encore ce qui leur tient tant à cœur, à elle, au Roi, et à la favorite. Elle n'est tranquille que quand la nourrice est enfin changée.

[1] Son médecin Miron disait qu'il mourrait bientôt fou. Henri III aurait été, semble-t-il, atteint de syphilis (Samuel Formius, Relation sur le traitement de la syphilis de Henri III par l'usage de la bardane, *Journal des Praticiens*, 1901, 2 février, p. 71).

[2] Cette accusation est, nous devons le dire, très contestée.

Marguerite et voulut un jour étrangler sa mère.

Mort sans alliance, âgé de 30 ans ;

VICTOIRE et JEANNE, les deux « bessones », nées le 24 juin 1556, à Fontainebleau, mortes en bas âge.

Michelet écrit que c'est la maladie, à laquelle on veut que François Ier ait succombé [1], qui nous délivra des Valois. Inutile d'aller chercher aussi loin.

Les Valois ont subi cette loi, fatale et implacable, de la dégénérescence, qui fait l'homme victime de son évolution. Ils ont disparu, accablés sous le poids de leur hérédité, non pas de l'hérédité syphilitique, mais de l'hérédité nerveuse et psychopathique, grandie et accumulée en eux par tous leurs ancêtres [2].

[1] Nous avons essayé de démontrer, dans le précédent chapitre, que si François Ier fut atteint de syphilis, ce n'est pas à cette affection qu'il a succombé.

[2] Cf. *Psychologie des derniers Valois*, par le docteur DUSOLIER ; Lyon, 1895 ; thèse de doctorat en médecine.

UNE GALANTERIE [1] DU VERT-GALANT

I

Parlant de Henri IV, Bayle dit qu'il aurait été
un héros accompli, s'il eût été réduit au sort
d'Origène et d'Abélard [2].

Il est certain que l'amour des femmes pos-

[1] Au XVIIIe siècle, on appelait ainsi les maladies contrac-
tées à la suite de rapports galants.

[2] Un distique latin, dont nous avons donné ailleurs (*Les Curiosités de la médecine*, Paris, Maloine, 1900, p. 149) la para-
phrase, signifie qu'au nez on juge de la capacité génitale de
l'individu. Or, Henri IV était des mieux pourvus sous ce rapport. Les portraitistes officiels, qui flattent toujours leur modèle, ont représenté le roi avec un nez busqué, mais de dimen-
sions honnêtes. En réalité, il l'avait très grand et assez gros ;
de plus, il était remarquable par une verrue (*cicer*) à l'angle
inférieur de la narine droite. On peut, à cet égard, comparer
les deux portraits que nous reproduisons : l'un, de pure con-
vention ou tout au moins considérablement flatté ; l'autre, qui
nous semble bien plus conforme à la réalité, celui d'Hendrik
Goltzius, peintre et graveur, né à Mulbracht en 1558, mort à
Haarlem le 25 décembre 1616. Champfleury l'a donné dans son

séda « notre bon roi » à ce point, qu'il n'a pas
trouvé grâce devant un historien qui a, d'ordinaire, des trésors d'indulgence pour les peccadilles des souverains. « Henri IV, écrit le
Père Loriquet[1], eut une passion effrénée pour le
jeu et les femmes. On ne peut excuser la première, parce qu'elle fit naître quantité de brelans ;
et encore moins la seconde, parce que les liaisons de Henri IV furent tout à fait publiques et
scandaleuses. »

Le mari de la « grosse Margot[2] » aima en tant
de lieux — de mauvais lieux — qu'on l'avait sur-

Histoire de la Caricature sous la Réforme, p. 155, et aussi l'*Ima-
gerie d'Art*, recueil illustré d'instruction populaire, édité par la
Librairie de l'Art (Cf. la *Revue des autographes*, de M⁰ V⁰ Charavay, avril 1901, n° 102 et mars 1908, n° 96).

[1] *Hist. de France*, t. II, p. 36.

[2] « Après que le roi Charles IX eut fait la Saint-Barthélemy,
il disait en riant et en jurant Dieu à sa manière accoutumée,
et avec des paroles que la pudeur oblige de taire, que sa
grosse Margot, en se mariant, avait pris tous ses rebelles hu-
guenots à la pipée. » *Journal de l'Estoile*. On prétend que Marguerite de Navarre, première femme de Henri IV, commença ses
querelles avec son époux, parce qu'elle s'obstinait à coucher
masquée. C'était la coutume, en ce temps-là, que les dames
portassent des espèces de masques, des « loups » qui les ga-
rantissaient des injures de l'air. Diane de Poitiers, dont Brantôme vantait la beauté incomparable, à l'âge de 70 ans, suivait toujours les chasses de la cour avec un loup sur le visage
et ne sortait jamais autrement que masquée (Cf. *Variétés litté-
raires*, etc., par de SAINT-OLIVE, Lyon, vers 1860, p. 91).

nommé le *Chevalier banal de France*[1]. Disons, de suite, à sa décharge, que sa peu vertueuse épouse ne lui cédait en rien sur ce chapitre : sa couche était non moins hospitalière que le lit de son royal époux[2].

On a eu la bizarre idée[3] de dresser la liste des maitresses de Henri IV ; leur nombre ne s'élève pas à moins de 56, et encore a-t-on négligé les passades, elles étaient trop !

La statistique galante du plus galant de nos rois ne nous tente pas outre mesure ; nous ne voulons marquer ici que quelques traits de la vie de ce monarque, qui ne fut pas un héros qu'à la guerre.

[1] *Mémoires historiques et secrets concernant les amours des rois de France*, A Paris, M.DCC.XXXIX. « On ferait un calendrier avec le nom de toutes les saintes que fêta ce dévot de la beauté. » *Les Cotillons célèbres*, t. I, p. 223 (Paris, Dentu, 1861).

[2] V. *Ce que vaut le meilleur des rois*, par A. SANEJOUAND, p. 14-15, et la notice mise, par L. Lalanne, en tête de son édition des *Mémoires de Marguerite de Valois*, Paris, Jannet, M.DCCC.LVIII.

[3] De LESCURE, *Les amours de Henri IV* ; *Le Livre*, 10 janvier 1885 ; A. SANEJOUAND, *Ce que vaut le meilleur des rois* ; DE LA PLACE, *Pièces intéressantes*, etc., t. V, p. 219 et suiv. ; ROEDERER, *Conséquences du système de Cour établi sous François Ier*, p. 179 et suiv.

II

S'il est une réputation que Henri IV n'a pas usurpée, c'est celle d'avoir aimé ses sujets, nous voulons dire ses sujettes, à quelque rang qu'elles appartinssent : entre femmes du commun et dames de qualité, il ne faisait point de différence. Il les abandonnait avec la même désinvolture, qu'elles fussent duchesses ou roturières[1].

La fille d'un jardinier du château de Nérac, qui portait le doux nom de *Fleurette*, avait eu l'heur de plaire au roi de Navarre : la légende[2] veut que, son caprice satisfait, le roi ait abandonné

[1] « Henri IV disoit bien que si l'on pouvoit obtenir une femme par souhait, il voudroit en avoir une qui eut beauté en la personne, pudicité en la vie, complaisance en l'humeur, habileté en l'esprit, fécondité en génération, éminence en extraction et grands États en possession ; je crois, mon ami (disoit-il à M. de Sully), que cette femme est morte, voire peut-être n'est pas encore née, et n'est pas prête à naître : vous savez qu'il fit ensuite le portrait des princesses de l'Europe, et c'est là où il dit ce plaisant mot de sa nièce de Guise, qui aimoit bien autant les poulets en papier qu'en fricassée, et où il dit tant de mal de la maison de Médicis, dont il prit pourtant la fille... » *Journal de Mathieu Marais*, édition M. de Lescure, t. III, p. 324.

[2] Cette légende a rencontré des contradicteurs. La prétendue abandonnée aurait encore vécu trente-sept ans après son abandon (V. l'opuscule cité à la note suivante).

celle qu'il avait détournée et qui, de désespoir, se serait noyée[1].

C'est ensuite la fille d'un président de Calais, *la Rebours*, que le roi aime sous les yeux de sa femme[2], nous allons voir que c'était chez lui passé à l'état d'habitude. La Rebours tombe malade et ne peut plus servir aux plaisirs de son auguste amant : elle est délaissée sans autre explication.

Une dame *Marline*, qu'il avait débauchée à la Rochelle, et dont il avait eu un enfant, subit le même sort. Il avait, du reste, un grand nombre de bâtards[3], mais il n'en voulut reconnaître que fort peu, « la honte, disait-il, d'en avoir trop, l'empêchant de se déclarer le père des autres[4] ».

[1] Catherine Duluc, fille d'un médecin d'Agen, après avoir longtemps résisté au Béarnais, avait fini par lui céder. On raconte que, maltraitée par ses parents, honteuse de sa faute et accablée de remords, la pauvre enfant se laissa mourir de faim. Une autre jeune fille, Anne de Cambefort, que Henri avait inutilement poursuivie, se trouvant un jour dans un bal où le prince s'était rendu, dut, pour échapper à ses obsessions, s'élancer par une fenêtre : elle en garda une claudication des plus disgracieuses pour le reste de ses jours (Cf. *Un Amour de Henri IV : Capchicot, légende et histoire*, par Jules ANDRIEU ; Paris et Agen, 1885).

[2] V. les *Mémoires de Marguerite de Valois*, éd. Jannet-Daffis (1858), p. 158 et suiv.

[3] Il en eut un, notamment, d'une charbonnière, dont il anoblit la descendance (V. la brochure de M. ANDRIEU, précitée : *Un Amour de Henri IV : Capchicot*).

[4] *Mémoires historiques et secrets*, loc. cit.

Il ne craignit pas de s'attaquer même aux abbesses! On sait que, pendant le siège de Paris, il s'éprit follement de l'abbesse de Montmartre. A son exemple, ceux qui commandaient sous lui « cajolèrent la plupart des religieuses avec tant de scandale — nous citons, sans rien changer au texte emprunté — qu'on nommait l'Abbaye, tantôt le Magazin des engins de l'armée, tantôt le Magazin des V... de l'armée ».

On est allé jusqu'à prétendre qu'au « siège de Pontoise, ses officiers donnèrent le mal de Naples à huit religieuses de Maubuisson, et lui, aussi bien qu'eux, en exposèrent cinq [1] ».

Voilà la légende du bon roi Henry légèrement entamée, mais nous ne sommes pas au bout de notre réquisitoire. S'il n'eut pas son Parc-aux-Cerfs, comme Louis XV, on n'en fit pas moins pour son compte la *traite des blanches*. Ses pourvoyeurs et entremetteuses occupaient les plus hautes dignités, le premier rang même, peut-on dire, s'il est vrai que la reine Catherine de Médicis lui ait prodigué ses bons offices.

Peu après le mariage de Henri IV avecMarguerite de Valois [2], Catherine, pour l'agrément du

[1] *Mémoires*, etc., p. 126.

[2] « Dès les premiers jours de leur union, écrit le plus récent biographe de *La Reine Margot*, M. Ch. Merki, il délaissa sa

Béarnais, mais surtout dans l'intérêt de sa politique à elle, lui aurait procuré trois de ses demoiselles d'honneur. C'était montrer plus de complaisance que certain gentilhomme, le sire d'Aubigné, l'auteur des hardis *Mémoires* que l'on sait. En 1576, le roi avait jeté ses vues sur une demoiselle *Tignonville*. Il fit appel à l'amitié de d'Aubigné, pour le servir. Celui-ci se refusa énergiquement à lui prêter assistance.

Je ne voulus jamais en cela, écrit-il, complaire à mon maître, quoi qu'il me fît d'infinies caresses et promesses pour m'y engager, jusqu'à se mettre à genoux devant moi, les mains jointes, afin de m'exciter à avoir cette complaisance pour lui.

Cette tactique ne lui ayant pas réussi, le roi eut recours aux menaces et aux persécutions.

Plus je témoignais de répugnance à favoriser les amours du roi de Navarre, poursuit d'Aubigné, plus le prince s'opiniâtrait à vouloir que je le fisse. Enfin, comme c'était le plus rusé et le plus madré prince qu'il y eût au monde, il n'y eut sortes de malices qu'il ne mît en usage

femme, ne craignit jamais de la prendre pour confidente de ses galanteries. L'y mêla bientôt et lui en fit supporter les traverses. Elle ne l'aimait pas, dit-on, le trouvait sale, et d'Aubigné lui-même rapporte qu'il était rongé par des maladies vénériennes, pouilleux et pis encore (V. le passage dans la *Confession de Sancy*, cap. V, p. 342, édit. de Cologne, et l'historiette de Henri IV, dans TALLEMANT DES RÉAUX).

pour, en me suscitant de mauvaises affaires, me forcer à
devenir son confident; jusque-là, qu'il se mit à me re-
trancher de mes appointements et à prendre plaisir à
gâter mes habits pour me mettre en dépenses, afin que
la nécessité me rendît plus complaisant.

D'Aubigné se plaint à tort. Il en fut de plus
mal partagés que lui, témoin le duc de Bellegarde
qui s'était avisé de marcher sur les brisées de son
maître, après lui avoir, le premier, ouvert la voie.
Le duc avait parlé en termes si éloquents de la
dame de ses pensées, comme on disait alors, que
le roi n'eut de cesse qu'il n'eût possédé la duchesse de Beaufort, celle que nous connaissons
mieux sous le nom de la « belle Gabrielle ».

Henri IV « n'en avait pas les gants », selon l'expression de Tallemant, et c'est pour cela qu'il ne
fit pas appeler le fils qu'il eut de Gabrielle, M. de
Vendôme, *Alexandre*, de peur qu'on ne dît
Alexandre le Grand : on appelait M. de Bellegarde, *M. le Grand*. C'était rappeler un mauvais
souvenir au roi, qui gardait rancune à son rival
d'avoir cueilli ce fruit savoureux.

« Le roi commanda dix fois qu'on le tuât »,
nous apprend encore Tallemant. En fait, M. de
Bellegarde courut une seule fois [1] un danger sé-

---

[1] Une autre fois, il eut à peine le temps de s'enfuir dans un
cabinet attenant à la chambre de la duchesse, quand le roi en-

rieux. Le comte d'Aumont, capitaine des gardes, avait l'ordre de le tuer, ni plus ni moins. Il s'acquitta de sa mission avec intelligence : il fit tant de bruit à la porte de la chambre où s'était blotti le duc, que celui-ci eut le temps de se sauver.

III

Tant que les plaisirs du roi ne furent que des outrages à la morale publique, il n'y eut que demi-mal, mais ils eurent parfois des conséquences plus graves ; et ici le critique historique ne peut se montrer trop sévère.

Gabrielle d'Estrées étant tombée malade à Fontainebleau, le roi s'était empressé de lui dépêcher son premier médecin, M. d'Alibour. Au retour, l'archiatre dit à Sa Majesté qu'il n'avait trouvé à la malade « qu'un peu d'émotion ».

— Eh ! mais, reprit le roi, n'avez-vous pas dessein de la faire purger et saigner ?

— Sire, je n'ai garde ; il faut attendre qu'elle soit à mi-terme.

— Que voulez-vous dire, bonhomme, répondit le roi avec colère, rêvez-vous ? Comment serait-elle grosse ? Car

tra. Il s'échappa, au risque de se rompre le cou, par la fenêtre. L'aventure est bien connue.

je sais bien que je ne lui ai rien fait et êtes pour cette fois un très mauvais médecin.

— Je ne sais ce que vous avez fait ou point fait, Sire, répondit le sieur d'Alibour tout en colère, mais je sais bien que votre conscience se trouve plus fausse que moi.

— Impertinent médecin ! Et, sur cela, le roi s'en alla, tout despit et mutiné, trouver la belle malade à laquelle il conta tout et lui fit une belle vie ; et il arriva qu'en effet elle accoucha du petit César et que le pauvre d'Alibour, faute de bon appareil, mourut quelques mois après[1].

Sully, qui rapporte l'anecdote, n'y ajoute pas foi, mais il la trouve bien contée ; serait-ce point qu'elle lui paraissait au moins vraisemblable[2] ?

Puisqu'il est question de d'Alibour et de Tallemant, rectifions une erreur accréditée par ce dernier ; nous serons ainsi amené à parler d'une « maladie secrète » de Henri IV, qui a bien pu avoir quelque influence sur certaines de ses décisions politiques. Selon notre habitude, nous livrons le fait aux méditations des historiens, nous confinant dans notre rôle de médecin.

[1] *Mémoires de Sully*, t. II, p. 355.

[2] Elle était vraie, si nous en croyons l'Estoile, qui consigne dans son *Journal* (III, 72) : « Le dimanche 24 juillet, on eut nouvelle à Paris de la mort de M. d'Alibour, premier médecin du roy, auquel on disait qu'une parole libre qu'il avait dite à Sa Majesté touchant son petit César, lui avait coûté la vie, de la part de celle (comme tout le monde tenait) qui s'y était intéressée. »

Tallemant des Réaux [1] parle d'une « gonorrhée » contractée par Henri IV, et qui fut soignée, dit-il, par le premier médecin d'Alibour. Comme l'a fait observer avant nous M. Alfred Franklin, c'était là office de chirurgien, non de médecin. Ceux-ci ne voulaient pas s'abaisser jusqu'à soigner les maladies des organes génitaux. Ils ne commencèrent à y prétendre que vers la fin du dix-huitième siècle [2]. Celui qui avait traité Henri IV était, en effet, un chirurgien : il s'appelait Loyseau !

IV

C'est dans un volume dont le titre n'était guère

[1] T. I, p. 3.

[2] Baron (doyen de la Faculté en 1730) : *Question de médecine, dans laquelle on examine si c'est aux médecins qu'il appartient de traiter les maladies vénériennes*, 1735, in-4°. — Voy. encore : *Mémoire pour les chirurgiens, où l'on résout le problème proposé par la Faculté de médecine, savoir : si c'est aux médecins qu'appartient de traiter les maladies vénériennes, et si la sûreté publique exige que ce soit les médecins que l'on charge de la cure de ces maladies.* L'auteur conclut : « Les médecins sont dans une incapacité totale de traiter ces maux, lorsqu'au contraire on ne peut refuser aux chirurgiens d'avoir toute l'habileté qu'il est possible d'avoir pour entreprendre la cure avec succès, puisqu'ils ont pour eux l'avantage d'une expérience consommée. » A. Franklin, *Les Chirurgiens*, p. 79, note.

prometteur [1], que nous avons trouvé, tout au long rapportée, et avec la verdeur d'expression dont les contemporains de Louis XIII ne songeaient pas à s'effaroucher, la relation de la maladie de Henri IV. Notons que l'ouvrage est dédié au fils de ce même Henri IV, au vertueux Louis XIII ; ce qui ne manque pas d'un certain piquant !

Au dire de Loyseau, qui n'était pas de Bordeaux pour rien [2], le Roi, ayant appris les guérisons que ledit chirurgien avait obtenues, de plusieurs seigneurs de sa cour et autres personnages, l'avait fait appeler et l'avait nommé un de ses chirurgiens ordinaires.

[1] C'est un petit in-12, qui a pour titre : *Observations médicinales et chirurgicales, avec histoires, noms, pays, saisons, et témoignages*, par M. G. LOYSEAU, *médecin et chirurgien ordinaire du Roy*. Bourdeaux, 1617. Avec privilége du Roy.

[2] « Jean-Baptiste Loyseau, maître chirurgien de Bordeaux dans des Observations chirurgicales qu'il a laissées par écrit, nous dit qu'il fut appelé pour traiter d'une carnosité le roi Henri IV, qu'il l'en avoit pansé et guéri, et qu'il en fut récompensé par une charge de chirurgien de Sa Majesté que le Roi lui donna. Cette histoire, quoique mémorable, ne prouve point qu'il y ait des carnosités ; elle fait voir que ce M. Loyseau fait le mystérieux, et tient du charlatan en publiant ce qu'il a fait, sans dire ni les moyens, ni les remèdes dont il s'est servi. S'il avoit été vrai que le Roi eût une carnosité, et qu'il la lui eût consumée, il falloit qu'en écrivant cette histoire, il ne fît point un secret ni de la méthode, ni des drogues qu'il avoit employées, à une guérison pour laquelle il avoit été si libéralement gratifié ; mais puisqu'il se tait sur l'essentiel, je la tiens apocryphe. »

Pendant un voyage dans la Franche-Comté, Sa Majesté se trouvant mal « d'une difficulté d'urine », avait réclamé les soins de son chirurgien. Celui-ci l'aurait soumis à un traitement, « et moyennant la faveur et assistance de Dieu », aurait réussi à le guérir complètement.

A quelle date se rapporte la maladie dont il est ici question ?

L'Estoile [1] et Mézeray se trouvent d'accord pour la placer [2] dans la première quinzaine du mois

DIONIS, *Cours d'opérations de chirurgie*, p. 271-272. Les raisons que donne le chirurgien Dionis, pour s'inscrire en faux contre la cure obtenue par son prédécesseur, sont loin d'être péremptoires.

[1] « Le mercredi 20 octobre 1592, on ne parloit plus du duc de Maienne ni du fort, mais qu'on alloit donner bataille, et que le Béarnois estoit malade à la mort. Sur quoi on redoubla, à Paris, les prières et processions, qui eurent telle vertu que le samedi 17 arrivèrent à bon port dans la ville quarante mille escus de l'argent d'Hespagne, qui estoit la bataille qu'on vouloit donner. Le Béarnois aussi ne se mouroit plus, mais estoit malade d'une maladie de bourse, mal ordinaire et fort commun de ce temps. M. Rose, qui preschoit à Saint-Germain le Vieil, où estoient les prières, dit que pendant que ceste bonne Roine, ceste sainte Roine (entendant la Roine de Navarre) estoit enfermée entre quatre murailles, son mari avoit un haras de femmes et de putains ; mais qu'il en avoit esté bien payé et en avoit les parties bien eschauffées (entendant ce mal aux bourses qu'ils disoient qu'il avoit). » *Journal de l'Estoile*, t. V, p. 181-182. Il s'agissait, en l'espèce, d'une orchi-épididymite, très probablement d'origine vénérienne.

[2] « Un peu avant la mi-octobre, le Roi s'en alla à Monceaux,

d'octobre 1592[1]. Henri IV aurait contracté l'affection, dont nous aurons à préciser la nature, étant de passage dans la bonne ville d'Agen[2].

terre qu'il avoit donnée à sa maîtresse ; comme il avoit commencé d'y faire une diète, il tomba malade d'une rétention d'urine, accompagnée d'une grosse fièvre et de fréquentes défaillances de cœur. Ces symptômes d'abord firent craindre qu'il ne fût proche de la mort ; mais la cause de son mal ayant été habilement coupée, il fut aussitôt soulagé, et se leva deux jours après. » MÉZERAY, *Abrégé chronologique de l'Histoire de France*, t. X, p. 97-98. « Avant cette négociation, le Roi avoit été fort mal d'une rétention d'urine, causée, disoit-on, par une excroissance dans le conduit de la v... Le péril avoit été si grand que, croyant mourir, il avoit commencé à disposer du Gouvernement dans la minorité de son fils... » MÉZERAY, *op. cit.*, p. 242.

[1]. Extrait du *Journal inédit du règne de Henri IV*, par Pierre de Lestoile, à la date du 8 octobre 1592 : « Le jeudy, 8e de ce mois, le roy (Henri IV), estant à Mousseaux, se trouva saisi de la fièvre pour s'estre eschauffé à jouer au palmail, et après lui survint une inflammation de la verge, pour laquelle il le fallut saigner du pied en l'eau, ce qui l'allégea ». Cet « allégement » ne fut pas de longue durée ; car, vingt-deux jours après, le Béarnais ne pouvait plus uriner, et il fallut toute l'habileté de Marescot et de Martin pour le tirer de ce mauvais pas (*Éphémérides de l'Union médicale*, par le docteur A. CHEREAU, dans la collection de ce journal, de 1860-1873).

[2] « La Satyre M. S. intitulée *Articles de Paix* entre le Roi E. M. du Maine, porte à l'Art. 28, qu'*Informations seront faites secrètement contre celles qui ont baillé la V... aux chefs des deux Partis, excepté les Dames de Montmartre E. de Senlis* : ce qui suppose à l'égard du Roy, que s'il avoit quelque incommodité vénérienne, ce n'étoit pas un mal invétéré, puisqu'il ne lia ses intrigues avec l'Abbesse du Mont de Mars qu'en 1590, pendant le

D'autre part, si nous nous en référons à Sully [1],
les premiers symptômes du mal remonteraient au
mois de mai; tandis que, d'après Bassompierre [2],
la maladie aurait éclaté la veille de la Pentecôte.

Le roi se crut si malade qu'il prit le parti d'écrire
son testament. Persuadé que sa dernière heure
n'était pas éloignée, et résolu de partager le peu
d'instants qu'il croyait avoir à vivre entre le soin de
son âme et celui de son état, il se tourna avec ferveur vers Dieu, et dicta cette lettre, qui fut envoyée
en toute diligence à Sully :

Mon ami, je me sens si mal, qu'il y a apparence que

siège de *Paris* : mais ayant passé pour constant que ce Prince
avoit une carnosité, qui le mit un jour en danger de la vie, il y a
bien de l'apparence que c'étoit là quelque vieux reste de la
maladie, qu'on veut qu'il eut pris à Agen... » *Journal de l'Estoile*, t. V, p. 184.

[1] « Pour les instructions générales dont j'ai parlé, le roi remit à les dresser à Fontainebleau, dont il prit le chemin, suivi
de toute sa cour et devant l'être trois jours après par tout son
conseil. Il fut contre-mandé, à cause d'une violente maladie qui
saisit ce Prince, sitôt qu'il fut arrivé à Fontainebleau, environ
le 20 mai. Ce fut une rétention d'urine si douloureuse, que ses
médecins désespérèrent d'abord de sa vie. » *Mémoires de Sully*,
t. IV, p. 353.

[2] « Le roi, dit le maréchal de Bassompierre, eut une rétention
d'urine la veille de la Pentecôte, qui le mit en peine; mais il en
fut bientôt délivré. Les médecins s'étant assemblés (ce sont les
paroles qu'on lit dans le *Journal de l'Estoile*), leur conclusion
fut en ces termes : *Abstineat a quavis materie, etiam reginâ;
sin minus, periculum est ne, ante tres menses elapsos, vitam cum*

Dieu veuille disposer de moi. Or, étant obligé, après le soin de mon salut, de penser aux arrangemens nécessaires pour assurer ma succession à mes enfants, et les faire régner heureusement, à l'avantage de ma femme, de mon État, de mes bons serviteurs et de mes pauvres peuples, que j'aime comme mes chers enfants, je désire conférer avec vous sur toutes ces choses ; venez donc me trouver en diligence, sans rien dire à personne ; faites seulement semblant de venir au prêche à Ablon, et y ayant secrètement fait trouver des chevaux de poste, rendez-vous ici dès aujourd'hui[1].

Au reçu de cette lettre, le grand-maître de l'artillerie partit précipitamment, en proie aux plus vives angoisses. Entrant dans la chambre du roi, il le trouva dans son lit ; la reine, assise à son chevet, tenait une des mains de son époux entre les deux siennes. Le roi, tendant l'autre à Sully, lui dit :

Venez m'embrasser, mon ami ; je suis merveilleusement aise de votre venue. C'est une chose singulière, comment, deux heures après que je vous ai écrit, j'ai commencé à être un peu soulagé de mes grandes douleurs ; elles s'en vont peu à peu, ayant déjà uriné trois fois, et la dernière presque à plein canal, et sans forte douleur. Voilà, dit-il ensuite en se tournant vers la reine, celui de mes serviteurs qui a le plus de soin et d'intelli-

---

morte commuée. » Henri IV n'observa guère cette ordonnance, et il n'eut pas trop à s'en repentir.

[1]. *Mémoires de Sully*, t. IV, p. 355-356.

gence des affaires du dedans de mon royaume, et qui vous eût le mieux servi et mes enfants aussi, si je vous eusse manqué. Je sais bien qu'il est d'une humeur un peu austère, et quelquefois un peu trop libre pour un esprit fait comme le vôtre, et que force gens lui eussent rendu sur cela de mauvais offices auprès de mes enfants et de vous, afin de l'en éloigner ; mais si jamais cette occasion se présente, et que vous vous serviez de tels et tels (il s'approcha de son oreille et les lui nomma), que vous croyiez absolument leurs conseils, au lieu de suivre ceux de cet homme-là, vous ruinerez les affaires de l'État, et peut-être même le royaume, mes enfants et vous-même. Je l'avois mandé exprès, afin de parer avec vous et lui aux moyens de prévenir ces malheurs ; mais grâce à Dieu, je vois qu'il ne sera point encore besoin de mes précautions.

Le lendemain, on dépêchait courriers sur courriers, afin de dissiper les bruits fâcheux qui s'étaient répandus partout. Sully ne repartit pour Paris qu'après qu'il eut « vu uriner le roi ». Le roi lui-même l'exigea. Il satisfit à ce besoin naturel deux fois, « avec tant de facilité, ajoute Sully, que je compris que tout le danger étoit passé ».

Trois jours après, le 24 mai, Sully recevait une autre lettre du roi, par laquelle il lui mandait « qu'il s'étoit si bien trouvé de la saignée, que La Rivière lui avoit fait faire au bras gauche la veille, qu'après avoir reposé toute la nuit, il se sentoit à chaque moment aller de mieux en mieux ».

En raison de son âge et des hautes fonctions qu'il occupait, Sully prit la liberté de donner en cette occasion quelques conseils à son maître. Il l'engagea surtout à modérer son ardeur pour la chasse[1], sans préciser la nature du gibier.

En manière d'expiation, Henri IV fit remettre « deux cents écus pour chacun des malades des écrouelles, que sa maladie avoit empêché qu'il ne touchât, et qu'il n'avoit pourtant pas voulu qu'on renvoyât ».

V

C'est probablement un retour de son affection — un rétrécissement urétral de nature blennorrhagique, — qui contraignit plus tard le roi à faire appel aux lumières du chirurgien Loyseau. Celui-ci a publié l'*Observation du Roy*, avec tous les détails qu'elle comportait, dans l'ouvrage cité plus haut et dont nous avons pu prendre connaissance à la Bibliothèque nationale. Nous allons la reproduire, sans y rien changer, nous contentant de

[1] « Les médecins de Sa Majesté, écrit naïvement Sully, s'unirent tous en cette occasion, pour lui faire les mêmes représentations que je lui avois faites, sur le tort que le trop grand exercice de la chasse causoit à sa santé. Il les crut et s'en trouva bien. »

remplacer certains mots par leur première lettre, pour n'avoir pas la peine de les traduire en latin.

Le Roy Henri quatrième était tellement travaillé d'une difficulté d'urine, à cause d'une carnosité de longtemps engendrée d'une gonorrhée, qu'en marchant, il me fallait souvent mettre pied à terre pour le faire uriner par le moyen d'une bougie et le plus souvent par une sonde ou canule d'argent, tellement je lui trouvai la v... enflée, froide, mollasse et insensible, dont je fus en crainte d'une mortification, ce qui fut évité par le régime de vivre, légère purgation et fomentation.

Et voyant que le Roy s'en fâchait et s'étonnait de quoi il tardait tant à guérir, je lui demandai combien il y avait du commencement de son mal, lequel me dit qu'il y avait sept ou huit ans [1]; alors je lui dis que ce n'était pas mal qui ne se pût guérir. Sur ce, Sa Majesté me demanda si je le pourrais guérir. Je répondis que je le guérirais avec l'aide de Dieu au mois de septembre, pourvu qu'il fût obéissant, qui soudain me promit de faire tout ce que je voudrais et il me commanda me tenir prêt audit temps auquel il me manderait, mais il lui fut impossible de tant attendre, car le 20 et 25 de juin 1598 [2], je reçus deux

[1] Ce qui confirme bien ce que nous avons dit : que le roi avait ressenti vers 1592 les premiers symptômes de son affection.

[2]. Voici ce qu'on lit, à la date du 29 octobre 1598, dans un journal, jusqu'alors inédit, du règne de Henri IV, publié par M. E. Halphen (1862, in-8°) : « La cour estant à Mousseaux, la ville de Paris fut fort troublée des nouvelles qu'on y apporta de l'extrémité de la maladie du roy, qui estoit une carnosité prove-

de ses lettres accompagnées de celles de Monsieur de La Rivière, conseiller du Roy et son premier médecin, par la poste de Bordeaux. La première desquelles était la teneur que s'ensuit :

« Loyseau, je vous fay ce mot pour vous dire que vous ne fassiés faute de vous rendre auprès de moy au temps que vous mande Monsieur de La Rivière, d'autant que j'auray besoin en ce temps-là de votre service, m'asseurant que n'y fairez faulte, prieray Dieu, Loyseau, qu'il vous aye en sa garde. »

L'autre était de même sens, et Monsieur de La Rivière par ses lettres accompagna toujours celles du Roy et m'escrivait telles paroles :

« Môsieur Loyseau, ne faictes faute vous rendre icy à la fin de juin, d'autant qu'il est besoin de commancer la cure de la maladie du Roy, lequel a commandé vous escrire exprès de venir n'ayant loisir d'attandre au moys de septembre d'autant que le mal le presse, n'oubliés rien de ce que cognoistrés estre propre pour la carnosité et songez à luy demander quelque chose car il la vous donnera. »

nant d'une ch...p..., laquelle, pour avoir esté négligée, luy causa une rétention d'urine qui luy cuida envoyer en l'autre monde. Accident autant craint des bons comme il estoit désiré des méchants. Les médecins de Paris les plus experts, y furent mandés dès la nuict, entre les autres, Marescot et Martin. Le médecin Martin l'exorta de se mieux garder, et qu'il estoit d'une très bonne disposition pour vivre longtemps s'il vouloit un peu mesnager sa vie, auquel le roy ne répondit que par grosserie, estant d'une humeur toute contraire à cela. »

Je ne fis faute me rendre près de Sa Majesté en même temps que Monsieur de La Rivière m'avait mandé avec une poudre que j'avais composée à Bergerac, ensemble un instrument que j'inventai, fait en forme de canule, pour servir de sonde et pour porter le médicament sur la carnosité, lequel instrument Monsieur de La Rivière approuva grandement et même ma poudre disant qu'il n'y en avait point de plus propre, avec lesquels remèdes je consumai ladite carnosité dans dix ou douze jours, et l'ulcère fut cicatrisé dans trois semaines après, j'avais composé un onguent de ma poudre incorporée avec beurre frais, lequel je portais avec ma canule sur la carnosité le soir à l'entrée du lit, ayant premièrement fait pisser le Roy et le lendemain j'usais d'injections réfrigérantes, faites quelquefois avec les trochisques de gordon [1] et quelquefois avec les trochisques blancs de rhasis [2], dissous avec les eaux de plantain, pourpier ou de solanum, selon l'exigence du mal, et pour la fin de la tuthie préparée, antimoine préparé, incorporez avec beurre frais ou avec l'onguent pompholigos et album rhasis, portés avec ma canule ou une bougie, le bout de laquelle je munissais d'un emplâtre fait avec ma poudre, laquelle je laissais dedans le soir le Roy étant au lit, ou bien au lieu dudit onguent, j'ai accoutumé de laisser dans la v... une sonde de plomb ointe dudit onguent, ou bien frottée d'argent vif cru et purifié. Et dans cinq semaines le feu Roy fut entièrement guéri par la grâce de Dieu.

[1] Goudron.
[2] Oxyde de zinc.

Combien que durant ce temps-là mes ennemis ou envieux me voulurent calomnier, à cause de quelque accident qui lui survint non pas à cause de sa carnosité, ni des remèdes, mais à cause de quelque excès que Sa Majesté avait fait, tellement que sans un vomissement qui lui survint promptement par deux fois il eût été fort mal, de quoy il eut la fièvre trois ou quatre jours et lors mes envieux faisaient courir le bruit (jusque dans Paris) que j'étais cause du mal du Roy par mes remèdes et instruments, mais le Roy assuré de ma fidélité et reconnaissant bien que cela venait d'ailleurs me fit la faveur de parler pour moi et me justifia en la présence de Monsieur le duc de Bouillon et plusieurs autres et nomma les principaux de mes envieux qui étaient jaloux, de quoi Sa Majesté ne voulait permettre qu'ils fussent présents lorsque je le traitai, même depuis Sa Majesté étant à Saint-Germain fit un grand affront à l'un deux lui disant : vous êtes bien marri que je sois guéri par autre main que la vôtre, mais je sais bien de qui je me fie. Et dans quelques jours après je m'en revins à ma maison, avec la bonne grâce du Roy, et moi aussi bien content.

En somme, il s'agissait — comme nous l'avons dit plus haut — d'un *rétrécissement blennorrhagique*[1].

Les termes : « de longtemps engendrée d'une gonorrhée » ; plus loin : « il me fallait souvent mettre pied à terre pour (le roi) faire uriner par

_____

[1] Cf. *Revue chirurgicale*, 20 février 1908.

le moyen d'une bougie et souvent par une sonde » ;
et enfin : « j'ai accoutumé de laisser dans la verge
une sonde de plomb oincte dudit onguent », n'est-
ce pas, en quelques mots, l'étiologie, les symptômes
et le traitement d'un rétrécissement d'une nature
spéciale, pour ne pas dire spécifique ?

N'est-ce pas à peu près suivant la même méthode
thérapeutique que l'on traite aujourd'hui les rétré-
cis ; et les Béniqué d'étain, en usage à l'heure actuelle, ne ressemblent-ils pas, avec quelques per-
fectionnements en plus, à la sonde[1] de plomb du
vieux chirurgien de Henri IV ?

[1] A propos de sondes, sait-on à qui est due l'invention des
sondes molles, pour cathétériser les malades atteints de rétention d'urine ? M. Le Maître (a) nous apprend que nous en sommes redevables à un lithotomiste bordelais, du nom de Jean
de Mingelousaux, père du traducteur de la *Chirurgie* de Guy de
Chauliac. Jusqu'à lui, on se servait d'algalies, instruments mé-
talliques rigides, dont une extrémité s'enflait en forme d'en-
tonnoir et dont l'autre présentait un œil placé latéralement
pour l'écoulement de l'urine. Ces appareils, outre qu'ils étaient
très encombrants, ne se modelaient pas du tout aux courbures
de l'urèthre ; leur passage était extrêmement douloureux et
souvent ils causaient des éraillures, et il s'en suivait des complications d'une gravité redoutable. La réputation des sondes
de Mingelousaux date du jour où ce praticien eut la bonne fortune de s'en servir pour un personnage de marque, qu'il réussit à soulager : le cardinal de Richelieu. (*Chronique médicale*
1er février 1903).

(a) Le Maître, *Recherches sur les procédés chirurgicaux de l'École bor-
delaise, des origines à la Révolution*; Bordeaux, 1903.

VI

Depuis cet incident morbide jusqu'à l'époque de sa mort, qui survint de la façon tragique que l'on sait, il ne semble pas que Henri IV ait souffert d'autre chose que d'indispositions ; cependant, au mois de janvier 1609, il eut une attaque de goutte, qui le contraignit à garder le lit[1].

En 1596, il avait été affligé de la fièvre quarte : contre l'avis de tous ses médecins[2], il s'en guérit en mangeant force huîtres à l'écaille, et en buvant de l'hypocras.

En 1603, il tombait malade d'un grand dévoiement, jusqu'au sang[3], que les médecins dirent provenir

[1] *Henri IV et la princesse de Condé*, par Paul Henrard, p. 19. Il avait eu une autre attaque, en décembre 1603, à la suite d'une nuit passée, à Saint-Germain, chez Mᵐᵉ de Verneuil (Zeller, op. cit., p. 187).

[2] Dès l'année 1599, Henri IV n'avait pas moins de 65 commensaux, chargés de veiller sur sa précieuse santé. Durant un règne relativement court, il n'eut pas moins de cinq premiers médecins : Dailleboust, plus connu sous le nom de d'Ailbour ; Ribbitz de la Rivière, André du Laurens, Antoine Petit et Pierre Milon (V. sur ce dernier, l'*Union médicale*, 1864, p. 181, les *Comptes rendus des travaux de la Société du Berry*, à Paris, 1863-1864, p. 471 et suiv.). Pour les archiatres de Henri IV, cf. l'*Union médicale*, 1861, nᵒˢ 121, 124 et 125, et 1864, nᵒˢ 49, 50 et 53, articles du docteur Chereau.

[3] Il fut saisi, à la fin du mois de mai de cette année 1603, de

de la quantité d'huîtres qu'il avait absorbées [1].

En août 1607, il eut « un cours de ventre », pour avoir mangé trop de melon. Un docteur de Sorbonne fit en ce temps le procès du melon, à cause du mal qu'il avait fait au Roi [2].

Dans son « Pourtraict de la santé », un des médecins de Henri IV, Joseph du Chesne, recommande à son royal client de se présenter à la garderobe dès qu'il sera levé, et « d'entretenir ordinairement son ventre lâche ». S'il advient qu'il l'ait resserré, comme il y a beaucoup de tels tempéraments (à cause qu'ils ont un foie trop chaud et bouillant), il faudra donner ordre qu'on le lui entretienne lâche, plutôt avec du jus de pruneaux doux ou des bouillons qu'on lui fera prendre le matin, lesdits bouillons faits avec de l'oseille, bourrache, pourpier, laitue, etc.

violentes coliques, à la suite d'un bain, après lequel il s'était promené au frais dans les jardins de Fontainebleau. La rétention à laquelle il était sujet prit un caractère des plus alarmants (*Henri IV et Marie de Médicis*, d'après des documents nouveaux, par Berthold ZELLER; Paris, Didier, 1877, p. 180 de l'édit. in-8°).

[1] Dans le *Dictionnaire des substances alimentaires, indigènes et exotiques*, par AULAGNIER, on donne comme historique ce détail, que Henri IV avait, non seulement pour les huîtres mais encore pour les sardines une prédilection particulière et que, depuis son abjuration, il en faisait son déjeuner ordinaire, les jours d'abstinence.

[2] *Registre-Journal de Henri IV*, édit. Michaud et Poujoulat, t. I, 2e partie, p. 434.

Henri IV n'avait que faire de ces conseils; il avait les entrailles trop sensibles pour ne pas dédaigner de pareils adjuvants. Il était très sujet à ce genre d'indisposition[1], si nous en croyons l'indiscrète mention du registre de la Chambre des Comptes de Pau, qui porte deux achats : l'un d'échelles, pour monter à l'assaut; l'autre d'*étoupes, pour les besoins du Roi*[2].

Un jour, il lui suffit de rire un peu trop avec sa maîtresse, alors Mme de Beaufort, et avec Bellegarde, de vers satiriques, pour être pris d'un grand dévoiement et être sept heures en grand danger.

Henri savait depuis longtemps à quoi s'en tenir sur son tempérament, et il ne partait jamais en campagne sans certains bagages, pour lui de première nécessité[3]. Il était le premier à plaisanter sur son infirmité.

Tallemant nous a laissé là-dessus une anecdote savoureuse, comme la plupart de celles qu'il s'est plu à conter. Quand on venait dire au roi :

[1] Et aussi aux maux de dents (MINVIELLE, thèse citée plus bas), donnant raison au proverbe populaire : *mal de dents, mal d'amour.*

[2] V. dans nos *Morts mystérieuses,* au chapitre *Henri IV,* l'Appendice sur les médecins de ce roi et dans la *Revue des Documents historiques,* 1879, p. 173, une quittance de son premier médecin.

[3] *La médecine au temps de Henri IV,* par le docteur MINVIELLE; thèse de Paris (1903), p. 166 et suiv.

Voilà l'ennemi ! il lui prenait tout aussitôt « une espèce de dévoiement » ; mais « tournant cela en raillerie », le brave guerrier se contentait de dire : « Je vais faire bon pour eux ! »

La gaillardise du mot effarouchera moins, venant d'un prince gaillard entre tous.

LOUIS XIII MÉRITA-T-IL D'ÊTRE APPELÉ « LE CHASTE » ?

> Louis XIII appartient corps et âme
> à la pathologie. Bègue, malade, im-
> puissant, né sans avoir vécu, il
> n'était pas plus sain sous le rapport
> physique. Malveillant, méchant, mais
> sans énergie même pour faire le mal,
> défiant, mélancolique, ennuyé, sans
> affection, ni attachement pour qui que
> ce soit, pliant sous toutes les influen-
> ces, il est le spécimen le plus complet
> de la dégénérescence.
>
> (*Études sur la sélection dans ses rap-
> ports avec l'hérédité chez l'homme*, par
> le Dr Paul JACOBY.)

I

Louis XIII, surnommé *le Juste*, aurait été plus heureusement nommé *le Chaste* ; car je suis persuadé que si,
comme Louis le Débonnaire, il avait été forcé de se retirer dans un couvent, non seulement il ne lui aurait jamais repris fantaisie de retroquer son capuchon contre
une couronne, mais qu'il aurait pu jurer, en toute sûreté
de conscience, qu'il ne se rendrait jamais coupable d'une

infraction même vénielle à ses vœux de chasteté.

Louis XIII est mort avec son innocence virginale; le plus faible de nos rois a eu cela de commun avec les deux plus forts des génies modernes, avec Pascal et Newton.

Celui qui a écrit ces lignes est un homme dont on a beaucoup médit, parce qu'il ne ménagea la vérité à personne, surtout aux grands; mais on honora toujours en lui la loyauté de convictions qu'on savait établies sur cette base solide qu'est l'étude approfondie de notre histoire, émondée des ronces de la légende.

Raspail, c'est de lui que nous voulons parler, a abordé bien des problèmes médico-historiques; il a apporté à leur examen peut-être plus de passion qu'il ne convenait; mais s'il ne fit pas toujours preuve de modération, on ne peut dire qu'il pécha par mauvaise foi. Donc, d'après Raspail (et nous le citons, parce qu'il n'est pas un historien officiel, et qu'il est un savant dégagé de préjugés, en quoi son opinion est doublement estimable), Louis XIII n'aurait pas usurpé l'épithète dont le gratifia son peuple. Voyons jusqu'à quel point est justifiée l'opinion de l'homme dont nous venons de reproduire le jugement sommaire.

Si nous nous en rapportons à ce que nous apprennent tous les biographes de Louis XIII, ce roi, par un côté au moins, ne fut pas le fils de

Henri IV[1] : en amour comme en tout le reste, « il eut quelquefois des intentions, il n'eut jamais de résolutions[2] ».

Ce n'est pas qu'il eût de l'indifférence pour le sexe : il avait plutôt de l'appréhension à son endroit ; sa réserve était surtout de la timidité[3].

Les détails qui vont suivre, quelque intimes qu'ils soient, sont nécessaires, parce qu'ils éclairent singulièrement la psychologie de ce caractère indécis, resté une énigme aux yeux de la plupart des historiens[4].

[1] Lorsque la folle de la Reine, Mathurine, dit à Louis XIII enfant : « Viens çà ; seras-tu aussi ribaud que ton père ? », il répond froidement, y ayant songé : « Non » (9 juin 1604, *Journal de Jean Héroard* sur l'enfance et la jeunesse de Louis XIII (1601-1628), publié par MM. Eud. Soulié et Ed. de Barthélemy, t. I (1601-1610) ; t. II (1610-1628).

[2] A. Baschet, *Le Roi chez la Reine*, Préface de l'édition de 1866.

[3] V. les *Mémoires d'Edward lord Herbert de Cherbury* (*Magasin pittoresque*, 1873, p. 175).

[4] Depuis que ces lignes ont été écrites, on a suivi la piste que nous avions indiquée et M. Batiffol, entre autres, a largement puisé dans le *Journal d'Héroard*, pour écrire ses articles de la *Revue de Paris* (1901, V, p. 504-526), qu'il a plus tard réunis en volume, sous le titre de *Louis XIII enfant*. M. Batiffol s'est donné la peine de consulter dans l'original le journal précité, et il a pu se convaincre que les premiers éditeurs de ce journal, si souvent mis à contribution, n'en ont publié que des extraits, ce qui était généralement su ; mais, en outre, qu' « ils ont modernisé le style et traduit les paroles du Dauphin, tandis que le médecin a transcrit phonétiquement les propos de l'enfant, ce qui donne une sensation plus vivante ».

Louis XIII était venu au monde parfaitement constitué, « grand de corps, gros d'ossements, fort musculeux... et vigoureux tout autant que l'on peut penser pour cette petite âge [1] ».

Le lendemain de sa naissance, sa nourrice ayant remarqué qu'il avait de la peine à téter, on lui regarda la bouche et l'on constata qu'il avait encore le filet. « Sur les cinq heures du soir, il lui fut coupé à trois fois par M. Guillemeau, chirurgien du roi. »

L'opération fut-elle mal faite, ou l'enfant avait-il une conformation particulière de la langue, toujours est-il que lorsqu'il commença à prononcer quelques mots, on s'aperçut qu'il bégayait [2].

[1] *Journal de Jean Héroard*, année 1601.

[2] Son précepteur, Lefèvre, disait que son élève « avait un grand dédain des lettres, parce qu'il reconnaissait la difficulté naturelle d'y profiter, ne pouvant lire ni prononcer qu'avec grandissime peine ; jusque-là qu'un jour ne pouvant bien sortir à son gré de je ne sais quel mot, il s'empoignait le visage avec une de ses mains, à demi en furie, de dépit de ne pouvoir prononcer comme les autres ; de sorte qu'on eut de la peine de l'empêcher de se nuire, et de lui faire comprendre que Dieu voulait montrer que les rois étaient, comme les autres hommes, sujets à des infirmités... » Détails sur la jeunesse de Louis XIII (*Revue rétrospective*, II, 412). Il était si bègue, rapporte l'ambassadeur d'Angleterre Herbert de Chérbury, « qu'il en était devenu fort taciturne ; sa difficulté de parler était si grande qu'il s'arrêtait souvent au milieu d'une phrase et restait pendant plusieurs instants la langue à moitié pendue hors de la bouche ».

C'est lorsqu'il se mettait en colère que le bégaiement était le plus accentué [1].

Très fâché d'avoir cette infirmité, il en est si préoccupé que, la veille du jour où il doit se rendre au Parlement, « pour se déclarer majeur », il fait un vœu à Notre-Dame des Vertus, « s'il peut, le lendemain, au Palais, prononcer, sans faire faute, ses paroles pour sa majorité ». Soit coïncidence, soit auto-suggestion, il réussit à prononcer son discours, « hautement, fermement et sans bégayer ». Pour ceux qui savent l'influence de cette infirmité sur le moral de celui qui en est affecté, ce menu détail n'est pas indifférent.

[1] Louis XIII enfant avait, à en croire certains de ceux qui l'approchèrent de très près, le nez et le pharynx fort engorgés de « phlegme épais et de mucosité mal conditionnée... Il n'avait pas la parole fort libre naturellement, et avait la langue si longue et si épaisse, que quand elle était sortie de sa bouche ayant peine à la retirer, il était obligé de la repousser avec le doigt ». *Revue critique*, n° 13, 28 mars 1898 et *Chronique médicale*, 1er janvier 1899. « Le cerveau du prince n'avait aucune évacuation, parce que de son naturel, le prince ne se mouchait que fort rarement », déclare Ponchartrain; et, confirme Cherbury, « jamais il ne crachait, ni ne mouchait ni ne suait, quoi qu'il se livrât avec passion aux plaisirs de la chasse et de la fauconnerie ». Louis XIII était, comme nous l'avons établi ailleurs (*Morts mystérieuses de l'Histoire*, 2e série), ce que nous appellerions aujourd'hui, un *adénoïdien*.

II

Pour pénétrer la psychologie du royal enfant, ce qu'il importe davantage de mettre en relief, c'est la fâcheuse éducation[1] qu'avait reçue le jeune roi, dès ses premières années. C'était à qui encouragerait le mieux ses instincts vicieux. Heureusement — peut-on dire heureusement ? — il profita peu des leçons qu'il avait reçues.

Il n'avait pas tout à fait deux ans, qu'il prenait plaisir et criait « à pleins poumons », quand sa remueuse « lui branloit du bout du doigt sa guillery[2] ». (Nous prévenons, une fois pour toutes,

[1] Nicolas Vauquelin, sieur des Yveteaux, qui avait été placé par Henri IV auprès de son fils, fut congédié peu de temps après la mort de ce roi ; mais il était trop tard pour que le nouveau précepteur, Lefèvre, pût corriger les mauvaises habitudes, déjà trop enracinées chez le jeune prince, qu'on semblait avoir perverti, de bonne heure, dans un coupable but d'ambition (*Mémoires curieux sur l'Histoire des mœurs et de la prostitution en France*, par Pierre Dufour [P. Lacroix] ; Bruxelles, 1855, p. 264).

[2] Quand on avait constaté le sexe du premier dauphin, fils de Marie-Antoinette, il donnait les promesses de virilité, qui avaient été remarquées déjà chez Louis XIII. Cette turgescence, fréquente chez les enfants, est déterminée par la pléni-

que nous empruntons un texte déjà publié par des érudits qualifiés [1], et que nous nous ferions scrupule de rien y modifier.)

Un autre jour, le page de M. de Longueville vient pour prendre des nouvelles du dauphin. Quand il s'en retourne, il s'entend appeler par l'enfant, « qui se retrousse, lui montrant sa guillery ». Il renouvelle le même geste devant M. d'Elbène, le comte de Visé, ambassadeur du

tude de la vessie ; mais les poissardes, ne sachant pas cela, célébrèrent à leur façon ce petit incident :

> Notre charmante Antoinette
> Vient de faire un petit bout
> Et j'avons vu la broquette
> De not' dauphin à tretous.
> Elle levoit,
> Elle dressoit,
> Ça vous promet un maître clou.

La *Correspondance secrète*, d'où nous extrayons ce qu'on vient de lire, ajoute (t. XII, p. 138) : « Cette polissonnerie a fait rire toute la cour, l'a fait rire aux larmes. Quelques femmes ont baissé les yeux et voulaient rougir ; mais dans une joie aussi grande, aussi universelle, on doit naturellement passer bien des choses. Le roi a applaudi et a ordonné aux poissardes un *bis*, qui les a toutes mises hors d'elles de plaisir. Elles ont recommencé avec des figures, des mines, des contorsions dans leur genre, plus plaisantes les unes que les autres. Sa Majesté leur a promis une fête lorsque la Reine seroit levée de couches. » FRANKLIN, *La Vie privée d'autrefois : L'enfant*, p. 173-174.

[1] MM. Eud. Soulié et E. de Barthélemy, les éditeurs du *Journal de Héroard*.

duc de Savoie, le comte de Hems, ambassadeur d'Écosse, le sieur de Bonnières, et sa toute jeune fille.

C'est surtout à celle-ci qu'il en avait. Il se trémoussait, était secoué par tout le corps d'un fou rire ; il y mettait enfin une telle ardeur, « qu'il en était tout hors de soi[1] ». Il se couchait à la renverse, pour qu'elle ne perdît rien du spectacle !

Loin de l'empêcher de se livrer à ce jeu malpropre, on l'y aurait plutôt encouragé, témoin ce fragment de dialogue :

— Où est le mignon de papa? lui demande-t-on certain jour.

Il se montre, frappant sur son estomac.

A son tour, le brave Héroard le questionne :

— Où est le mignon de l'Infante[2] ?

[1] « Le 29 juin, dimanche. — En tétant il gratte sa marchandise, droite et dure comme du bois. Il se plaisait ordinairement fort à la manier et à y jouer du bout des doigts. » Journal de Jean Héroard, t. I, p. 50. Un autre jour, il lui prenait fantaisie de faire « baiser à chacun sa guillery ». Héroard, I, 34.

[2] « Le (5 août 1604) jeudi à Saint-Germain. — A huit heures et demie, dévêtu, Mlle de Vendôme lui demande : « Monsieur, coucherai-je avec vous ? » Il répond brusquement : Ho ! Ho ! vous n'êtes pas l'Infante. Mis au lit, Mlle de... lui en demande autant : « Monsieur, vous plaît-il que je couche là avec vous ? » Il répond résolument : Êtes-vous l'Infante ? « Oui, Monsieur » dit-elle. Il répond : Non, vous n'êtes pas l'Infante ».

Il met sa main sur sa guillery...

Comme tous les enfants de son âge, ce qu'il voyait faire, il s'efforçait de l'imiter. Il voit M. de Montglat donner la fessée à Mlle Mercier : il lui prend envie d'en essayer. « Il s'efforce de la fouetter sur les fesses avec un brin de verges. »

Mlle Bélier lui demande : « Monsieur, comment est-ce que M. de Montglat a fait à Mercier ? » Il se prend soudain à claquer de ses mains l'une contre l'autre avec un doux sourire et s'échauffe de telle sorte qu'il était transporté d'aise, ayant été un bon demi-quart d'heure riant et claquant de ses mains, et se jetant à corps perdu sur elle, *comme une personne qui eût entendu la raillerie.* »

En avril 1603 — il avait un peu plus de deux ans ! — Mme de Verneuil, la maîtresse de son père, étant venue le voir, il joue avec elle, « lui met la main dans son sein[1], puis baise le bout

[1] C'était un de ses gestes familiers (*Héroard*, I, 326 : 22 mars 1608). Plus tard, ses goûts devaient changer. Blot, le chansonnier de la Fronde, a laissé, sous le titre de *Rêveries*, un recueil dans lequel la répulsion de Louis XIII pour les seins est caractérisée en ces termes : « On savoit que le roi Louis XIII regardoit les tétons comme damnation et leur faisoit même des avanies, ce qui faisoit que le P. Joseph et Vincent de Paul ne tarissoient pas en invectives sur cette partie, l'ornement des belles. » V., pour plus de détails, les *Stromates* de JAMET, t. II, p. 1014 (les *Stromates* sont conservés au département des manuscrits, à la Bibliothèque nationale) ; l'*Éloge du sein des femmes*, de MERCIER (de Compiègne) ; Paris,

de son doigt ; elle le couvre de son mouchoir, *et le découvre comme auparavant* ».

La marquise « lui mettait souvent la main sous la cotte [1] ». Cette peu farouche dame n'avait pas la moindre vergogne. Un jour qu'elle allait rendre visite au dauphin, n'alla-t-elle pas jusqu'à lui présenter sa main, puis son bout de sein à baiser ? L'enfant refusa fièrement l'un et l'autre, mais sa gouvernante lui en ayant donné l'ordre, il finit par s'exécuter.

Jusqu'au grave Héroard, le vieux médecin, qui encourageait ses mauvais penchants [2] ! Ah ! si le dauphin n'eut pas conscience de sa virilité de bonne heure, ce ne fut pas la faute de ses conseillers !

Barraud, 1873 ; les *Chroniques de l'Œil-de-Bœuf*, de TOUCHARD-LAFOSSE. Dans ces deux derniers ouvrages, qu'on ne doit consulter qu'avec précaution, se trouve le récit, auquel on a fait tant de fois allusion, de la gorgée de vin que Louis XIII aurait lancée sur les appas d'une belle. Quant à l'anecdote du billet, que le prince pudibond aurait été chercher avec des pincettes dans le corsage de Mlle de Hautefort, on n'a qu'à lire, pour s'édifier, l'article de Tamisey de Larroque, paru dans l'*Intermédiaire*, 1866, col. 36, qui remet la légende au point.

[1] HÉROARD, I, 45.

[2] « Monsieur, lui dis-je, vous n'avez plus de guillery » ; il répond : *Hé ! le velà-li-pas*, gaiement, la soulevant du doigt. Mis au lit, il s'assied sur son chevet et se joue à sa guillery. » *Journal*, p. 81. A la date de 1605, on lit dans Héroard : « La reine, mettant la main à sa guillery, dit : Mon fils, j'ai pris votre bec. » I, 137.

En novembre 1604, Mme de Guise, l'ayant mené dans la chambre de la reine, lui montre son lit et lui dit : « Monsieur, voilà où vous avez été fait » ; il répond : *Avec maman.*

Son propre père lui inculquait de fâcheux principes. Lorsqu'il rentrait fatigué de la chasse, le roi se couchait dans le premier lit venu, faisait déshabiller l'enfant et le mettait tout nu auprès de lui. Tant que l'enfant n'a pas deux ans, c'est un jeu sans conséquence. Mais quand on voit cette habitude se continuer[1] jusqu'aux derniers jours de la vie de Henri IV (26 janvier 1610), alors que son fils est dans sa neuvième année, on reste confondu d'une telle inconscience.

En 1605 — Louis XIII n'avait pas quatre ans, — le dauphin est mené un jour, par son père, dans la chambre de la Reine. Il se prend tout à coup à considérer une tapisserie, représentant des enfants qui jouaient. Le roi lui dit :

— « Mon fils, je veux que vous fassiez un petit enfant à l'Infante.

— *Oh ! oh ! non, papa...*

[1] « Le 26 juin 1606, le roi se met dans le lit, y fait mettre en chemise M. le Dauphin qui se y joue (*sic*) fort privément. » La même année, on l'emmène à la saillie d'une jument : il en est fort diverti. « *Idem*, I, 218.

— Je veux que vous lui fassiez un petit dauphin comme vous.

— *Non pas, s'il vous plaît, papa*, dit-il, en mettant sa main au chapeau et en faisant une révérence. »

On le préparait de bonne heure, comme on voit, à jouer au petit homme : mais on n'y réussit guère.

— Monsieur, aimez-vous bien l'Infante ? lui demande un jour M. de Ventelet.

— Non.

— Monsieur, pourquoi ?

— Parce qu'elle est Espagnole, je n'en veux point.

— Monsieur, elle vous fera roi d'Espagne et vous la ferez reine de France.

Il répond en souriant, « comme de chose où il eût pris plaisir » :

— *Elle couchera donc avec moi et je lui ferai un petit enfant.*

— Monsieur, comment le ferez-vous ?

— *Avec ma guillery*, dit-il, bas et avec honte.

— Monsieur, la baiserez-vous bien ?

— *Oui, comme cela*, dit-il, en se jetant à corps perdu la face contre le traversin.

Une autre fois, comme on l'engage à boire à la santé de l'Infante, il répond : *Je m'en vas boire à ma maîtresse !...*

Éveillé à deux heures et demie après minuit, en sursaut, il se lève hors du lit, debout, disant : « *Où me fallait-il aller ?* » Sa nourrice le prend, le recouche et il se rendort jusqu'à six heures et demie. Il se fait mettre au lit de sa nourrice et se jouant à elle : « *Bonjour, ma garce, baise-moi, ma garce,* hé ! ma folle, baise-moi ! — Monsieur, lui demanda sa nourrice, pourquoi m'appelez-vous ainsi ? — *Parce que vous êtes couchée avec moi.* »

Mlle Lecœur, sa femme de chambre, lui demande :

— Monsieur, vous savez donc bien ce que c'est que des garces ?
— Oui.
— Et qui, Monsieur ?
— *Celles qui couchent avec les hommes* (sic).

Sa nourrice étant enceinte, Héroard demande à l'enfant :

— Monsieur, par où est-il entré ?
— *Par l'oreille.*
— Par où sortira-t-il ?
— *Par l'oreille.*

La naïveté de l'enfant reparaît par intervalles, à moins que ce ne soit malice feinte.

A cinq ans, il devient amoureux de la nourrice[1]

---

[1] « Il va en la chambre de la petite Madame, en baise la nourrice à la bouche, aux yeux, au front, au nez, aux tétons,

de la petite Madame. « Il lui fait les doux yeux...
fait le honteux... retourne sa face. » Survient une
femme, une revendeuse de Paris, qui se prend à
danser devant le dauphin, « à découvrir ses cuisses
bien haut, tantôt l'une et puis l'autre ». Il regarde
tout cela « avec un extrême plaisir, et court après
cette femme, pour lui soulever la cotte ».

On ne peut que sourire de ces enfantillages, et
cependant, en raison de l'extraordinaire précocité
du dauphin, on se prend à douter de sa complète
innocence.

Écoutez ce que répond cet enfant terrible, quand
on lui apprend que la comtesse de Moret vient
d'accoucher du fils qu'elle avait eu de Henri IV, et
qui devait être légitimé plus tard :

— Monsieur, dit-on au dauphin, vous avez encore un
autre féfé ?

— Qui ? qui est-il ? demande-t-il comme ébahi.

— Monsieur, c'est Mme la comtesse de Moret qui est
accouchée d'un fils.

— *Ho ! ho ! il n'est pas à papa !*

— Monsieur, à qui est-il donc ?

— *Il est à sa mère.*

— On ne lui tira rien autre, et il en resta « tout fâché,
comme s'il eût voulu pleurer [1] ».

avec transport, disant : *Je vous baiserai toujours.* Il en était
amoureux par inclination. » HÉROARD, *loc. cit.*

[1] « Le 2 (mai 1608) vendredi. — Le Roi le mène promener au

Si l'on doutait qu'il ne sût pas ce que parler veut dire, le trait suivant dissiperait le doute.

Héroard lui apprend que Mme de Guise vient d'accoucher, il répond : « Y avait-il bien neuf mois ? » Il n'avait pas tout à fait onze ans, quand il tenait ce propos !

En 1610, cinq ans avant l'union qu'il devait contracter, se trouvant dans le cabinet de la Reine, où était un tableau représentant le portrait en pied de l'Infante, le Dauphin dit aux enfants qui l'entouraient : *Voilà ma femme !* M. de Souvray, son précepteur, lui dit que peut-être les Espagnols ne la lui voudraient pas donner. Il répondit aussitôt : « Eh ! il la faudra aller prendre[1]. »

A l'entendre parler de la sorte, qui n'eût assuré qu'il aurait la vaillance du Béarnais, lequel prenait d'assaut les filles comme les villes ?

Le jeune roi est, de plus, beau cavalier, danse à ravir, joue à la paume et à l'arbalète. Ce qu'il aime par-dessus tout, c'est de manier des armes : l'arc, l'arquebuse, les piques ; il est « soldat dans l'âme ».

Le petit Dauphin est une créature aimante, pri-

jardin, où lui montrant Mme la comtesse de Moret : « Mon fils, j'ai fait un enfant à cette belle dame, il sera votre frère », il se retourna honteux, disant : *C'est pas mon frère.* »

[1] *Œuvres de Malherbe*, édition L. Lalanne, t. III, p. 190.

mesautière, et n'étaient des crises d'emportement, ce serait un enfant charmant.

Il avait à peine quatorze ans, quand on parla de l'unir à cette Infante d'Espagne dont il faisait si grand cas avant de l'avoir vue.

La petite reine qu'on lui destinait avait tout juste huit jours de plus que son futur époux.

Les écrivains du temps ne tarissent pas d'éloges sur la beauté de l'Espagnole, sur sa grâce, ses gentilles manières.

A la fin de 1613, elle avait eu une maladie qui aurait pu altérer ses charmes, si elle eût laissé des traces : elle avait été atteinte de la petite vérole ; elle eut la chance de n'en point garder de marques[1].

Nous ne décrirons pas les cérémonies qui eurent lieu en Espagne et qui furent comme le prélude de celles qu'on devait célébrer à Bordeaux, où le roi s'était rendu au-devant de l'Infante. Bien qu'il fût à la veille de son mariage, Louis XIII n'avait rien changé à ses habitudes : il continuait à jouer, comme un enfant qu'il était.

Dans le palais de l'archevêché de Bordeaux, qui est sa résidence, Louis XIII se divertit et s'amuse comme dans le palais du Louvre, à Paris ; il y a ses oiseaux du cabinet, ses petites arquebuses,

---

[1] *Le Roi chez la Reine*, par BASCHET, p. 143 et suivantes.

ses gentilshommes ordinaires, en un mot, ses choses et sa maison[1].

Il joue aux échecs, va à la chasse, assiste à la comédie, et les loisirs qui lui restent, il les occupe à chanter des hymnes religieuses, à dresser des escadrons et des bataillons avec ses petits soldats d'argent, à convertir « de petites armoires en volière » — et à dérober des pots de confiture au cardinal de Sourdis !..

Il a parfois de telles colères, qu'on est à se demander si l'on n'est pas en présence d'un cas pathologique[2]. En réalité cette colère était héréditaire ; Louis XIII avait hérité du tempérament coléreux de son père, Henri IV, et de sa mère, Marie de Médicis, tous deux prompts à l'emballement. A son père il prodigue des trésors d'affection que le bon roi Henri lui rend avec usure ; il est moins libre avec sa mère, plus hautaine et plus revêche.

IV

Tandis que l'enfant se livrait à ses passe-temps favoris, la petite Reine se rapprochait de plus en

---

[1] BASCHET, *op. cit.*, p. 181-182. De sa mère il tenait l'amour des bêtes, principalement des chiens, dont il avait toute une meute.

[2] Cf. la *Chronique médicale*, 1907, p. 126.

plus du but désiré. Elle venait de quitter Castres, quand le Roi la rejoint sur la grand'route. Il fait arrêter son carrosse « au droict du sien et marchant doucement », la considère, puis se met à lui dire gaiement, en se montrant du doigt et à voix haute : *Io son incognito, Io son incognito*; puis il remonte à cheval et repart pour Bordeaux, où il arrive une heure avant l'Infante.

Pendant que la jeune reine se reposait des fatigues du voyage, et qu'on terminait les derniers préparatifs, le roi était allé aux canaux faire voler un de ses plus beaux oiseaux[1].

Comment allait se comporter l'enfant royal, que ni son tempérament ni ses façons d'être habituelles ne semblaient avoir préparé au rôle qu'il était appelé à jouer ? Voyons, d'abord, le récit officiel, apparemment rédigé sous l'inspiration de la Reine mère, pour qui la raison d'État parlait plus haut que le cœur ; nous exprimerons ensuite les réserves qu'il convient de faire sur la véracité de son contenu.

La pièce que nous publions a paru, pour la première fois, dans un recueil historique[2], où nous aurons encore occasion de puiser ; elle porte pour

---

[1] Baschet, *loc. cit.*

[2] *Revue rétrospective*, 1re série, t. II, p. 250. V. dans la même Revue (1re série, t. II, 1834, p. 253), la lettre du « Frère Joseph, de Paris, Capucin indigne ».

titre : *Détail singulier de ce qui se passa le jour de la consommation du mariage de Louis XIII* (25 décembre 1615).

Après la cérémonie achevée, environ sur les 7 heures du soir, et que leurs Majestés eurent un peu devisé ensemble, le Roi et la petite Reine s'en retournèrent avec autant d'ordre que l'heure le peut permettre, et prirent le plus court chemin de l'Archevêché, pendant que la Reine mère y retourna aussi par la petite porte ; et étant là, donna ordre à faire faire la bénédiction du lit nuptial, sans aucune cérémonie, par un des aumôniers ou chapelains qui se trouva le premier sur les lieux.

Incontinent après que le roi eut soupé, il se coucha en sa chambre et en son lit ordinaire selon sa coutume, où la Reine sa mère, qui jusqu'alors était demeurée en la chambre de la petite reine et l'avait fait aussi coucher dans le lit de sa première chambre, le vint trouver, environ sur les huit heures du soir, passant au travers de la salle d'où elle avait fait sortir tous les gardes et tout le monde ; et trouvant le Roi dans son lit, lui dit ces mêmes paroles :

« Mon fils, ce n'est pas tout d'être marié, il faut que vous veniez voir la Reine votre femme qui vous attend. »

Le Roi répondit : « Madame, je n'attendais que votre commandement ; je m'en vas, s'il vous plaît, la trouver avec vous. »

Au même temps on lui bailla sa robe de chambre et ses bottines fourrées, et ainsi s'en alla avec la Reine, sa mère, par ladite salle, en la chambre de la petite Reine

dans laquelle entrèrent avec leurs Majestés les deux nourrices, messieurs de Souvray, gouverneur, Hérouart, premier médecin, marquis de Rambouillet, messieurs de la
garde-robe portant l'épée du roi, et Béringhem, premier
valet de chambre portant le bougeoir. Comme la Reine
approcha du lit, elle dit à la petite reine :

« Ma fille, voici le Roi, votre mari, que je vous amène ;
recevez-le auprès de vous, et l'aimez bien, je vous prie. »

À quoi elle répondit en espagnol qu'elle n'avait aucune
intention que de leur obéir et complaire à l'un et à l'autre :
et ce disant, le Roi se mit dans le lit par le côté de la
porte de la chambre, la petite Reine étant du côté de la
ruelle où avait passé la reine mère, laquelle les voyant
couchés, leur dit à tous deux ensemble quelque chose si
bas que personne du monde ne le put entendre qu'eux ;
puis sortant de la dite ruelle, dit : « Allons, sortons tous
d'ici », et commanda aux deux nourrices du Roi et de la
Reine de demeurer seules en ladite chambre et les laisser ensemble une heure et demie ou deux heures au plus ;
et ainsi se retira la dite dame Reine et tous ceux qui
étaient entrés avec elle en ladite chambre, pour laisser
consommer ledit mariage. Ce que le Roi fit par deux fois,
ainsi que lui-même l'a avoué, et les dites nourrices l'ont
véritablement rapporté. Et après, s'étant un peu endormi
et demeuré un peu davantage à cause dudit sommeil, il
se réveilla de lui-même et appela sa nourrice qui lui re-
bailla ses bottines et sa robe, et puis le reconduisit à la
porte de la chambre au-dessous de laquelle, dans la salle,
l'attendaient les sieurs de Souvray, Hérouart, Béringhem
et autres pour le reconduire en sa chambre, où, après

avoir demandé à boire et avoir bu, témoignant un grand contentement de la perfection de son mariage, il se mit en son lit ordinaire et reposa fort bien tout le reste de la nuit, étant pour lors environ onze heures et demie. La petite Reine de son côté se releva au même temps que le Roi fut parti d'auprès d'elle, et rentra dans sa petite chambre et se remit en son petit lit ordinaire qu'elle avait apporté d'Espagne.

C'est là véritablement ce qui se passa pour la consommation du dit mariage.

Ce document avait été distribué aux membres du corps diplomatique, qui, à en croire le texte des dépêches envoyées par eux à leur gouvernement, n'y ajoutèrent qu'une foi relative. Ainsi l'Envoyé de Mantoue mandait à son maître: « La nuit passée, les époux ont dormi ensemble, et, *s'il faut croire ce que l'on dit,* — formule bien dubitative, — le Roi s'est comporté en bon et brave *cavalier.* »

Le bruit qu'entretenait la Reine mère était un bruit controuvé. « Bien que le Roi en ait dit, et malgré la prétendue assurance des nourrices, il est manifeste que cette réunion des époux n'avait eu rien que de fictif[1]... Si le Roi avait réellement

---

[1] « La consommation était purement illusoire et le roi avoua plus tard qu'il n'avait conservé que de douloureux souvenirs de cette nuit de noce... Ce mariage d'enfants n'était qu'un simulacre d'union matrimoniale... A cet âge le jeune homme

consommé son mariage ce même soir, où serait la raison qui l'eût ensuite décidé à ne partager une seconde fois le lit de la Reine que quatre ans après [1] ; sans que, pour cela, on connût personne, à la Cour ou ailleurs, qui eût capté non pas seulement ses sens, mais même ses sentiments [2] ? »

Les relations du Roi avec Mlle d'Hautefort sont, en effet, postérieures à 1630 ; et son inclination pour Mlle de Lafayette ne se manifesta que plus tard.

Quelle était, au juste, la nature de ces relations? Cette question mérite examen, puisqu'elle nous permettra de répondre à cette autre, qui a servi de titre au chapitre d'histoire que nous écrivons : « Louis XIII mérita-t-il d'être nommé *le Chaste?* » Eh bien! ces relations furent toutes platoniques,

était peut-être tout à fait ignorant de l'œuvre de la chair. Peut-être aussi que les deux tentatives constatées par la relation officielle ne produisirent que douleur et fatigue, et que le premier essai de virilité, qui avait étonné et effrayé l'adolescent, découragea ou dégoûta par la suite le jeune homme. Il se pourrait aussi que la leçon du procès-verbal ne fût pas la véritable. » *La Médecine à travers les siècles*, par le docteur GUARDIA.

[1] Ce ne fut qu'en 1619, ainsi que nous l'apprend le capucin Joseph, dans la lettre à laquelle nous avons, plus haut, fait allusion, que commença la cohabitation. Louis XIV ne devait naître que près de vingt ans plus tard.

[2] *Le Roi chez la Reine*, édition citée, p. 290.

En ce qui concerne Mlle d'Hautefort, nous rapporterons seulement ce passage des *Mémoires de Mme de Motteville.*

La reine, à qui elle fut donnée d'abord pour fille d'honneur, la voyant naître (*cette inclination*) dans l'âme de ce prince *si farouche pour les dames*, tâcha de l'allumer plutôt que de l'éteindre, pour gagner ses bonnes grâces par cette complaisance ; mais la *dévotion du Roi* fit qu'il s'y attacha si peu, que j'ai ouï dire depuis à la même dame d'Hautefort qu'il ne lui parlait que de chiens, d'oiseaux et de chasse ; et je l'ai vue avec toute sa sagesse, en me contant cette histoire, *se moquer de lui, de ce qu'il n'osait approcher d'elle* quand il l'entretenait.

Pour Mlle de Lafayette, il se montra plus tendre, sans être jamais allé au delà de ce qu'implique ce qu'on a nommé depuis une « amitié amoureuse ».

D'où venait donc cette aversion inexplicable pour les femmes, et surtout pour la très jolie femme [1] qu'était la jeune épouse du Roi ? Par

[1] « Elle était blonde, et blonde à ravir, à l'excès même », dit lord Herbert, qui la vit un an après son mariage. Elle avait « les mains les plus belles du monde, les plus fines et les mieux faites ». A. BASCHET. « Ses yeux sont grands et beaux, dit Mme de Brégy, dans le *portrait* qu'elle a esquissé d'après ce charmant original ; sa bouche peut servir de modèle à tous les peintres. Pour ses bras et ses mains, ils feraient honte à la plus parfaite sculpture. Pour le reste de son corps, il n'est que la seule modestie qui le fait cacher. Tout cela est accompagné

quel phénomène, physique ou moral, ce prince, de constitution plutôt robuste, en tout cas ni débile ni chétif, en arrivait-il à commander à ses sens, plus qu'à ses gens ?

Il avait été, pourtant, dans sa prime jeunesse, plutôt décidé, tant en actes qu'en propos. Nous en avons cité maints exemples, nous en produirons quelques autres, empruntés, comme les précédents, au journal de son médecin.

Le 12 avril 1607, il doit assister à la cérémonie du « lavement des pieds ».

On lui demande, dit Héroard, s'il lavera pas bien les pieds aux pauvres. *Ho! que non*, répond-il. *je les laverai aux filles, mais pas aux garçons.*

Le 15 juin de la même année, on le mène chez le Roi son père.

Mme la Duchesse de Rohan lui dit : Monsieur, baisez-moi ! — *Je baise point de femmes*, je baise que des filles, répond M. le Dauphin.

« Se prend, contre sa coutume et son naturel, ajoute le brave médecin, à baiser des petites filles, sur toutes la

d'une fraîcheur et d'une propreté, qui donneroient lieu de penser que l'ambre et le jasmin seroient entrés dans la composition de son beau corps. » Voy. les *Mémoires historiques et critiques et Anecdotes des reines et régentes de France*, par DREUX du RADIER, édit. de 1776, t. VI, p. 217.

jeune Vitry. « *J'en veu*, disoit-il, à la petite Vitry », il la tiroit à part. Le jour précédent, M. de Verneuil lui avoit dit : *Mon maistre, baisons toutes les filles, il les faut baiser*. Et il disoit à Madame : « Ma sœur, amène-moy la petite Vitry [1]... »

Comment, après avoir tenu de tels propos, l'enfant, devenu jeune homme, fut-il si subitement réservé ? Était-ce impuissance ou frigidité [2] ? Ou est-ce plus particulièrement à la princesse, dont

---

[1] Cité dans *Le Roi chez la Reine*, p. 291.

[2] La médecine appelle cet état particulier *anaphrodisie*, ou absence de l'appétit vénérien. Des organes affaiblis, une abstinence prolongée, peuvent en être la cause ; mais on peut incriminer aussi l'onanisme... les excès, les goûts socratiques, etc... Ce pouvait être encore de l'*inhibition génitale*, phénomène commun chez les neurasthéniques, et que la suggestion seule peut parvenir à dissiper. Le résultat, en tout cas, était le même que s'il se fût agi d'impuissance réelle (*impotentia coeundi*). Et cet état eut des conséquences que l'histoire a enregistrées. On a écrit (Pierre Duroun, *Mémoires curieux*, etc.) que « l'objectif principal de la conspiration de Chalais, dans laquelle Anne d'Autriche avait trempé indirectement, consistait dans le divorce et la déposition du roi, qui eût été déclaré impuissant, tandis que son frère, Gaston d'Orléans, aurait régné à sa place en épousant la reine. Rien ne paraît plus vraisemblable que l'amour du duc d'Orléans pour sa belle-sœur, et cet amour, que la reine avait l'air de partager, fut probablement la cause des révoltes et des prises d'armes de Monsieur, que la jalousie du roi surveillait sans cesse. Au reste, Gaston ne se dissimulait pas que la stérilité de la reine ne provenait que de la frigidité du roi. »

l'esprit politique avait dicté le choix, que serait imputable la responsabilité de cette continence insolite ?

Nous avons établi qu'au moins avant le mariage, le Dauphin ne voyait pas d'un trop mauvais œil la femme qu'on lui destinait. On l'avait, du reste, soigneusement entretenu dans l'idée de cette union et il n'y répugnait pas, bien au contraire, puisqu'il parlait de l'enlever, s'il était nécessaire, même de force. On se souvient de son mot : « *Eh ! il la faudra aller prendre !* » Devons-nous en tirer la conséquence qu'il s'était fait dans la personne du prince une « modification d'humeurs », ainsi qu'on disait jadis, telle, qu'il soit arrivé à concevoir de l'adversion, non pas seulement pour les femmes, en général, mais pour celle qui, d'après tout ce qu'on aurait pu présumer, était la plus capable de faire parler ses sens ? Mais cela ne nous expliquait pas son éloignement pour n'importe quelle femme.

On a essayé d'attribuer cet éloignement aux habitudes vicieuses, au jeu solitaire, auquel son médecin nous dit qu'il se livrait, étant enfant.

D'autres n'ont pas craint de porter contre Louis XIII l'accusation d'inversion sexuelle[1]. On a

[1] JACOBY, *Études sur la sélection*, p. 402. «Jusqu'ici, écrivait le docteur Guardia en 1865 (*La Médecine à travers les siècles*), aucun document n'autorise un soupçon fondé sur la nature des

soupçonné surtout ses favoris de Luynes et Cinq-Mars.

Pour de Luynes, il paraît bien avéré que la faveur dont il jouit, il la dut surtout à son talent de fauconnier, à l'art qu'il déployait à dresser des pies-grièches, ou à sonner du cor « sans baver dedans ».

Les soupçons seraient plus fondés à l'égard de Cinq-Mars, que Louis XIII fit souvent coucher auprès de lui[1], ce qui ne l'empêcha point de le laisser décapiter. Cependant, même à l'égard de Cinq-Mars, s'il y a des présomptions, il n'y a pas de certitude. Observons, toutefois, avec le docteur Guardia, qui s'est efforcé, lui aussi, de débrouiller la psychologie de l'énigmatique Louis XIII, que Tallemant des Réaux a dit expressément, parlant des amours du roi, que c'étaient « d'étranges amours » ; et que ce piètre monarque était un piètre sire, quand il se trouvait en présence du sexe qui ne nous pardonne rien aussi aisément que l'offensive.

relations qui formaient comme un lien indestructible entre le favori et le prince. Mais je ne serais pas étonné que l'histoire, qui est une enquête perpétuelle, nous fît quelques révélations d'un nouveau genre, et nous pourrions bien avoir un jour le vrai secret de cette faveur aussi extraordinaire par son origine que par sa durée ».

[1] Cf. *Uranisme et Unisexualité*, par Marc-André RAFFALOVITCH (1896), p. 100.

Si l'on a été jusqu'à émettre l'hypothèse de l'existence d'une aberration génésique chez Louis XIII, c'est que, généralement, les instincts contre nature étouffent ou excluent les instincts naturels ; et que « c'est l'aberration qui constitue le vice, plutôt que l'exercice excessif d'une fonction physiologique ou légitime ». Il en est, il est vrai, chez qui l'instinct vicieux coexiste avec l'instinct naturel.

V

Pour Louis XIII, force nous est d'explorer le domaine de la pathologie, car son « cas » en relève à bien des points de vue.

Est-il normal, est-il physiologique, qu'il soit resté pendant quatre ans sans consommer son mariage ?

On a fait remarquer, très judicieusement selon nous, que l'idée d'un rapprochement pouvait bien paralyser le jeune prince [1], surtout si les pre-

---

[1] Le jour de son mariage, il était si peu confiant en ses moyens, que « M. de Grammont et quelques jeunes seigneurs lui faisoient des contes gras *pour l'assurer* ; il avoit de la honte et une *haute crainte* ». Nous avons souligné les mots qui importent, dans le texte d'Héroard (II, 186). Une fois « assuré », il « prend sa robe et va à la chambre de la Reine à huit heures

mières tentatives n'avaient pas été couronnées du succès qu'il espérait ou du plaisir qu'il avait rêvé. Peut-être ne fuyait-il le combat que parce qu'il ne se sentait pas assuré de la victoire. Selon le mot d'un homme d'esprit, ce mari ajournait indéfiniment le règlement de ses comptes, comme un débiteur insolvable.

En présence de cette froideur, à laquelle ils ne comprenaient goutte, les courtisans s'avisèrent d'un expédient qui témoignait d'une certaine ingéniosité. Mais ici le sujet étant de plus en plus délicat, nous passons la plume... au nonce du pape !

Voici comment s'exprimait le fin diplomate qu'était le nonce Bentivoglio[1] :

On croyait très fort que cette fois, à Saint-Germain, le roi se déciderait à coucher avec la reine et à jouer jus-

où il fut mis au lit auprès de la Reine sa femme, en présence de la Reine sa mère ; à dix heures un quart, il revient après avoir dormi environ une heure et fait deuxfois, à ce qu'il nous dit ; il y paroissoit, le gl... rouge. » HÉROARD, *loc. cit.*

[1] D'une dépêche du nonce Bentivoglio, postérieure à la consommation du mariage, nous extrayons ce passage confirmatif : « En somme, le retard ne provenait que de la froideur du roi. Il craignait aussi de rencontrer dans cet acte des difficultés au-dessus de ses forces, frappé surtout comme il l'était du souvenir de son *primo congresso* à Bordeaux, qui non seulement était demeuré sans effet, mais même ne lui avait laissé qu'une impression désagréable.

qu'au bout son rôle d'époux ; mais il n'a soufflé mot à ce sujet, soit que la honte le retienne, ou que son *énergie* ne soit pas encore suffisante. Il en est qui lui conseillèrent de s'essayer préalablement avec une femme mariée ou ayant déjà quelque expérience, et de ne point faire ses expériences avec une vierge, mais son confesseur le détourne de commettre un tel péché, et jusqu'ici ce bon avis l'emporte et l'emportera, on l'espère, jusqu'au moment attendu, lequel finalement ne pourra longtemps se faire attendre. Ces Espagnols, si ardents, se désespèrent, et disent que le roi n'est bon à rien. Son père aussi commença tard [1].

Le monsignor exagère, ou plutôt ce qu'il écrit n'est pas l'expression exacte de sa pensée. Louis XIII ne commença pas tard, puisque jamais, à vrai dire, il n'eut une réelle inclination pour une femme.

Était-ce mauvaise volonté? Il assurait, au contraire, son confesseur, qui le chapitra longtemps là-dessus, de son brûlant désir de rendre ses hommages à la reine ; mais il ne voulait pas, ajoutait-il aussitôt, commencer de trop bonne heure, afin de se ménager pour l'avenir [2].

[1] Dépêche du 17 janvier 1618, publiée par Armand Baschet et traduite par le docteur Guardia (op. *cit.*, p. 325).

[2] « Comme on lui reprochoit de ne pas aller voir la Reine (4 juin 1617), il répondit que cela l'échauffoit. » HÉROARD, II, 212. « Le roi couchoit fort rarement avec elle, dit de son côté

Pendant ce temps, la jeune reine se désespérait. Elle soupirait sans cesse après le jour — ou la nuit — qui lui donnerait un époux « en chair et en os ». C'est le nonce lui-même qui nous en instruit et on peut le croire sur parole.

Elle est, écrit-il, toujours dans l'attente de cette bienheureuse nuit que le roi devra passer avec elle et qui ne finit point d'arriver [1].

Elle devait arriver pourtant ; mais il fallut, pour décider le frigide souverain, un stimulant particulier, un aphrodisiaque de haut ragoût.

Le 20 janvier 1619, avait lieu la cérémonie du mariage du duc d'Elbœuf avec Mlle de Vendôme. La nuit arrivée, le roi se fit introduire dans la chambre nuptiale ; bien mieux, « il voulut être présent sur le propre lit des deux époux, afin de voir se consommer le mariage, acte qui fut réitéré plus d'une fois, au grand applaudissement et au goût particulier de Sa Majesté... »

La chronique ajoute que Mlle de Vendôme —

Tallemant des Réaux. On appeloit cela *mettre le chevet*, car la reine n'en mettoit point, pour l'ordinaire. Il dit, quand on lui vint annoncer que la reine étoit grosse : « Il faut donc que ce soit d'un tel temps. » Pour une pauvre fois, il prenoit quelque rafraîchissement et on le saignoit souvent : cela ne servoit pas à sa santé. »

[1] Dépêche du 19 décembre 1618.

fille de Henri IV, ne l'oublions pas — aurait dit
à cette occasion : « Sire, faites, vous aussi, la
même chose avec la reine, et bien vous ferez[1]. »
Cinq jours après, se souvenant de la leçon que
lui avait donnée sa sœur de la main gauche,
il s'exécutait, mais ce ne fut pas sans bien des
façons. Son ami de Luynes dut intervenir, pour
vaincre ses dernières répugnances.

A onze heures, M. de Luynes entre dans la chambre du
roi, et il l'engage à se lever pour se rendre chez la reine.
Le roi battait froid. Le favori le persuade, il le prie, il le
supplie, le roi résiste, puis il cède, et Sa Majesté est ainsi
conduite, presque portée, aux appartements de la reine,
d'où Luynes revient aussitôt, et où le roi reste.

Ainsi fut introduit le roi chez la reine par M. de Luynes
premier connétable[2].

La consommation du mariage[3] eut lieu le
25 janvier (1619) ; mais la lune de miel ne devait
pas être de longue durée[4]. Le roi allait vivre bien

[1] Dépêche de l'ambassadeur de Venise.
[2] *Le Roi chez la Reine*, par A. BASCHET.
[3] Nous renvoyons, pour les détails, à l'excellent ouvrage de
Baschet ; nous ne trouvons rien à ajouter sur ce point.
[4] Le 18 mars de cette même année, à 10 heures et demie du
soir — Héroard est toujours précis — « vêtu en robe, il va
chez la Reine *cum voluptate* » (II, 232). Le 23 septembre 1620 (on
voit que les visites du jeune roi au lit conjugal étaient assez

des années avec la reine, « comme s'il eût été séparé d'elle ».

La stérilité d'Anne d'Autriche ne cessa qu'en 1637 : on n'ignore plus dans quelles circonstances [1].

Depuis quelques mois, la reine faisait dire des prières pour que le ciel la rendît mère [2]. Elle envoyait des *ex-voto* à l'église de Saint-Isidore, patron de Madrid, qui jouissait de la réputation que les païens attribuaient à Junon Lucine. Le Père Bachelier fut dépêché par elle auprès du roi d'Espagne, pour obtenir de son frère un bras de la sainte relique, afin de subir de plus près la sainte influence qu'elle sollicitait, influence qui, chacun le sait, diminue comme le carré de la distance [3].

espacées, le vieux médecin ne néglige pas de nous aviser, chaque fois que le fait se produit), le roi couche de nouveau avec la reine, « de 10 h. 1/2 à 1 h. 3/4. Le 7 décembre, couche pendant une heure. » HÉROARD, t. II.

[1] Cf. *Lettre du Père Caussin à M⁽ˡˡᵉ⁾ de La Fayette*; Victor COUSIN, M⁽ᵐᵉ⁾ de Hautefort; *Journal de Mathieu Marais*; *Mémoires de M⁽ᵐᵉ⁾ de Motteville*, etc., etc.

[2] Dans le temps que la reine Anne d'Autriche était grosse de Louis XIV, après une stérilité de vingt années, le curé de Saint-Germain-l'Auxerrois, qui était un assez bon homme, annonça cette bonne nouvelle dans un de ses prônes. « Si la reine, dit-il, nous donne une princesse, nous n'en serons pas plus avancés à cause de la salique. Ainsi prions Dieu qu'elle ait un prince dans ses entrailles. Au reste, il y a ce qu'il y a ».

[3] RASPAIL, *Revue complémentaire des Sciences appliquées à la Médecine et la Pharmacie*, 1ᵉʳ septembre 1857, p. 61.

Au commencement de décembre, le comte de Brienne, ayant trouvé la reine « plus rêveuse qu'elle n'avait coutume de l'être et les yeux fort chargés », prit la liberté de lui rapporter les espérances que concevaient ses amis. Elle rougit et changea aussitôt de discours. « Le bruit, ajoute Brienne, devint général, avant que l'on eût des indices infaillibles de cette heureuse grossesse[1]. »

La plupart des auteurs contemporains[2] et, d'après eux, les historiens de nos jours, ont émis des doutes sur la légitimité de Louis XIV. Il est certain que toutes les apparences sont pour confirmer ces doutes. Anne d'Autriche elle-même était si peu sûre d'en faire accroire sur ce sujet, « qu'à peine eut-elle fait sa déclaration de grossesse, elle se réfugia dans le Val-de-Grâce, comme dans un fort, à l'abri et des yeux des argus et des soupçons de son maître, qu'elle n'approcha plus[3] ». Elle sentait si bien qu'une justification était nécessaire, que l'on peut regarder comme un plaidoyer *pro domo* le fragment des *Mémoires* de Mme de Motteville, qui se rapporte à l'épisode. Voici ce que conte la confidente de la Reine.

[1] *Mémoires*, édit. Michaud, 3ᵉ série, t. III, p. 69.
[2] V. les pamphlets de la Fronde, les Lettres de Gui Patin, etc.
[3] BASPAIL, *loc. cit.*

Après avoir dit que Mlle de la Fayette s'était retirée du monde et que le roi l'allait voir au couvent, où elle s'était retirée, la narratrice ajoute :

On crut même que ce fut un jour qu'étant demeuré tard à ce couvent, il fit un si mauvais temps qu'il fut obligé de demeurer au Louvre, *où il n'y avait pas d'autre lit que celui de la reine*. Quoi qu'il en soit (*sic*), ce fut alors (le 5 septembre 1638) que Dieu donna à la France le roi régnant aujourd'hui, cet auguste prince Louis XIV, qui fut nommé du peuple *Dieudonné*[1] !

Celui qui a reproduit avant nous ce passage a fait ressortir les inconséquences et les invraisemblances qu'il renferme. Nous nous bornerons à reproduire, en nous y associant, les réflexions qu'il lui a suggérées.

Et d'abord, Mme de Motteville est la seule à parler de ces circonstances, dont la portée était pourtant si grande. Elle en parle comme d'un *on dit*, elle qui pouvait se renseigner à la source.

... A qui fera-t-on croire que ce roi si pudique et qui éprouvait une telle répugnance du côté de la chair, lui qui n'aurait pu supporter le frôlement de la robe d'une femme amie sans rougir, comme un coupable rougit d'une action honteuse ; que ce roi se soit montré tout à coup entreprenant envers la femme qu'il détestait, lui

[1] *Mémoires de M*ᵐᵉ *de Motteville*, t. I, p. 80.

dont l'âme chaste aimait ailleurs, et aimait une personne si digne de l'être, et dont le souvenir seul commandait la pudeur et le respect ? Comment concevoir qu'à cette époque le Louvre ne renfermât qu'un seul lit, comme après une prise d'assaut et la dévastation d'une forteresse, et comme si le Louvre se fût trouvé alors dans un désert ? Où couchèrent donc ses gens, car le roi ne voyageait pas sans escorte ? Aussi Mme de Motteville s'empresse-t-elle de faire justice de cette hypothèse par un *quoi qu'il en soit* qui la met à néant et la biffe comme à la plume.

Mais le rapprochement des dates de certains faits va nous démontrer encore mieux l'impossibilité d'une cohabitation entre Louis XIII et Anne d'Autriche.

Louis XIV étant né le 5 septembre 1638, il est évident que la rencontre fortuite et nocturne aurait dû avoir lieu vers la fin de 1637 ; on dit, d'un autre côté, que le rapprochement de ces époux ennemis se serait opéré dans un appartement du Louvre. Or, c'est en l'année 1637, d'après de Bassompierre, que, sur les ordres du roi, une visite domiciliaire se serait effectuée au Val-de-Grâce, qu'habitait alors Anne d'Autriche. Ainsi, la reine était réfugiée au Val-de-Grâce, et la légende nous la montre habitant une modeste chambre à un seul lit au Louvre, comme si le palais du Louvre eût été une ruine abandonnée !

La reine était en suspicion de haute trahison auprès de son époux de nom, si soupçonneux de sa nature et si peu susceptible de revenir d'une fâcheuse impression ! Et la légende suppose qu'en un instant la réconciliation se fit, comme un armistice, pour quelques heures, et que la haine reprit son cours le lendemain comme auparavant ; et qu'enfin, un sentiment assoupi pendant vingt ans, encore plus dans l'impuissance que dans la répugnance, se serait réveillé, puis éteint de nouveau, en l'espace de quelques heures ! Cela se voit dans les *contes de fées* ; mais cela est de toute impossibilité dans la logique des passions humaines et surtout dans les lois de la physiologie : un enfant de quarante ans ne devient pas ainsi nubile en un instant, pour retomber ensuite dans l'enfance de sa constitution avortée [1].

Tous les historiens se trouvent à peu près d'accord sur la bâtardise du grand Roi ; les avis diffèrent seulement sur le nom du père putatif. Les uns désignent le marquis d'Ancre, d'où ce couplet, tiré d'une chanson de l'époque :

> Si la reine allait avoir,
> Un enfant dans le ventre,
> Il serait bien noir,
> Car il serait d'encre,

D'autres ont nommé le duc de Buckingham [2] ; d'autres enfin, le cardinal de Richelieu, comme l'indique une chanson composée à la mort du Roi-Soleil [3]. Ce qui est certain, c'est qu'on ne re-

[1] *Revue complémentaire*, juillet 1857, t. III, p. 378.

[2] Cf. *Le Plaisant Abbé de Boisrobert*, par Émile MAGNE, p. 84, Paris, MCMIX.

[3] Notre confrère Witkowski en a publié les premiers couplets, dans ses *Curiosités historiques sur les Accouchements*.

trouve, chez Louis XIV, aucun trait de ressemblance avec Louis XIII.

Mais il n'est pas que cet argument de physiognomonie pour déterminer le jugement de ceux qui ont émis des doutes sur la paternité de Louis XIII ; il y a encore et surtout les raisons que nous avons tout au long exposées, et que les antécédents de ce roi ne font que confirmer.

A ceux qui nous blâmeraient d'avoir voulu pénétrer les secrets d'une alcôve royale, nous n'avons qu'une réponse à faire : si la recherche de la paternité n'est pas autorisée par les lois, nous ne sachions pas qu'elle soit interdite à l'historien des mœurs.

APPENDICE

Nous donnons ci-après, au seul titre de curiosité, un travail, presque inconnu, de Raspail : cette pièce méritait de ne pas être perdue pour l'histoire.

PARALLÈLE PHYSIOGNOMONIQUE ENTRE LOUIS XIII ET LOUIS XIV

1° Jamais la ressemblance n'est parfaite entre deux frères utérins ;

2° Deux frères de père et de mère ont toujours dans les habitudes, la constitution, ou la physionomie, quelque trait de ressemblance avec le père ;

3° Un père faible, malingre, débile de tempérament, n'engendre pas des hommes forts, vigoureux de corps et d'esprit et d'une santé florissante. On voit des hercules engendrer des avortons ; on ne voit pas des avortons engendrer des hercules ;

4° Dans le port, la taille, la physionomie, la coupe de figure et les proportions des lignes du visage de Louis XIII, je retrouve tout le canevas du visage de Henri IV : Louis XIII, c'est Henri IV malade et étiolé ; dans l'ensemble des traits de Louis XIV, je ne retrouve rien de Louis XIII ;

5° Louis XIV tient de sa mère les goûts de cette toilette à falbalas, à dentelles, à gazes, à rubans, à broderies sur satin, à panaches sur le chapeau, goûts qu'Anne d'Autriche avait rapportés d'Espagne, et qui font que ce grand roi, même devenu père et grand-père, nous paraît attifé comme une petite fille de dix ans, que ses parents se plaisaient à parer comme un Jésus dans sa châsse. Ce n'étaient pas les goûts basques que Louis XIII tenait de Henri IV, goûts empreints d'une simplicité dont la taille du corps faisait la seule élégance : Louis XIII, tout maladif qu'il était, se campait avec une mâle fierté sous sa jaquette de chasse ; Louis XIV, empanaché, enrubanné, tout plissé de dentelles, ne posait qu'avec une dédaigneuse vanité ;

6° Louis XIII était brave et payait de sa personne, comme soldat, donnant tête baissée sur l'ennemi, à la manière de Henri IV ; Louis XIV allait en carrosse au spectacle de la bataille, et conduisait ses maîtresses, pour leur montrer, aux premières loges, comment on se tuait selon les règles de l'art.

Le vers de Malherbe :

Prends ta foudre, Louis, et va comme un lion,

est resté ce qu'il parut alors. Le passage du Rhin, chanté par Boileau, et l'*Ode sur la prise de Namur* nous paraissent aujourd'hui deux simples platitudes.

Louis XIII volait aux combats ; Louis XIV posait après la plus insignifiante des victoires ;

7° Louis XIII était élancé ; quoique petit de corps, il était bien découplé, ayant peu de hanches et pourtant la taille bien prise. Louis XIV était lourd de formes, grand de taille, ayant les hanches rebondies, les membres charnus ;

8° Mais c'est la physionomie qui va nous révéler une consanguinité impossible. Placez-vous sous les yeux deux portraits, l'un de Louis XIII et l'autre de Louis XIV, tous les deux pris

d'après nature, alors que l'un et l'autre avaient le même âge ;
à aucun âge, vous ne parviendrez jamais à saisir le moindre
linéament de ressemblance entre le prétendu père et le prétendu fils. Rien dans la coupe, rien dans l'ovale, rien dans les
proportions des traits, rien dans le teint, rien dans la chevelure,
rien dans l'expression.

Louis XIII, qui ressemble à ses trois sœurs, tellement qu'un
peintre n'aurait qu'à enlever la moustache et la royale du roi,
pour pouvoir substituer la tête du roi à celle de l'une quelconque de ces trois princesses, Louis XIII, dis-je, semble appar-
tenir, je ne dirai pas à toute autre famille, mais même à toute
autre nation que Louis XIV.

Par l'ensemble de la figure, Louis XIII est Basque ; Louis XIV,
au contraire, est parfaitement Italien sous le même rapport.
Cela ressortira mieux sous la plume, en plaçant en regard sur
deux colonnes les signalements respectifs des deux rois :

LOUIS XIII	LOUIS XIV
Visage très allongé et latéralement comprimé.	Visage ovale dans le sens latéral autant que d'arrière en avant.
Front haut comme chez les Basques.	Front étroit.
Sourcils grandement arqués et sur une ligne horizontale (*signe de bienveillance*).	Sourcils étroits et convergents en dedans (*signe du dédain*).
Yeux grandement fendus, comme chez les natures maladives.	Yeux ovales et vifs, comme chez les tempéraments sanguins et à volonté ferme.
Nez d'une longueur et d'une grosseur qui est en raison inverse de l'intelligence.	Nez bien conformé et aquilin, comme chez les Italiens.
Menton très long et fuyant.	Menton court et avancé.
Lèvre supérieure haute.	Lèvre supérieure brève.

Lèvre inférieure grosse et un peu pendante.

Branche antérieure de la mâchoire faisant avec la ligne du menton un angle aigu.

Occiput peu développé ; peu de cervelet — absence de virilité.

Sur tous les portraits enfin de Louis XIII, empreinte de bonté allant jusqu'aux dernières limites de la bonhomie.

Louis XIII, faible jusqu'à condescendre à être cruel dans l'intérêt de la raison d'État.

Louis XIII aimant la France, comme un héritage de ses pères, même alors que les factions l'obligeaient à combattre des ennemis dans ses sujets.

Lèvre inférieure ascendante et bien proportionnée.

Même ligne faisant avec celle du menton un angle presque droit.

Occiput très développé, cervelet volumineux — exubérance de virilité.

Sur tous les portraits de Louis XIV, dureté de cœur, dédain de l'espèce humaine, poussés jusqu'aux dernières limites de l'égoïsme et de l'insensibilité.

Louis XIV, ne voyant l'État qu'en lui-même, ne prenant conseil que de sa volonté.

Louis XIV, traitant la France comme un pays conquis, et dédaignant les Français autant qu'Anne d'Autriche et que Mazarin même les avaient dédaignés.

I

On a coutume de dire que grands mangeurs et gros buveurs sont de tristes champions au jeu d'amour, cela en dépit du proverbe : *Sans Bacchus, Vénus se refroidit.* Comment expliquer, dès lors, que Louis XIV, qui était capable de renouveler à l'occasion les exploits de Gargantua, fût, au contraire de son bonhomme de père, le chaste Louis XIII, un des plus brillants amoureux de son royaume ?

Il n'avait pas quinze ans que sa robe d'innocence avait reçu son premier accroc [1] : une femme de chambre d'Anne d'Autriche, Mme de Beauvais,

---

[1] L'aventure peut dater de 1654. Dès l'année suivante (Voir J. Cousin, *l'Hôtel de Beauvais*), la Beauvais se faisait bâtir, dans la belle partie de la rue Saint-Antoine, le somptueux hôtel dont M. Cousin a écrit l'histoire.

s'était chargée de déniaiser le jeune prince[1].

La Beauvais, toute vieille et toute borgnesse[2] qu'elle fût, avait une propreté excessive[3], et surtout un tempérament de feu ; il n'en fallait pas plus pour que l'adolescent royal tombât dans ses filets. N'est-ce pas l'usage que les invalides de la galanterie aient les prémisses des ardeurs juvéniles[4] ?

[1] Le jeune Roi sortait du bain, quand la Beauvais lui donna sa première leçon d'amour (*Mémoires sur la Cour de Louis XIV*, par Primi Visconti, traduit par Jean Lemoine. Paris, C. Lévy, p. 161). Ce fut un ami de la dame, le premier valet de chambre Joyeux, qui fut chargé d'instruire le Dauphin, lors de son mariage (*Id.*, ibid., p. 264).

[2] Madame, duchesse d'Orléans, belle-sœur de Louis XIV, écrit, à la date du 16 septembre 1715 : « La Beauvais était borgne ; elle a vécu encore quelques années après mon arrivée en France. Elle est la première qui ait appris au roi comment il faut agir avec les dames ; elle était bien au fait de la chose, car elle a mené une vie déréglée. » *Correspondance de Madame*, p. 469. La reine l'appelait *Cateau* tout court. La Bruyère a fait allusion, sous le nom d'*Erqaste* (*Des biens de fortune*), au baron de Beauvais, son fils. L'une des *Clefs* des *Caractères* contient cette note : « Sa mère étoit de la confidence de la feue reine mère et le bruit est que ce fut elle qui fut la première à assurer la reine que le roi, qui, dans sa jeunesse, paroissoit fort indifférent sur les dames, étoit très sûrement propre au mariage. Elle s'appeloit *Cateau la Borgnesse*. »

[3] Mme de Beauvais n'était pas cependant femme à imaginer le moyen, employé plus tard par la dévote maréchale de Luxembourg, moyen que la bonne dame prétendait infaillible, et qui consistait à ne se servir que d'eau bénite pour sa toilette intime, afin de prévenir les tentations. (*Mémoires de Bachaumont*).

[4] Le duc de Saint-Simon, parlant, dans ses *Mémoires*, de la

En sortant des mains de la Beauvais, le jeune roi n'avait plus rien à apprendre. Il eût été, au besoin, capable de donner à son tour des leçons.

Est-ce à dire qu'il ait agi, dès ses premiers pas dans la vie, comme une roué de la débauche ? Si nous en croyons cette mauvaise langue de Saint-Simon, nous devrions répondre par l'affirmative.

fortune faite à la Cour par un La Vauguyon, dit : « Avec ses talents et d'autres plus cachés, mais utiles à la galanterie, il se fourra chez Mme de Beauvais, première femme de chambre de la reine mère et dans sa plus intime confidence et à qui tout le monde faisait d'autant plus la cour, qu'elle ne s'était pas mise moins bien avec le: roi, dont elle passait pour avoir eu le... (premier amour). » Le jeune prince justifiait l'adage contenu dans le vieux proverbe gaulois : « Il n'y a pas de femmes laides pour les écoliers et les moines. » Le fait est qu'il ne fallait pas se montrer trop dégoûté pour se laisser prendre aux charmes de cette mégère, qui est ainsi dépeinte dans le recueil manuscrit du *Chansonnier de Maurepas*, conservé à la Bibliothèque nationale (*Mss. fs.* 12617, p. 489):

> Si la Beauvais b..... à cent ans,
> Pourquoi ces jeunes dames.
> Pleines de jeunesse et d'appas,
> Pourquoi ces jeunes dames
> Ne b......, elles pas ?

Et la note 2 de la page suivante donne ce commentaire: « Catherine, veuve de... sieur de Beauvais, première femme de chambre de la mère reine, étoit fort lubrique et payoit grassement ses amants. Car, comme elle étoit vieille, laide et borgnesse, ses charmes ne les attiroient pas ; il est certain qu'elle avoit eu néanmoins le pucelage du roi Louis XIV, toute affreuse qu'elle étoit, car ce prince étant fort jeune, elle lui mit un jour la main dans les chausses, l'ayant trouvé seul à l'écart dans le

« Tout lui était bon, dit le satané cancanier, pourvu que ce fussent des femmes, paysannes, filles de jardiniers, femmes de chambre, dames de qualité, pourvu qu'elles fissent seulement semblant d'être amoureuses de lui. »

Sa première passionnette — on ne peut vraiment parler de passion à cet âge — eut pour objet une nièce de Mazarin.

Olympe de Mancini [1] n'était pas belle, elle était pire. Louis la regardait « avec ses yeux qui, entre tant de femmes inconsciemment aperçues, semblent pour la première fois découvrir une femme ». Mais, trop jeune elle-même pour être touchée par ce naïf amour, l'Italienne, calculatrice précoce, que ces flatteuses espérances ne contentaient pas tout à fait, préféra à l'amourette royale un solide

Louvre où, pour ainsi dire, elle le viola (sic), ou du moins le surprit, en telle sorte qu'elle obtint ce qu'elle désiroit, le feu de la jeunesse ayant empesché le prince de réfléchir sur ce qu'il faisoit. » *Maz. fr*, 12617, p. 425, et 12618, p. 249.

[1] La familiarité de Louis XIV avec Olympe de Mancini et les autres jeunes filles de son intimité, écrit M. J. Cousin dans sa très intéressante monographie de l'*Hôtel de Beauvais*, était celle d'une franche camaraderie, sans l'ombre d'une arrière-pensée. Il avait déclaré tout net, en dansant avec la princesse d'Ange, qu'il n'aimait pas les petites filles. Quant aux grandes, elles ne lui avaient inspiré jusqu'alors aucune réflexion. Cette indifférence commençait à inquiéter la reine, qui avait des raisons pour craindre qu'il ne ressemblât trop, sous ce rapport, à son père *Louis le Chaste*.

mariage avec le prince Eugène de Savoie, plus connu sous le nom de comte de Soissons [1].

L'adolescent enflammé ne réussit pas davantage auprès de Mlle de la Motte-Argencourt, bien qu'il se fût montré auprès de cette beauté beaucoup plus pressant. Il avait, à l'époque, dix-neuf ans, et, selon le langage de Mme de Motteville, « il s'exprima comme un homme amoureux, *qui n'était plus sage* ».

Dans l'intervalle, et depuis son aventure avec la Beauvais, s'était passé un événement qui, à travers les réticences de celui qui l'a rapporté, n'apparaît pas sous un jour bien clair. Voici en quels termes La Porte, le valet de chambre du prince, conte l'anecdote :

Le jour de la Saint-Jean de la même année 1652, le roi, ayant dîné chez Son Éminence et étant demeuré avec lui jusque vers les 7 heures du soir, il m'envoya dire qu'il se voulait baigner ; son bain étant prêt, il arriva tout triste, et j'en connus le sujet sans qu'il fût nécessaire qu'il me le dît ; la chose était si terrible qu'elle me mit dans la plus grande peine où j'aie jamais été, et je demeurai cinq jours à balancer ; mais considérant qu'il y allait de mon bonheur et de ma conscience de ne pas prévenir, par un avertissement, de semblables accidents, je la lui dis enfin, ce dont elle fut d'abord satisfaite, et me dit que je ne lui avais jamais rendu un si grand ser-

[1] LAIR, *Louise de La Vallière et la Jeunesse de Louis XIV*, p. 14-15.

vice ; mais comme je ne lui nommai pas l'auteur de la
chose, n'en ayant pas de certitude, cela fut cause de ma
perte, comme je le dirai en son lieu [1].

De quel attentat peut-il bien s'agir ? Les commentaires dont Voltaire a accompagné le récit de
La Porte, dans son *Siècle de Louis XIV*, ne sont
pas pour beaucoup nous éclairer. La Porte parle
d'*attentat manuel*, et ajoute : « La Reine avait dit
que j'étais coupable du crime dont je l'avais avertie. »

A la suite du manuscrit des Mémoires du valet
de chambre, manuscrit que possède M. le vicomte
Bégouen [2], se trouvent des brouillons de lettres à
la Reine sur ce sujet, lesquels diffèrent peu du
texte publié dans les Mémoires. Cependant l'épithète « manuel » n'est pas jointe au mot « attentat » et, quoiqu'il ne l'en accuse pas formellement,
on voit que pour La Porte, Mazarin [3] serait l'auteur
de cet « attentat ». Dans ses lettres, comme dans la
protestation contre sa démission, remise aux notaires sous forme de testament, il soutient énergiquement qu'il est innocent du crime dont on l'accuse.

Bornons-nous à constater et sans qu'il y ait, en
l'espèce, une relation de cause à effet, que le roi

[1] *Mémoires de La Porte* ; Paris, Genève, 1755 et 1756, p. 313 et suiv.
[2] Cf. *Chronique médicale*, 15 avril 1902, p. 271-272.
[3] M\u1d50ᵉ de Hautefort ayant fait observer à Anne d'Autriche, en
1643, que le cardinal de Mazarin était encore bien jeune, pour
qu'il ne fît point de mauvais discours d'elle et de lui : « Lais-

eut, au mois de janvier suivant, une « tumeur squir-
reuse au sein droit et des dartres par tout le
corps ». Il en fut guéri à l'aide d'un emplâtre, que
Vallot avait inventé pour les religieuses de Sainte-
Marie, « très sujettes aux loupes des genoux, à
cause de l'austérité de leur vie et de la nudité de
leurs pieds ».

II

Deux ans plus tard, le roi était atteint d'une
maladie qui causa de tout autres inquiétudes à ses
médecins. Il faut lire, dans le *Journal de la santé de
Louis XIV*, le récit, embarrassé de circonlocutions
et agrémenté d'éloges adulatoires, de cet épisode
de la vie du monarque, pour se rendre compte des
alarmes que dut causer aux Purgons et aux Dia-
foirus qui l'entouraient, un mal qui leur parut
singulièrement étrange par sa nouveauté.

On sait ce qu'est le journal intime, où les trois
premiers médecins du roi ont pris, chacun à leur
tour, la plume, pour consigner, jour par jour, les
moindres indispositions de leur auguste client,
noter ses coliques ou ses éructations, tenir registre

sez donc, lui répondit la Reine, il n'aime pas les femmes ; il est
d'un pays à avoir des inclinations d'une autre nature » (*Mémoires
de La Porte*, p. 165, cité par Raspail, *Revue complémentaire des
sciences appliquées*, 1er mai 1856, p. 313).

de ses déjections, le tout entremêlé de panégyriques outrés, arrosés de clystères et de saignées.

En 1655, Vallot fait fonction d'historiographe. Voici en quels termes amphigouriques il rédige les bulletins de santé du souverain dont il a la garde :

Comme les plus grands rois ne sont point exempts des atteintes des maladies et des infirmités qui arrivent aux hommes, Sa Majesté, dans le plus beau de ses jours et dans une jeunesse si tendre et si florissante, s'est ressenti d'un mal si grand et si extraordinaire, que je me suis vu dans la dernière confusion et dans un tel accablement, que je ne crois pas qu'aucun de tous les premiers médecins qui m'ont précédé ait eu jamais plus d'inquiétude que moi, ni remarqué un accident plus étrange, ni plus considérable que celui qui est arrivé au roi et à l'âge de dix-sept ans [1].

Le début promet, et notre malin confrère sait ménager ses effets. Poursuivons :

Les quatre premiers mois de l'année se sont heureusement écoulés sans la moindre incommodité du monde. Au commencement du mois de mai, ma joie a été troublée, après avoir reconnu les marques d'un mal auquel je ne m'attendais pas et qui m'a semblé le plus étrange

[1] Au mois de novembre 1647, le roi venait depuis deux mois d'accomplir sa neuvième année, se manifestaient les premiers symptômes d'une variole qui donna beaucoup d'inquiétude aux archiatres (Cf. *La Vie pathologique du grand Roi*, par Louis Delmas ; Paris, 1902, p. 7 et suiv.).

du monde, n'ayant jamais rien vu de semblable, ni dans les livres, ni dans les expériences de tant de maladies que j'ai traversées en si grand nombre depuis vingt-huit ans ; et, après avoir consulté les plus habiles médecins de l'Europe sous des noms empruntés, je me suis trouvé aussi peu instruit que la première journée. Enfin, après un étonnement ou plutôt une interdiction extraordinaire, je me suis si fort appliqué à rechercher la cause de cette maladie nouvelle et inconnue, et aux moyens de la pouvoir guérir, que Dieu m'a fait la grâce de rendre un service si considérable au roi et à son État, que j'ai sujet de reconnaître les bontés que Dieu a eues pour le roi et pour ma conduite, dont il s'est voulu servir pour les délivrer d'une incommodité de cette nature, qui le menaçait de ne pouvoir jamais avoir d'enfants et d'être dans une infirmité le reste de ses jours.

Quelle était donc la nature de cette maladie, qui mettait dans un si grand embarras le médecin Vallot ? La suite du récit va nous l'apprendre.

Au commencement du mois de mai de l'année 1655, un peu auparavant que d'aller à la guerre, l'on me donna avis que les chemises du roi étaient gâtées d'une matière qui donna soupçon de quelque mal, à quoi il était besoin de prendre garde. Les personnes qui me donnèrent les premiers avis n'étaient pas bien informées de la nature et de la qualité du mal, croyant d'abord que c'était ou quelque pollution ou quelque maladie vénérienne : mais, après avoir examiné toutes choses, je tombai dans d'au-

tres sentiments et me persuadai que cet accident était de
plus grande importance... je n'avais pour lors de doute
de la pureté de sa vie, non plus que de sa chasteté...

Brave et candide docteur, comment pouvait-il
avoir une telle assurance ? Au moins, avait-il pris
ses informations à bonne source ? Il s'était, simplement, contenté de l'aveu du jeune prince qui, naturellement, avait protesté de son innocence, ne
s'étant jamais plaint de « cette décharge qui lui
arrivait presque à tout moment, sans douleur
et sans plaisir », ignorant si elle était « une chose
ordinaire ou non ».

Y avait-il lieu, cependant, de se méprendre sur
la nature du mal, quand on lit ces lignes :

La matière qui découlait sans douleur et sans aucun
chatouillement, comme j'ai dit ci-dessus, était d'une
consistance entre celle d'un blanc d'œuf et du pus, et
s'attachait si fort à la chemise, que l'on ne pouvait ôter
les marques qu'avec la lessive ou bien avec le savon. La
couleur était d'ordinaire fort jaune, mêlée de vert ; elle
s'écoulait insensiblement en plus grande abondance la
nuit que le jour...

Vallot va-t-il, d'après ces symptômes, diagnostiquer un écoulement blennorrhagique ? Ce serait
mal le connaître. Si ce fut sa pensée intime, il
se garda d'en rien laisser paraître. « Ces circonstances m'étonnèrent fort, dit-il sentencieusement,

et me firent avoir la pensée qu'un mal si extraordinaire ne pouvait provenir que de la faiblesse des prostates et des vaisseaux spermatiques. »

Restait à expliquer au jeune souverain les causes de son mal. Mais Vallot est, quand il le veut, un esprit inventif. « Vous faites, dit-il au roi, trop d'équitation et de voltige. Vous éprouvez une faiblesse des parties qui servent à la génération ; vous avez besoin de grands ménagements. Cessez, d'abord, de monter à cheval. Quant au traitement, je vais m'en inquiéter, il demande de mûres réflexions ; songez que c'est la première fois que la science enregistre un cas semblable. »

La patience n'est pas toujours la vertu des rois, et Louis XIV en avait moins que tout autre ; il avait hâte de partir en campagne, mais il ne refusait pas de se conformer docilement aux prescriptions de la Faculté.

La saignée fut le premier remède que l'on appliqua, mais une saignée en règle, c'est-à-dire précédée d'un lavement et suivie d'un purgatif. On répéta la même opération à quelques jours de distance ; après quoi, « on usa des balsamiques et des émulsions ». Le traitement dut subir une interruption, les affaires obligeant le roi à partir pour Soissons, « où les remèdes furent continués, avec l'usage de l'eau de pimprenelle ».

Survient la campagne de Flandre, pendant

laquelle Sa Majesté monte tous les jours à cheval et se fatigue beaucoup. Vallot, désolé, laisse percer son appréhension. Enfin, le calme renaît et le premier médecin en profite pour droguer d'importance son client. « Je commençai, dit-il, par l'usage de mes tablettes martiales, composées avec mon sel de Mars, mon spécifique stomachique, les pierres d'écrevisses préparées, les perles et les coraux. » Tous les matins, le roi prenait ces tablettes dans son lit, à l'insu de l'entourage. Entre temps, et pour n'en point perdre l'habitude, on lui administrait quelques clystères rafraîchissants, sans préjudice de l'eau de pimprenelle.

Mais tout cela ne suffit pas.

Le 7 septembre 1655, Vallot va trouver résolument le roi et l'adjure de ne pas différer davantage à se traiter sérieusement. Il lui représente les terribles conséquences qui peuvent résulter de son indifférence, lui détaille toutes les infirmités qui l'attendent, finit par exiger un témoignage indéniable de confiance. Le roi, vivement ému, s'en remet à son médecin de tout ce qu'il pourra décider, et accepte, pour commencer, de prendre les eaux de Forges, que lui conseille Vallot[1].

Peu de temps après, Louis XIV partait de Paris pour Fontainebleau, où l'on faisait apporter, tous

---

[1] S'agit-il de Forges-les-Bains, près Paris, ou de Forges-les-Eaux (Seine-Inférieure)? (Cf. la *Chronique médicale*, 1902, p. 675 et 723.)

les jours, « par des officiers du gobelet à cheval », des eaux de Forges ; des relais d'hommes à pied en apportaient, en outre, toute la matinée, une « flottée », dont le roi usait à la manière ordinaire, non sans avoir été préparé par la saignée, après la purgation.

Commencé le 18 septembre, le traitement prenait fin le dimanche 30 octobre. Un accès de fièvre tierce forçait les médecins à le suspendre.

III

On a pu se demander quel était « ce flux continuel d'une matière séminale corrompue et infectée », ce mal « qu'il fallait tenir caché ». Gui Patin [1] a beau dire que le roi est « sobre, continent, sain de tout son corps » ; ou encore qu'il est « un prince bien fait..., qui ne boit presque pas de vin, qui n'est point débauché, qui n'a nulle partie gâtée, ni intéressée » ; Vallot peut ajouter, en renchérissant, que « le mal ne provient d'aucun venin que les jeunes gens débauchés contractent d'ordinaire avec des femmes impudiques, parce que le roi n'avait pour lors couché avec aucune fille ou

---

[1] « Personne, écrit Gui Patin, ne sait ici la qualité du mal du roi. Guénaut même n'en fut pas d'accord avec Vallot. *Inde iræ et lacrymæ.* » GUI PATIN, *Lettre 445 à Falconnet.*

femme »; et que « ce mal n'a point été produit par des pollutions sales et déshonnêtes, puisque le roi vivait en une chasteté pure et sans exemple », nous avons notre conviction faite, après la lecture des *Mémoires de Saint-Simon*, de la *Correspondance de Madame*, etc.

D'ailleurs, même sous son règne, les libellistes ne se gênaient en aucune façon pour faire une allusion des moins voilées aux nombreuses « passades » du Roi-Soleil.

En 1655, l'année de la maladie dont nous recherchons les causes, Benserade ne craignait pas de représenter le monarque sous les traits d'un débauché. Dans le *Ballet des Plaisirs, dansé par Sa Majesté, le quatrième jour de février* 1655, il adressait à Louis XIV les vers suivants :

> Quel spectacle pour nous
> Et d'où peut procéder en nous
> Le changement qu'on y remarque ?
> Sur quelle herbe avons-nous marché ?
> Quoy, faut-il qu'un si grand monarque
> Devienne un si grand débauché !
>
> C'est l'ordre que vos jeunes ans
> S'attachent aux sujets plaisants
> Et qu'ils ne demandent qu'à rire ;
> Mais ne soyez point emporté,
> Esvitez la desbauche, sire,
> Passe pour la fragilité.

> Il n'est ny censeur, ny régent,
> Qui ne soit assez indulgent
> Aux vœux d'une jeunesse extresme
> Et pour embellir vostre cour,
> Qui ne se trouve excusable mesme
> Que vous ayez un peu d'amour.
>
> Mais d'en user comme cela
> Et de courir par ci par là,
> Sans vous arrester à quelqu'une ;
> Que tout vous soit bon, tout égal,
> La blonde autant que la brune,
> Ha ! Sire, c'est un fort grand mal !

Ce dernier couplet est significatif. S'il restait quelque doute, après cette lecture, la thérapeutique, toute bizarre qu'elle fût, mise en œuvre par Vallot, serait en faveur de l'hypothèse d'une maladie vénérienne.

Au début, le premier médecin administre des antiphlogistiques (la saignée) et des purgatifs. Plus tard, il soumet son malade, pendant trois semaines, à un traitement topique.

Sa Majesté buvait pour breuvage habituel la décoction de raclures de corne de cerf et d'ivoire, dans laquelle j'ai fait quelquefois dissoudre deux ou trois grains de sel de Mars.

Puis il varie avec d'autres tablettes, constituées

avec « son or diaphorétique, ses perles préparées et son *specificum stomachicum* ».

On s'explique moins « les lavements sur les parties et la poitrine avec l'essence de fourmis[1], l'esprit d'écrevisses préparé selon ma recette et le baume du Pérou ». Le reste est plus rationnel :

J'ai pareillement préparé des fomentations de même nature ; mais, entre autres remèdes, les injections faites avec l'eau sucrée, le sel carabé[2], fort adouci avec un peu de baume de Saturne, ont fort heureusement réussi ; ce à quoi j'ai ajouté un peu de teinture de miel rosat. L'opiat de rose de Provins vitriolé, avec les perles et le magistère de pierres d'écrevisses, a aussi beaucoup réussi.

De l'opiat astringent, des injections d'acétate basique de plomb (extrait de Saturne), tout ne semble-t-il pas indiquer une blennorrhagie, plutôt que des pollutions nocturnes ? Pourquoi ce monarque de fougueux tempérament aurait-il été affranchi des humaines misères ? Ainsi que devait le dire Malherbe :

> ... La garde qui veille aux barrières du Louvre
> N'en défend point les rois.

[1] On voit que ce n'est pas d'hier que date l'utilisation thérapeutique de cet insecte.

[2] Acide succinique.

I

On avait crié au miracle, quand Anne d'Autriche, après vingt années de stérilité [1], avait mis au

[1] Anne d'Autriche, depuis vingt-deux ans qu'elle était unie à
Louis XIII, avait le plus vif désir d'être mère, et mêlait ce vœu
à toutes ses prières, lorsqu'en 1637, doutant d'elle-même, elle
eut recours à des eaux dont la vertu fécondante était renommée.
Après quelques dévotions particulières au tombeau de saint
Fiacre, près de Meaux, la reine apprit, pendant un de ses sé-
jours au château de Fontainebleau, que dans le voisinage, à
Féricy, une fontaine était fréquentée par les femmes stériles ;
elle but des eaux de cette source, comme elle avait fait à
Forges quelques mois auparavant, puis en fit venir à Fontainebleau pour s'y baigner. Le certificat suivant, cité par Vatout,
dans ses *Souvenirs des Résidences royales* (Fontainebleau),
atteste qu'en même temps Sa Majesté faisait adresser au ciel
des prières pour obtenir un fils :

« L'an 1637, le 25 novembre, Mme l'abbesse de Poissy (dame
en partie de Féricy) a fait et accompli le vœu de la reine, suivant l'ordre de Sa Majesté et accompagnée de M. Bouvet, cha-

monde un dauphin. Le seul miracle, si c'en était
un, c'est que l'enfant eût deux dents en naissant.

Les anciens prédisaient de grandes destinées
aux enfants mâles qui naissaient avec des dents et
les noms illustres que nous allons citer semblent
donner quelque créance à ce préjugé ; par contre,
la même anomalie était regardée comme un mauvais présage pour le sexe féminin [1].

A dire vrai, cette anomalie, sans être commune,
n'est pas très rare [2]. On cite bien quelques personnages historiques qui ont présenté cette particularité : Curius Dentatus, Robert le Diable, Richard VI

noine de Saint-Osmane, religieux de Saint-Denis et prieur de
Kérial, qui a célébré la messe pendant neuf jours, ils ont fait
la neuvaine avec solennité. Après la cérémonie religieuse, les
dames ont signé.

« MONDAY, curé de Féricy-en-Brie. »

Bientôt après, ajoute l'auteur des *Souvenirs des Résidences
royales*, un orage vint en aide à la puissance des eaux de
Féricy, et le dimanche 5 septembre 1638, naissait Louis XIV
(*La Nourrice de Louis XIV et le père nourricier de Louis XVI*,
opuscule de M. Th. LHUILLIER).

[1] Valeria, fille de Dioclétien, femme de l'empereur Valère
Maximin, étant née avec des dents, les aruspices annoncèrent
qu'elle causerait la ruine de la ville où on la transporterait, et
cette prédiction, au dire de Pline, s'accomplit. On a négligé de
nous dire quelle est la ville qui eut cette malchance ; cependant, la fin tragique de cette impératrice, décapitée à Thessa-
lonique par les ordres de son propre fils, vérifia en partie le
pronostic fâcheux des augures.

[2] V. la thèse de M. André DESBREST, *Des dents à la naissance*,
p. 18-20 (Paris, J. Rousset, 1911).

d'Angleterre, Mazarin, Mirabeau, et, de nos jours, le docteur Broca [1], mais la liste s'arrête là.

« Il y a des enfants voraces, écrit un médecin contemporain du Grand Roi [2], qui, ne trouvant pas suffisamment de lait pour les rassasier, sucent le mamelon avec tant de violence, qu'il y vient des fentes et des crevasses à la base, où il semble se vouloir séparer de la mamelle. Ce malheur est arrivé à plusieurs nourrices du Roi ; à celles qui n'avoient pas assez de lait pour contenter sa faim, il leur mordoit les bouts jusqu'au sang. » C'est pour cette raison qu'on fut obligé de changer plusieurs fois le nourrisson de nourrice [3].

La première nourrice de Louis XIV fut Elisa-

---

[1] Encore, pour Broca, le fait est-il controuvé. Un ancien élève du maître, M. le professeur JAGOT (d'Angers), nous a fait l'honneur de nous adresser, à ce sujet, la lettre suivante :

« Dans un de vos si intéressants ouvrages, vous dites que Broca père est né avec des dents. Permettez-moi de démentir ce petit fait. En 1879, j'avais l'honneur d'être externe du célèbre anthropologiste à Necker. Je l'ai entendu nier ce fait, qu'il avait lu dans un journal du temps. Il ajoutait même qu'il avait demandé à sa mère ce qu'il y avait de vrai dans ce racontar et Mme Broca mère lui avait affirmé qu'il n'avait eu des dents qu'à l'époque à laquelle les autres enfants en poussent. »

[2] *Cours d'opérations de chirurgie*, etc., par M. DIONIS. Paris, MDCCXL, p. 446.

[3] Don Carlos, fils de Philippe II, serait, comme Louis XIV, venu au monde avec des dents, dont il déchira le sein de sa nourrice, jusqu'à l'âge de trois ans (GACHARD, *Don Carlos et Philippe II*, Bruxelles, 2 vol. in-8).

beth Ancel [1], femme de Jean Longuet, sœur de la Giraudière, procureur du Roi au bureau des finances d'Orléans. Élisabeth Ancel n'allaita le jeune prince que trois mois; malgré cela, par arrêt du 4 mai 1639, elle continua à jouir de la pension accordée aux nourrices des enfants de France [2].

Perrette ou Pierrette remplaça Élisabeth. C'est surtout Pierrette qui eut à souffrir des coups de dents du jeune lionceau [3] : à la suite de morsures

[1] Ce nom est orthographié de plusieurs manières. Dionis parle d'une nourrice du roi nommée Ancelin, qui pourrait bien être notre dame Ancel. Mais, d'après lui, Mme Ancelin ou plutôt d'Ancelin, « native de Montesson », aurait été « la seule qui ait pu satisfaire au grand appétit de ce Prince. Elle l'a nourri pendant seize mois, et jusqu'à ce qu'il ait été en état d'être sevré; ainsi c'est elle qui a donné le fondement à cette forte santé qu'il a presque toujours eue. » Le docteur Witkowski (*Tetoniana*, p. 72) prétend que « la nourrice du roi se nommait dame *Amelin* ; elle était première femme de chambre de la reine Marie-Thérèse d'Autriche, et partageait cet emploi avec la signora doña Maria Molina ». Notre confrère ajoute que cette nourrice était, d'ailleurs, une excellente femme car, pendant la campagne de 1657, la reine mère ayant fait établir à Stenay un hôpital pour les soldats blessés au siège de Montmédy, Anne d'Autriche y envoya la nourrice du roi, *pour y avoir l'œil et faire que rien ne manquât* ». D'après les *Mémoires de Montglat*, t. III, p. 32.

[2] *Vieilles Archives de la Guerre*, vol. LVI, p. 107 ; cités par Jal, *Dict. critique*, v° *Ancel*.

[3] D'après certains auteurs, M. Lhuillier entre autres, Perrette Dufour ne serait autre que la femme d'Étienne Ancelin, dont il vient d'être question. Louis XIV accorda des lettres de

répétées, il lui survint « des duretés dans les mamelles », qui l'obligèrent à interrompre au moins
pendant quelques jours l'allaitement. C'est sans
doute à cette sage précaution que la nourrice dut
la guérison de son sein, car les « duretés » se dissipèrent assez rapidement [1].

noblesse aux deux époux. Les lettres patentes, datées du mois
de décembre 1653, étendent cet honneur « à leurs enfants, tant
mâles que femelles, nés et à naître en légal mariage de leur
postérité ». Lorsque Perrette Dufour songea à s'éloigner du
bruit de la Cour, le roi fit édifier pour elle une habitation très
confortable à Gournay-sur-Marne, châtellenie royale, voisine
de Paris (aujourd'hui à la limite de Seine-et-Oise et de Seine-
et-Marne). Elle se retira, vers 1665, dans ce petit château. Louis
Ancelin fils, frère de lait de Sa Majesté, se qualifiait d'écuyer ;
il devint conseiller du roi, contrôleur de la maison de la reine,
et en 1702, il fit confirmer ses prérogatives nobiliaires. Les
nouvelles lettres, datées de Marly du mois de juillet 1702, sont
données tant en sa faveur que pour ses frères et sœurs.

[1] La Reine, très superstitieuse, ne manqua pas d'attribuer
la guérison à une intervention surnaturelle, ainsi que l'atteste
cette curieuse pièce, reproduite par Jal dans son excellent
Dictionnaire critique :

« Sa Majesté (la reine mère de Louis XIV), pour faire paroistre
la crédule vénération avec laquelle elle révère la sainte relique
que V. E. (le grand maître de Malte) lui a envoyée, me raconta
comment par miracle la nourrice de Monseigneur le Dauphin
(Louis, né le 5 septembre 1638, à Saint-Germain-en-Laye),
nommée Pierrette, femme d'un charretier de Poissy, ayant eu
des duretés dans les mamelles, ulcérées des dents de S. A. R.,
elle avait recommandé sa guérison à sainte Anne (patronne de
la Reine) et même qu'avec dévotion on fit toucher la relique
aux parties incommodées, ce qui ne fust pas plus tost faist que

Après ou avant Perrette Dufour, se place une
autre nourrice, qui dut jouer un rôle assez effacé,
Marie de Segneville-Thierry, dont on voit le nom
inscrit dans les comptes royaux. Un compte de
l'an 1667 mentionne, en outre, Jeanne Potteri,
Anne Perrier, Marguerite Garnier et Marie Mesnil,
avec le titre de *nourrices du Roi*[1] ; mais ce de-

par miracle — ainsi l'appela la Reine — les douleurs estant ces-
sées, ces duretés se dissipèrent et l'intempérie de chaleur qui
causait des douleurs au bout et environ du teston se modérant,
la consolée nourrice continua de donner le lait à S. A. R. »
Donné par Jal comme extrait de la *Relation de l'ambassade,
voyage et séjour à la cour de M. le Bailly de Forbin, ambassadeur
extraordinaire de Son Éminence et de l'ordre de Saint-Jean de
Jérusalem, envoyé pour féliciter le Roi et la Reine de l'heureuse
naissance de Mgr le Dauphin* (B. N., Mss., Suppl. fr., n° 175).

[1] C'était toute une affaire que le choix d'une nourrice pour
un prince. Les conditions exigées de l' « aspirante » étaient
les suivantes : elle devait être âgée de 22 à 30 ans, — avoir
un lait de trois mois, — avoir déjà fait une nourriture étran-
gère, — être d'un tempérament sanguin, — avoir les cheveux
noirs ou d'un châtain brun, — avoir une constitution forte et
robuste, — être assez grasse, — avoir bon appétit, — n'être
délicate ni sur le boire ni sur le manger, — être gaie et de
bonne humeur, — avoir toujours le mot pour rire, — n'être
sujette à aucune incommodité, — ne sentir mauvais ni de la
bouche, ni des pieds, — n'avoir point de dents gâtées et les
avoir toutes, — avoir la peau blanche et nette, enfin, avoir tous
les signes de bonne santé. Il fallait, de plus, qu'elle fût assez
jolie, — gracieuse dans son parler, — bien faite dans sa taille,
— ni trop grande ni trop petite, ni bossue, ni boiteuse et qu'elle
n'eût aucun accent prononcé. Mais ce qu'on exigeait surtout,
c'était que la gorge fût bien faite et contint suffisamment de

vaient être plutôt des *berceuses* ou *remueuses*, car elles ne recevaient que 30 livres par an d'appointements.

Louis XIV eut une véritable affection pour sa dernière nourrice. Quand tout ce qu'il y avait d'illustre et de puissant dans le royaume se pressait à la porte du Roi, avant le grand chambellan, avant cette foule de seigneurs, princes, cardinaux, maréchaux, ministres, qui attendaient respectueusement l'instant du réveil, tous les jours une femme entrait dans la chambre du Roi et courait l'embrasser dans son lit. Cette femme, c'était sa nourrice! Jamais, dans aucune circonstance, elle ne perdit ce privilège auprès de celui que son sein avait allaité [1].

II

Une tradition qui a encore cours, veut que les enfants nés avec des dents aient, comme les enfants *nés coiffés*, l'assurance du bonheur et de la fortune, leur vie durant. Si le bonheur consiste,

lait. Quand une nourrice réunissait toutes ces qualités, on exigeait encore d'elle, et par-dessus tout, qu'elle fût de bonne vie et mœurs (Cf. la note 4 des Pièces justificatives du *Journal de la santé du Roi Louis XIV*, par J.-A. Le Roi. Paris, 1862).

[1] *Mémoires de Brienne*, cités par WITKOWSKI.

non dans la fortune mais dans la bonne santé, qui
oserait prétendre que la tradition n'est pas en
défaut ?

Le Louis XIV des médecins, écrit un de nos précurseurs, n'est plus le brillant héros que l'histoire nous a
dépeint, mais bien un jeune homme valétudinaire, atteint
successivement de maladies fort graves ; puis un homme
toujours souffrant, condamné à un régime sévère, obligé
de supporter de grandes opérations ; et enfin, un vieil-
lard podagre, continuellement tourmenté par la gra-
velle, dont la gangrène vient enfin terminer l'existence[1].

Tel est le portrait exact du Louis XIV dépeint
dans le *Journal de la santé du Roi*.

Ce journal, outre qu'il nous donne une idée des
mœurs médicales au dix-septième siècle, des travers
des médecins de ce temps, ridiculisés par Molière ;
ce journal, nous ne saurions trop y insister, est un
recueil unique, indispensable à qui veut étudier
les mille et une incommodités dont fut affligé
Louis XIV[2].

[1] LE ROI, Introduction au *Journal de la santé de Louis XIV*, p. 9.
[2] Le roi avait eu la rougeole en 1663 ; l'année précédente, il
avait éprouvé, pour la première fois, des vertiges stomacaux,
dont il eut une crise très forte en 1674 et contre lesquels devait
s'exercer, sans trêve, ni repos, « la virtuosité curative de ses
médecins ». L. DELMAS, *loc. cit.* En septembre 1675, il eut des
accès de fièvre intermittente et les premières manifestations
de la goutte.

Nous l'avons consulté, quand nous avons recherché la nature du mal dont fut atteint le jeune souverain, à la suite d'excès de jeunesse ; nous allons le feuilleter à nouveau, pour nous renseigner sur les différentes incommodités dentaires dont fut atteint le Roi, jusqu'à un âge avancé.

Grâce à un des archiatres de Louis XIV, d'Aquin, nous savons que, toute sa vie, son royal client eut un système dentaire déplorable. Il ne commença sérieusement à s'en plaindre qu'à l'âge de 38 ans, en 1676.

C'était au moment de la campagne de Flandre. Le Roi avait été jusque-là assez bien portant, quoique « les fatigues de la guerre ne fussent pas petites et que le sommeil fût souvent interrompu, jusqu'à passer plusieurs nuits sans dormir ». Il n'en était résulté, néanmoins, aucun effet fâcheux sur la santé du Roi, sauf « des douleurs de dents assez opiniâtres [1] ».

Ayant les dents « naturellement fort mauvaises »[2], il était sujet à ces douleurs, qui étaient généralement calmées par une simple application d'essence de girofle, ou d'essence de thym. Mais

---

[1] *Journal de la santé du Roi*, p. 135.

[2] L'abus que faisait le Roi des sucreries devait être pour beaucoup dans le mauvais état de ses dents (V. le *Journal*, etc., p. 145).

comme on redoutait d'employer des essences, qui avaient l'inconvénient de *brûler la bouche et d'exciter l'envie de vomir*, on n'y avait recours que « dans l'extrémité de la douleur ».

Deux ans plus tard, en septembre 1678, le Roi, qui allait à la chasse par tous les temps, ayant pris froid, il lui survint un abcès dentaire : la joue droite, la gencive s'enflèrent et l'abcès ayant pris du volume, par suite de l'usage d'un cataplasme fait de mie de pain et de lait, on dut l'inciser : il en sortit du pus en abondance, et la douleur disparut avec la tumeur.

Nous diagnostiquerions aujourd'hui une *périostite suppurée*.

III

En 1685, l'année de son mariage avec Mme de Maintenon, le Roi avait toutes les apparences d'une excellente santé [1], bien qu'il fût atteint d'une carie du maxillaire et d'une perforation du sinus.

On lui avait arraché toutes les dents de la mâchoire supérieure du côté gauche, tant elles étaient mauvaises et, à la suite de cette avulsion, il était

[1] A part une luxation du coude gauche, survenue dans une chute de cheval, à la chasse, le 2 septembre 1683, à Fontainebleau, il s'était à peu près bien porté jusqu'alors.

resté un trou dans la mâchoire tel que, toutes les fois que le Roi buvait ou se gargarisait, l'eau allait de la bouche dans le nez, « d'où elle coulait comme d'une fontaine [1] ». Ce trou s'était fait « par l'éclatement de la mâchoire arrachée avec les dents, qui s'était enfin cariée et causait quelquefois quelque écoulement de sanie de mauvaise odeur, d'autant qu'il était impossible de reboucher ce trou que par l'augmentation de la gencive, et qu'elle ne se pouvait reproduire que sur un bon fond, c'est-à-dire en guérissant la carie de l'os de la mâchoire, quelque profond qu'il pût être ».

Sur l'avis de d'Aquin, appuyé par Félix Tassy, premier chirurgien du Roi, et de Dubois, dentiste attaché au service de Sa Majesté, on jugea qu'il n'y avait que « le feu capable de satisfaire à l'action de ce mal ». Le malade y ayant consenti, « l'on fit faire des cautères de grosseur et de longueur convenables, pour remplir et brûler tous les bords aussi profondément que la carie le demandait ».

Le 10 janvier, on appliquait quatorze fois « le bouton de feu ». M. Dubois, qui tenait l'instrument, « paraissait plus las que le Roi qui le souffrait ».

Après l'application du cautère, les médecins conseillèrent au Roi de faire passer trois à quatre

[1] *Journal de la santé du Roi*, p. 162.

fois par jour, de la bouche dans le nez, un liquide ou gargarisme, composé d'un quart d'esprit de vin, autant d'une eau vulnéraire distillée, et moitié de fleurs d'oranger, pour résister à la pourriture, faciliter la chute des eschares, et avancer la régénération de la gencive ». Par trois fois fut appliqué le caustique; la fistule finit par se fermer. Le Roi ne sortit presque pas de ses appartements pendant tout le temps de sa maladie.

Un incident vint se greffer sur la maladie dont le Roi relevait à peine : après la fermeture de la fistule, il persista pendant quelque temps une mauvaise odeur nasale, déterminée par la stagnation du pus dans le sinus maxillaire, dont l'inflammation dura encore un certain temps[1].

Ne manquons pas de faire observer que certains historiens[2] ont attribué à cette affection buccale grave l'état particulier d'esprit où se trouvait Louis XIV et qui le poussa à signer la révocation de l'Édit de Nantes (novembre 1685).

[1] Louis XIV eut, pour tout dire, une *sinusite maxillaire*, dont ses médecins nous ont donné, dans le *Journal de la santé du Roi*, l'exacte symptomatologie (Cf. l'article paru dans la *Chronique médicale*, du 1er mai 1898, sous la signature du docteur Helme).

[2] Michelet, entre autres (*Hist. de France*, t. XV, ch. XIX, p. 259, édition Marpon et Flammarion, in-8 ; Paris, 1879).

IV

Ce n'est que onze ans plus tard (1696) qu'il survint au Roi un nouvel abcès dentaire[1].

Le samedi 12 mai, le Roi, ayant beaucoup marché, se sentit « le corps brisé, le visage en feu, des douleurs passagères partout, accompagnées de vapeurs; il n'eut point d'appétit à dîner; il eut le pouls inégal et un peu de fièvre jusqu'au soir ».

Il transpira beaucoup et en parut soulagé. Il se croyait rétabli, quand « une fluxion se jeta sur la joue droite, et l'enfla beaucoup à l'endroit des glandes maxillaires ».

Après le dîner, le Roi ayant travaillé avec M. de Pontchartrain, et encore plus le soir, au retour de la promenade, eut des vapeurs, des lassitudes et de la fièvre; la joue, rouge, était fort enflée.

La nuit s'étant passée sans sommeil, le Roi garda le lit le matin du mercredi. Il dormit depuis midi jusqu'à deux heures et demie. Il se réveilla sans fièvre, mais la tumeur augmenta le soir et la nuit fut agitée.

[1] Dans l'intervalle, Louis XIV avait été opéré d'une fistule nasale (1686); entre temps, il était repris de fièvre paludique, à laquelle succédèrent des indigestions, crises vaporeuses, étourdissements, etc., conséquence de l'extraordinaire régime auquel il soumettait son estomac.

La nuit suivante fut meilleure, parce que l'abcès
creva : ce qui « diminua la douleur et la fluxion ».
Mais le Roi ayant voulu sortir le vendredi, « pour
aller à la messe », la tuméfaction reparut, d'abord
dure, puis se ramollissant progressivement, jusqu'à
disparaître complètement le lundi suivant[1].

Le malade ne fut débarrassé complètement que
lorsqu'on lui eut retiré « trois poêlettes de sang ».
A la saignée on fit succéder une purgation, parce
que le royal patient avait eu un accès de goutte ;
une semaine après il se trouvait en état « de toucher plus de dix-sept cents malades le samedi,
veille de la Pentecôte ».

V

A mesure que le monarque vieillissait, ses
malaises s'aggravaient. La goutte, dont il n'avait
eu jusqu'alors qu'à de longs intervalles des aver-
tissements, le torturait davantage.

Le régime alimentaire qu'il pratiquait n'était pas
fait pour le rétablir. Les grands repas, la variété
des mets, et surtout sa boulimie et son absence de
dents, qui lui interdisait la mastication, augmen-
taient sa tendance à la dyspepsie et aux conges-

[1] *Journal de la santé du Roi*, p. 228.

tions. Ce n'est qu'en temps de carême, « à cause
de la modération des repas, qui sont ceux d'abstinence pour lui », qu'il avait quelque répit.

Ses dents ne l'eussent, pourtant, pas trop fait
souffrir, s'il n'avait eu la malencontreuse inspiration de tourmenter « le chicot d'une dent d'en bas,
dont la pointe l'incommodait, pour tâcher de le
tirer. Le soir, il se sentit de la douleur et de la
dureté, et le matin, il y parut de la rougeur qui
s'augmenta et la tumeur avec elle. Elles gagnèrent
ensemble tout le tour de la mâchoire inférieure où
se forme le menton, avec une dureté assez considérable. »

La douleur se propagea à la nuque, au cou, à
l'épaule gauche, au bras droit, dans l'articulation
de l'épaule, en même temps que se déclarait un
peu de mal de gorge. « Une grande selle, mêlée
d'humeurs écumantes[1] » et une forte suée firent
promptement rétrocéder ces fâcheux symptômes :
« la tumeur s'affaissa, et les souffrances s'étei-
gnirent[2] ».

Le mercredi suivant, 16 du mois, le roi se fit

---

[1] *Journal de la santé du Roi*, p. 295.

[2] Jusqu'à la fin du Journal, Fagon mentionne, chez son
client, « un écoulement de sérosités par le nez ». Le docteur
Helme, spécialiste autorisé, a étiqueté cette affection un « em-
pyème latent de l'antre d'Highmore ». *Chronique médicale*, 1898,
p. 284.

11

tirer le chicot, qui sortit presque sans douleur, et tous les accidents cessèrent.

En dépit du mauvais état de ses dents, dans les huit années que vécut encore Louis XIV, son extraordinaire appétit ne se démentit pas; ce n'est guère que dans la dernière semaine de sa vie qu'il cessa de manger moins qu'à son ordinaire.

LA GRANDE OPÉRATION

I

Si la fistule buccale dont nous venons de narrer les péripéties[1] a joué un rôle notable dans la vie de celui qui en fut atteint, l'autre fistule, placée dans une région moins noble, a tenu dans son existence une place autrement considérable.

Sans attribuer à ces épisodes morbides l'importance que leur ont donnée certains historiens prétendus physiologistes[2], il convient, néanmoins, de ne point les négliger, dans une étude médicale de la vie des souverains, dont elles peuvent contribuer, dans quelque mesure, à éclairer la psychologie.

[1] Nous n'avons pas voulu entreprendre l'histoire complète de « la vie pathologique du grand Roi », après l'étude magistrale de notre collaborateur M. Louis DELMAS, sur le même sujet (*Chronique médicale*, 1902, pp. 409, 517, 681, 790). Nous nous sommes contenté de choisir, dans cette vie, deux ou trois épisodes, auxquels nous avons pu donner ainsi un plus grand développement.

[2] V. la *Chronique médicale*, 1898, pp. 359, 441, 593, 622.

L'épisode que nous allons conter se rapporte à l'année 1686.

Au mois de janvier, le bruit courait, à Paris et à Versailles, que le Roi venait de s'aliter. Il souffrait, depuis quelques jours, sans trop se plaindre, de vives douleurs dans la région anale ; mais les souffrances étant devenues intolérables, il avait dû, sur les conseils de ses médecins, prendre le lit.

A cette nouvelle, toute la Cour est en émoi. On attend anxieusement les courriers pour avoir des nouvelles.

Quel est donc ce mal mystérieux dont on a presque honte de s'entretenir ? On n'ose dire tout haut que le Roi est atteint d'hémorroïdes, affection vulgaire et assez répandue à l'époque, que les uns attribuent « à la plume dont on se servait dans les chaises, les carrosses et les autres choses qui servaient à la commodité, au lieu du crin dont on se servait autrefois » ; tandis que d'autres en voient les causes dans « la grande quantité de ragoûts » que l'on consommait sur les tables royales. Plus prosaïquement, le roi était affecté d'un abcès de la marge de l'anus[1].

[1] « Dans l'année 1686, le 15 janvier (écrit Dionis, *Cours d'opérations de chirurgie*, p. 419, édition de 1740), il survint au roi une petite tumeur proche l'anus, en tirant du côté du périnée ; elle n'étoit ni enflammée ni beaucoup douloureuse. Elle grossit

Un seul traitement s'imposait : il fallait, sans différer, pratiquer une incision libératrice. Mais, observe Dionis, chirurgien d'esprit judicieux, « on ne trouve pas toujours dans les grands cette déférence nécessaire pour la guérison ».

Une dame de la Cour ayant réussi à faire accepter un emplâtre de sa composition[1], il avait été décidé que l'inventeur du remède assisterait elle-même à la pose de son emplâtre, dont l'effet ne pouvait se produire sans cette précaution.

Cinq jours après l'application du topique, le roi demande à ce qu'on lui retire l'emplâtre, qui n'a fait qu'exaspérer ses souffrances. Plus de vingt jours après l'apparition de la tumeur, on se décide à donner issue au pus. Mais, au lieu d'ouvrir l'abcès au bistouri, on se contente d'appliquer la pierre à cautère.

peu à peu, et, après avoir meuri, elle se perça d'elle-même, parce que le roi ne voulut pas souffrir que M. Félix, son premier chirurgien, en fît l'ouverture comme il le proposoit. Ce petit abcès eut la suite ordinaire de ceux où on ne fait pas d'ouverture suffisante pour porter les remèdes dans le fond de la cavité ; il ne se fit qu'un petit trou à la peau par où la matière s'écoula, il continua à suppurer et enfin il devint fistuleux. »

[1] C'était un emplâtre composé de cire jaune, térébenthine, baume de liquidambar et résine élémi, cuits dans l'eau de plantain. (*Chronique médicale*, 1902, p. 791, n.). On pouvait substituer au liquidambar du baume du Pérou (*Journal de la santé du Roi*, édit. Le Roi, p. 167).

Ce matin, à 10 heures, écrit Dangeau, dans son *Journal*, on appliqua au roi la pierre à cautère sur la tumeur ; on l'y laissa une heure et demie, et puis, on ouvrit la peau avec le ciseau, mais on ne toucha point au vif.

On avait, en somme, fendu l'eschare, et quand celle-ci tomba, il se forma un petit trou par où la matière s'écoula, et qui continua à suppurer. La tumeur avait diminué sensiblement, à la suite de cette excrétion purulente : mais un accès de goutte qui attaqua le pied droit, avec son cortège habituel de « rougeur, tumeur et chaleur », provoqua de nouvelles alarmes.

Le Roi se plaignit de « lassitude par tout le corps, et de quelques maux de tête, mais sans aucune fièvre, ni émotion ». La cicatrice de l'ulcération se rétrécissait de plus en plus, et il ne s'en écoulait plus qu'une « sérosité crue, rougeâtre et sanguinolente » ; il fut décidé qu'on appliquerait à nouveau les pierres à cautère, et qu'on élargirait l'orifice, produit par le caustique, avec le bistouri.

Même pansement que les jours précédents, avec le suppuratif et l'emplâtre de *Manus Deï* ; par-dessus le pansement, furent appliquées des compresses « trempées dans une décoction d'absinthe, de roses de Provins, d'écorces de grenades, de feuilles de myrrhe bouillies dans du vin rouge ».

Malgré les injections d'eau vulnéraire, malgré le précipité rouge, malgré le baume vert, l'ulcère avait toujours tendance à se fermer. Avec l'huile de myrrhe et l'huile d'œufs, on n'obtint pas un meilleur résultat.

Dans les premiers jours d'avril seulement — la maladie remontait au 15 janvier précédent — le malade était autorisé à faire une promenade en carrosse; dans la deuxième quinzaine de mai, on commençait à soupçonner l'existence d'une fistule.

Pour confirmer leur diagnostic, les archiatres firent préparer « une décoction de millepertuis fort rouge, laquelle passa dans l'intestin et le Roi, s'étant mis sur la chaise, la rendit entière dans le bassin ». A partir de ce moment, le roi passa par des alternatives d'amélioration passagère et de poussées fébriles[1]; la fistule restait toujours béante.

II

C'est à qui proposerait son remède pour guérir le Roi. A la Cour, on montrait une foi aveugle dans toutes les recettes prétendues infaillibles.

[1] On peut suivre ces phases dans le récit de d'Aquin (*Journal de la santé du Roi*, p. 166 et suiv.).

Quelqu'un ayant dit que les eaux de Barèges étaient excellentes dans ce cas, vite on cherche quatre personnes qui aient le même mal et on les expédie à Barèges. M. Gervais, chirurgien ordinaire de Sa Majesté, fait des injections de ces eaux dans leur fistule pendant quelques jours, puis il ramène ses malades à Paris, sans avoir obtenu la moindre amélioration.

Une femme ayant rapporté qu'elle s'était bien trouvée, en pareille circonstance, des eaux de Bourbon, on envoie quatre fistuleux à ces eaux, et ils en reviennent dans le même état qu'à leur départ [1].

Un religieux jacobin écrit directement à Louvois, pour lui faire part d'une eau merveilleuse contre les fistules. Un autre propose un onguent ; un troisième, un quatrième, adressent leurs requêtes au ministre. Louvois, qui « ne voulait rien ménager pour une santé aussi précieuse que celle du Roi, — ce sont les expressions de Dionis — fit meubler plusieurs chambres à la surintendance, où on mit des malades qui avaient des fistules, et on les fit traiter, en présence de M. Félix (le premier chirurgien), par ceux qui se vantaient de les pouvoir guérir. Une année s'écoula pendant toutes

[1] Le docteur Delmas, qui a repris le sujet après nous, a donné sur ces divers voyages les détails les plus circonstanciés (V. la *Chronique médicale*, 15 décembre 1962).

ces différentes épreuves, sans qu'il y en eût un seul de guéri ».

Alors on se décide à faire venir le chirurgien Bessières, un des praticiens les plus en renom de la capitale, et on s'en rapporte d'avance à sa décision.

« Tous les remèdes du monde, prononce le chirurgien, n'y feront rien, sans l'opération [1]. »

L'arrêt était formel ; il ne restait qu'à l'exécuter. Les avis ne différaient que sur le mode d'exécution.

On avait, le plus généralement, recours à la ligature ; mais un certain Lemoyne, opérateur très répandu et réputé comme spécialiste pour la guérison des fistules, préconisait la cautérisation [2].

Félix se montrait plutôt partisan de l'incision.

[1] Tous les médecins firent chorus avec le roi, quand celui-ci se fut prononcé en faveur de l'opération ; mais, jusqu'alors, ils avaient tous conseillé un régime palliatif, absolument inefficace en l'espèce (Cf. *Journal de la santé du Roi*, p. 213-215).

[2] « La méthode, dit Dionis, consistait dans l'usage du caustique, c'est-à-dire qu'avec un onguent corrosif, dont il couvrait une petite tente qu'il fourrait dans l'ouverture de l'ulcère, il en consumait peu à peu la circonférence, ayant soin de grossir tous les jours la tente, de manière qu'à force d'agrandir la fistule, il en découvrait le fond. S'il y avait de la callosité, il la rongeait avec son onguent, qui lui servait aussi à ruiner les clapiers, et enfin, avec de la patience, il en guérissait beaucoup. Cet homme est mort vieux et riche, parce qu'il se faisait bien payer, en quoi il avait raison, car le public n'estime les choses qu'autant qu'elles coûtent. Ceux à qui le ciseau faisait horreur se mettaient entre ses mains ; et, comme le nombre

Le Roi avait la plus grande confiance dans son premier chirurgien et était décidé à accepter l'incision. Mais auparavant, il voulait qu'on discutât en sa présence les divers procédés et qu'on justifiât la préférence qu'on accordait à telle méthode plutôt qu'à telle autre. Félix dut expliquer que la ligature ne coupait les chairs qu'au bout d'un long temps, qu'il fallait la serrer tous les jours, ce qui ne se faisait pas sans douleur ; que le caustique n'exerçait son action qu'après plusieurs semaines, et qu'il provoquait des souffrances très vives ; l'incision était également très douloureuse, mais elle avait cet avantage d'amener une guérison complète et dans un délai prompt. Le Roi, convaincu par ces arguments, accepta le traitement le plus sûr et le plus rapide, c'est-à-dire l'opération par l'instrument tranchant.

Félix, qui n'avait jamais pratiqué cette opération, mais qui connaissait tout ce que les auteurs anciens avaient écrit sur la matière, demanda, pour se faire la main, qu'on lui adressât tous les fistuleux qui se pourraient trouver dans les hôpitaux. Il daigna opérer lui-même, ce qui fit l'admiration de tous. « Les jeunes chirurgiens, dit l'abbé de Choisy [1], avaient redoublé leur applica-

des poltrons est fort grand, il ne manquait point de pratiques. » Le Roi, *Journal de la santé du Roi*, p. 395 et suiv.

[1] *Mémoires*, édition Michaud, t. XXX, p. 620.

tion, en voyant leur chef travailler de la main comme un autre. »

Pour faire l'incision de la fistule, Galien avait inventé un instrument d'une forme particulière, auquel il avait donné le nom de *syringotome*, du nom même de la fistule (*syrinx*, flûte). C'était un bistouri, en forme de croissant, à manche contourné, et dont la pointe était terminée par un stylet long, pointu et flexible. Félix fit subir à l'instrument de Galien un notable changement : il fit faire un simple bistouri courbe, à lame très étroite, terminée, comme le syringotome, par un stylet, mais en argent recuit, et long de plusieurs pouces. Le tranchant de la lame était recouvert d'une chape d'argent, faite exprès pour être introduite dans la fistule, sans blesser les parties [1].

L'instrument, dont Félix se servit pour le roi, reçut le nom de *bistouri à la royale*.

Louis XIV était à Fontainebleau, quand l'opération fut décidée. Le 15 novembre 1686, il arrivait à Versailles. Le dimanche 17, il montait à cheval, allait visiter ses jardins, ses réservoirs, soupait le soir avec la famille royale et parut tout le temps fort tranquille et fort gai [2].

Le lendemain, 18 novembre, au lever du jour,

[1] Le Roi, *Curiosités historiques sur Louis XIII, Louis XIV et Louis XV*, p. 64.

[2] *Journal de Dangeau.*

tout se préparait dans le cabinet des Bassans pour la *grande opération* [1].

Le cabinet des Bassans, ainsi nommé parce que c'était un cabinet orné des tableaux du Bassan, faisait partie du salon dit de l'*Œil-de-Bœuf*. Le salon de l'Œil-de-Bœuf était alors coupé en deux : la pièce la plus rapprochée de la chambre à coucher (où le roi devait s'installer quelques années plus tard, en 1701) était la chambre du Roi ; l'autre pièce était le cabinet des Bassans.

III

Tout est disposé pour l'opération ; afin de ne pas éveiller les soupçons, il a été convenu que chacun de ceux qui doivent y assister ou y participer, entreront séparément, et par des portes différentes, au palais.

Vers 5 heures, les apothicaires font leur entrée chez le roi et se mettent en mesure de lui administrer le lavement préparatoire.

Un peu avant 7 heures, Louvois est allé prendre chez elle Mme de Maintenon. Les deux personnages arrivent ensemble et trouvent chez le

[1] On n'a pas toujours été d'accord sur ce qu'on entendait, au dix-septième siècle, par la *grande opération* (Cf. *Chronique médicale*, 1903, p. 757 ; 1904, p. 573).

Roi le Père La Chaise, son confesseur ; d'Aquin, son premier médecin ; Félix, premier chirurgien ; Fagon, Bessières et Laraye, élève de Félix, qu'on appelait alors son *garçon*.

Après s'être fait expliquer, par Félix, le maniement des instruments, le Roi se déclare prêt.

Le malade est placé sur le bord du lit, un traversin sous le ventre, les cuisses écartées et maintenues par des apothicaires. Quand Félix eut achevé l'opération, on fit un pansement à l'aide de charpie, recouverte d'un liniment, composé d'huile et d'un jaune d'œuf, puis on appliqua les compresses et le bandage, comme on le fait aujourd'hui.

Le pansement terminé, on replaçait le Roi dans son lit, et aussitôt « la porte fut ouverte à ce qu'on appelle la première entrée, c'est-à-dire aux personnes qui ont le droit d'entrer les premières au lever. Les autres n'entrèrent pas, parce qu'il n'y eut pas de lever [1] ».

Dès qu'on connut l'heureuse issue de l'opération, ce fut une joie générale. On n'en revenait pas de la fermeté et de l'héroïsme du roi.

Monseigneur et Madame, qui étaient à Paris, M. le Prince et M. le Duc, qui séjournaient à Fontainebleau, avaient été prévenus.

[1] *Mercure galant*, 1686, p. 329-330.

Tous les courtisans étaient accourus. Chacun se flattait d'avoir sa fistule; et ceux qui en étaient véritablement atteints demandaient aux chirurgiens de leur connaissance de leur faire *l'opération du Roi.*

Il y a même eu des courtisans qui ont choisi Versailles pour se soumettre à cette opération, écrivait Dionis, parce que le roy s'informait de toutes les circonstances de cette maladie. Ceux qui avaient quelque petit suintement ou de simples hémorrhoïdes ne différaient pas à présenter leur derrière au chirurgien, pour y faire des incisions. J'en ay vu plus de trente qui voulaient qu'on leur fît l'opération et dont la folie était si grande qu'ils paraissaient faschez lorsqu'on les assurait qu'il n'y avait point nécessité de la faire [1].

Les premiers jours qui suivirent l'opération, tout alla bien. Les pansements étaient faits régulièrement, le malade ne souffrait pas, la guérison s'annonçait prochaine. Mais soit que l'on se fût trop pressé de diminuer la grosseur de la mèche, soit pour tout autre motif, l'on s'aperçut, le quinzième jour, qu'une partie des bords s'était cicatrisée avant le fond, et que la fistule menaçait de reparaître.

Le 6 décembre, on chercha à détruire, par quel-

---

[1] Dionis, cité par FRANKLIN, *Les Chirurgiens* (Paris, 1893), p. 141.

ques légers coups de ciseaux, cette cicatrisation trop rapide, mais sans obtenir le résultat désiré.

Le lundi 7, c'est-à-dire vingt et un jours après la première opération, l'on fut obligé de débrider la nouvelle cicatrice, à l'aide de plusieurs incisions, et de mettre à nu le fond de la fistule [1]. Ces débridements furent très douloureux, le roi les supporta sans proférer une plainte.

La cicatrisation fut rapide ; le 11 janvier 1687, soit cinquante-quatre jours après l'opération, l'auguste convalescent put effectuer sa première promenade dans l'orangerie de Versailles.

Louis XIV témoigna sa reconnaissance à ceux qui l'avaient opéré, avec cette largesse dont usent si volontiers les monarques lorsque l'argent sort de la poche de leurs sujets.

Le premier chirurgien fut le plus favorisé : outre une gratification de 300.000 livres et don de la terre des Moulineaux, il fut anobli quatre ans après et autorisé à s'appeler, au lieu de Félix Tassy, Félix tout court ; il fut, de plus, gratifié du titre d'écuyer.

D'Aquin reçut 100.000 livres ; Fagon, 80.000 ; Bessières, 40.000 ; chacun des apothicaires, au nombre de quatre, 12.000 livres [2].

[1] Le Roi, *op. cit.*, p. 71-72.
[2] Laraye, le garçon de Félix, reçut pour sa part 100 pistoles.

On trouvera peut-être que nous nous sommes attardé à conter l'opération faite à Louis XIV ; c'est qu'elle marque une date dans l'histoire de la chirurgie. Le procédé opératoire, mis pour la première fois en usage, n'a subi, jusqu'à nos jours, que de très légères modifications. Il a été un des premiers triomphes sur les doctrines rétrogrades des anciens. Désormais s'ouvrait une ère nouvelle ; les barbiers allaient faire place aux chirurgiens.

LES AMOURS DU GRAND ROI

I

LES ACCOUCHEMENTS CLANDESTINS
DE MADEMOISELLE DE LA VALLIÈRE

On a souvent conté les circonstances dans lesquelles Louis XIV s'éprit des charmes de Mlle de
La Vallière. Le roi qui se trouvait à Fontainebleau,
sortant un jour pour une promenade avec Béringhem, le comte de Guiche et Monsieur, voit passer
trois jeunes filles attachées aux princesses. Une
curiosité frivole le pousse à écouter, derrière les
charmilles, leur conversation : celle-ci, très animée,
portait sur les seigneurs de la cour, et les trois
jeunes personnes énuméraient ceux qui dansaient
avec le plus de grâce.

Quand ce fut au tour de Mlle de La Vallière, elle
dit, avec la naïveté d'un cœur qui ne sait plus se

contraindre, que le roi effaçait tout par son air de noblesse, mais que la couronne le gâtait, puisqu'on ne pouvait l'aimer. Une telle parole retentissant aux oreilles d'un monarque peu habitué aux compliments désintéressés, ne devait pas le laisser insensible.

D'aucuns ont placé le lieu de la scène dans le parc de Versailles ; d'autres, dans celui de Vincennes.

Le Roi s'étant plaint de sa santé devant Mlle de La Vallière, celle-ci en aurait paru très affligée. Elle le témoigna peut-être avec un accent de tendresse ou une timidité émue, qui put frapper celui que cela intéressait, sans qu'il y eût, de la part de la jeune fille, ni calcul, ni arrière-pensée [1].

Un écrit satirique du dix-septième siècle donne une version qui diffère peu de la précédente. Le Roi ayant été chez Madame, alors malade, s'arrêta dans l'antichambre avec Mlle de La Vallière, à laquelle il parla longtemps et dont l'esprit le charma ; il y retourna le jour suivant, et pendant un mois de suite.

Comme le Roi cherchait l'occasion de découvrir son amour, dont il était fort pressé, il la trouva. Il n'eut pas grand'peine à vaincre un cœur déjà blessé.

[1] Cf. *Revue de l'Histoire de Versailles et de Seine-et-Oise*, août 1904, article de M. Ch. Bonnet.

Ce fut à Versailles, dans le parc, qu'il se plaignit que, depuis dix ou douze jours, sa santé n'était pas bonne. Mlle de La Vallière en parut affligée et le lui témoigna[1]. La suite se devine.

Mlle de La Vallière était-elle jolie ? Les avis de ceux qui ont pu la voir de près sont partagés.

Les femmes, dont l'opinion en telle matière n'est pas suspecte, se prononcent généralement en sa faveur.

Mlle de La Vallière, écrit Mlle de Montpensier, était bien jolie, fort aimable de sa figure, quoiqu'elle fût un peu boiteuse ; elle dansait bien, était de fort bonne grâce à cheval, l'habit lui en seyait fort bien ; les justaucorps lui cachaient la gorge, et les cravates la faisaient paraître plus grasse ; elle faisait des mines fort spirituelles.

La Palatine, la grande médisante, en parle aussi favorablement :

Ses regards, dit-elle, avaient un charme inexprimable ; elle avait une taille fine, tout son maintien était modeste, elle boitait légèrement, mais tout cela ne lui allait pas mal.

[1] H. DUCLOS, *Mlle de La Vallière et Marie-Thérèse d'Autriche, femme de Louis XIV*. Paris, 1890.

Par contre, à en croire Conrart, Mme Duplessis-Bellière aurait dit en 1661 :

Je ne puis sortir de colère, lorsque je songe que la petite demoiselle de La Vallière a fait la capable avec moi. Pour captiver sa bienveillance, je l'ai assurée sur sa beauté, *qui n'est pourtant pas bien grande*[1].

Cette demoiselle ne me parut point belle, dit à son tour Olivier d'Ormesson, qui venait de voir Mlle de La Vallière à Saint-Germain, le 27 janvier 1666 ; elle a les yeux fort beaux et le teint, mais elle est décharnée, les joues creuses, la bouche et les dents laides (ce que Bussy-Rabutin insinue aussi), le bout du nez gros et le visage fort long. En vérité, je fus surpris de la trouver si peu belle [2].

Les portraits peints nous renseignent-ils mieux ? Hormis celui de Versailles, le seul qui paraisse être du temps, ils ne nous font guère connaître la physionomie de Mlle de La Vallière. D'après le portrait cité, Mlle de La Vallière semble avoir les yeux saillants, fendus en amande. Quoiqu'ils passent généralement pour bleus, ses yeux paraissent, sur le portrait, bruns avec des cils et des sourcils blonds. Les cheveux sont blonds et abondants, les sourcils élevés ; un beau menton, un peu fort ; le nez droit, un peu fort aussi ; la bouche

---

[1] *Mémoires sur Fouquet*, par CHÉRUEL, t. II, p. 173-174.
[2] *Journal d'Olivier d'Ormesson*, t. II, p. 442.

légèrement épaisse. Les traits sont réguliers et un peu mous ; la peau blanche ; la chair un peu molle des tempéraments lymphatiques [1].

Des amours du grand Roi avec Mlle de La Vallière naquirent quatre enfants. L'histoire ne nous a conservé le nom que des deux qui survécurent : Mlle de Blois, née le 2 octobre 1666, et le comte de Vermandois, venu au monde, jour pour jour, un an plus tard. Elle est presque muette sur les deux premiers nés, qui avaient succombé peu de temps après leur naissance.

En 1663, s'était manifestée la première grossesse de la favorite. A la cour, on n'ignorait rien des relations du jeune souverain avec la demoiselle d'honneur de Madame ; mais le secret était si bien gardé qu'au dehors il n'avait point transpiré. Louis n'avait mis dans la confidence qu'un homme, « d'une sûreté inébranlable, un homme de confiance, bon valet qui ne songeait qu'à le servir [2] », Jean-Baptiste Colbert, qui, pour la circonstance, joua un rôle dont sa dignité ne paraît pas s'être offusquée.

Un apologiste de Colbert, M. P. Clément, convient, malgré toute l'admiration qu'il professe

---

[1] H. DUCLOS, *op. cit.*, 3.
[2] *Mémoires de l'abbé de Choisy*, t. I, p. 110.

pour son héros, que celui-ci avait été obligé, « pour
se raffermir au pouvoir, où il s'étonnait sans doute
encore lui-même d'être arrivé, de se prêter aux
plus intimes confidences du Roi, de servir, de favoriser ses amours ». C'est Colbert qui interve-
nait, comme nous allons le dire, entre le Roi et la
favorite ; c'est lui qui fut chargé de ramener la
duchesse à Versailles, la première fois qu'elle se
retira dans un couvent de Chaillot. C'est encore
Colbert qui fut plus tard chargé de mettre à la
raison M. de Montespan, qui « avait menacé de
voir sa femme ».

M. Clément prétend qu'il ne faut pas juger les
frasques royales avec les idées du dix-neuvième siècle. Il n'y a pas lieu de s'étonner, dit ce censeur indulgent, de cette condescendance d'un des ministres les plus austères pour les faiblesses du Roi, à
une époque où Louis XIV se montrait publiquement dans le même carrosse avec Marie-Thérèse, La
Vallière et Montespan, pendant que le peuple disait tout bas, en les voyant passer : *Voilà les trois
reines* ; où il faisait légitimer tous ses bâtards par le
Parlement, etc. Il faut, conclut M. Clément, que le
Roi ait eu, jusqu'à un certain point, pour compli-
ces les idées et les mœurs de son temps.

Sans être plus rigoriste qu'il ne convient, nous
ne pouvons nous empêcher de déplorer le triste
rôle que joua, dans cette circonstance, le plus

grand ministre du plus grand de nos rois. Heureusement, « ces services d'intérieur » n'ont tenu
que peu de place dans la vie de J.-B. Colbert.

En guerre avec le duc de Lorraine, le Roi avait
dû partir précipitamment pour Marsal, laissant sa
maîtresse dans une position qui ne laissait pas de
lui causer du souci ; c'est alors qu'il s'était ouvert
à Colbert du service qu'il attendait de sa fidélité.

Il se trouvait, par une singulière rencontre,
que Mme Colbert, bourgeoise de bon renom,
était quelque peu compatriote de Mlle de La Vallière ; elle était, en effet, originaire du Blésois,
où elle avait pu connaître les La Vallière ou les
Saint-Remi. Mais si la préférence du Roi s'était
portée sur la bonne dame, c'est qu'elle était « experte en nourriture d'enfants », en ayant élevé
pas moins de sept pour son propre compte[1]. Au
surplus, ce ne pouvait être qu'une femme de bon
conseil, et nous devons croire qu'on l'estimait généralement fort sensée, car elle était recherchée
de tous, voire de Mazarin, qui avait engagé ses
nièces à ne pas se priver de ses offices.

Il fut donc entendu que Colbert servirait d'intermédiaire, nous n'osons employer un mot plus
brutal, entre le Roi et la favorite ; pendant deux

---

[1] LAIR, *Louise de La Vallière et la jeunesse de Louis XIV*,
p. 122.

mois que dura l'expédition, Colbert fut chargé de
recevoir et de transmettre les lettres échangées
entre les amoureux.

Revenu à Paris, le Roi s'inquiéta d'assurer à sa
maîtresse tous les soins que comportait son état.
Ce fut encore à Colbert qu'il eut recours dans
cette délicate circonstance ; c'est lui qu'il chargea
de lui trouver un asile discret, où il pût abriter sa
liaison et le fruit qui allait en résulter.

Un seigneur, du nom de Brion, que tourmen-
taient plus des besoins d'argent que des scrupules, avait fait construire, dans le jardin du Palais-
Royal, du côté où se trouve aujourd'hui la rue des
Bouchers, une de ces maisons de plaisance qu'on
appela plus tard des *Folies*. Pour mieux cacher son
accouchement, le Roi donna à Mlle de La Vallière le
palais Brion, et « la tira par ce moyen de l'appartement des filles de Madame, du nombre desquelles elle était [1] ».

Il fallut tout de suite s'occuper de trouver une
fille, « pour servir de femme de chambre, en qui on

---

[1] Bien qu'elle eût logis au château, Mlle de La Vallière possédait à Versailles, rue de la Pompe, un petit pavillon, qui
subsiste encore. Plus élégant que l'hôtel Brion, il n'en avait
pas l'importance. Cette demeure, élevée à l'amour, subit
d'étranges fortunes. A la Révolution, elle servit de tribunal,
puis de prison, et même, en 1792, une populace sanguinaire y
égorgea un grand nombre de prisonniers royalistes (LAIR, *op.
cit.*).

pût se confier ». Colbert fixa son choix sur la demoiselle Du Plessis.

« Tous les linges et généralement toutes les
choses nécessaires pour cela » furent apprêtés,
probablement par Mme Colbert, et introduits
dans le palais Brion, « sous prétexte de hardes[1] »,
appartenant à la Du Plessis.

Pour la nourriture de l'enfant, Colbert en avait
chargé les nommés Beauchamp et sa femme, anciens valet et servante de sa famille, qui demeuraient « dans la rue aux Ours, sur le coin de la
rue qui tourne derrière Saint-Leu-Saint-Gilles » ;
auxquels — ajoute-t-il dans sa narration — « j'ai
déclaré pour secret qu'un de mes frères, ayant
fait un enfant à une fille de qualité, pour sauver
son honneur, j'étais obligé de prendre soin de
l'enfant et de leur en confier la nourriture, ce
qu'ils ont accepté avec joie ».

Entre temps, le Roi avait écrit divers billets
sur cette affaire, « lesquels, dit Colbert, j'ai presque
tous brûlés ; j'en ai gardé entre autres deux, l'un
par lequel Sa Majesté me donne avis d'un accident
survenu à la dite demoiselle (c'est de La Vallière

---

[1] Les passages guillemetés sont extraits d'un manuscrit de
Colbert, intitulé : *Journal fait par chacune semaine de ce qui s'est
passé qui peut servir à l'histoire du Roi, du 14 avril 1663 au
7 janvier 1666*, reproduit par la *Revue rétrospective*, de Taschereau, t. IV, p. 251 et suivantes.

qu'il s'agit), et l'autre par lequel il m'ordonne que le sieur Boucher [1] se trouve prêt ».

[1] Nous n'avons pas trouvé de notice biographique sur Boucher, autre que celle-ci, extraite de l'ouvrage du docteur Witkowski : *Accoucheurs et sages-femmes célèbres* ; encore ne répondrions-nous pas que c'est bien du même Boucher qu'il s'agit, dans les lignes qui suivent : « François Boucher ou Bouchet, gendre de La Cuisse, fut aussi en réputation. Il se tenait dans une garde-robe à côté de la chambre où Marie-Thérèse d'Autriche accouchait, pour la secourir en cas de nécessité ; « et même, dit Dionis, à la naissance de Monseigneur, il examina en quel état étoit l'enfant, sans que la reine s'en aperçût. » Dans ses *Mémoires sur les grands jours d'Auvergne*, Fléchier a consacré à cet accoucheur quelques lignes qui ne sont pas dépourvues d'ironie. Boucher avait été appelé par le président de Novion pour les couches de sa fille, Mme de Ribeyre : « Toutes les dames faisoient leur cour en ces occasions et à M. le président et à l'accouchée, et même à M. Boucher qui reçut ici des honneurs extraordinaires. La ville le visita et lui fit des présents, comme on fait aux personnes qu'une grande dignité ou quelque grand emploi rendent considérables aux provinces. Tout le monde le regardoit comme une personne vénérable et la pauvre petite Faculté de médecine et de chirurgie de Clermont lui rendoit ses très humbles hommages. On l'appela par honneur à plusieurs consultations, et M. de Novion le traita toujours avec toute la civilité qu'il croyoit devoir à un homme qui venoit de Paris pour son service, et qui quittoit des pratiques qui pouvoient lui être fort importantes. Il fut défrayé de ses voyages, il eut 1.800 francs, il remporta plusieurs présents, et tout cela n'empêcha pas qu'il se plaignît un peu de son voyage. Mme de Fleury, sœur de M. Talon, qui étoit accouchée depuis un mois, n'eut aucun regret de n'avoir employé qu'une bonne femme, qui passe pour très habile en son métier et qui n'est point du tout difficile à contenter. »

Le *sieur* Boucher était l'accoucheur, sans doute désigné par Colbert, et agréé par le Roi.

Le mot *sieur*, que nous soulignons à dessein, ne laisse aucun doute sur le sexe de Boucher, et c'est pourquoi nous ne nous expliquons guère comment un érudit, d'ailleurs très estimable, s'est risqué à écrire que « ce fut une sage-femme, du nom de Marguerite Boucher, qui accoucha Mlle de La Vallière »[1].

L'erreur ayant été mise au compte de Mlle de Montpensier, nous ne pouvons mieux faire que de citer le fragment des *Mémoires* auquel il a été fait allusion et qui nous a paru appeler une autre interprétation.

J'ai ouï conter bien des fois, écrit Mlle de Montpensier, que, comme La Vallière était en mal d'enfant, Madame passa au travers de sa chambre pour aller à la messe à la Sainte-Chapelle ; on cacha Boucher qui l'accouchait. Elle dit à Madame : « J'ai la colique que je me meurs ! » Et quand Madame fut passée, elle dit à Boucher : « Dépêchez-vous, je veux être accouchée devant qu'elle revienne ». C'était un samedi ; on joua dans sa chambre jusqu'à minuit. Elle mangea comme les autres

---

[1] Le docteur Mattei, dans *l'Union médicale*, 1861, n° 77, s'en référant à DELACOUX, *Biographie des sages-femmes* (Paris, 1834), p. 43.

à médianoche, avait la tête découverte tout comme si
elle n'eût point accouché le matin[1].

Le passage est assez explicite, mais nous pouvons l'appuyer d'une autre autorité qui, pour cette
question d'identité, mérite qu'on l'invoque. La
version de M. d'Ormesson est quelque peu roma-
nesque dans les détails, mais, pour le fond de
l'histoire, elle s'accorde si bien avec la réalité des
faits, tels que le journal officiel, tenu par Colbert,
nous les a révélés, qu'il n'y a pas lieu d'en suspec-
ter la véracité.

Je veux écrire ici une histoire qui se débite partout et
qui peut être de conséquence, narre le grave conseiller
d'Ormesson.

Le mardi 18 décembre 1663, la marquise de Villeroy,
étant près d'accoucher, pria Boucher de ne pas s'engager
ailleurs, ou au moins de faire savoir où il serait afin
qu'on le pût trouver. L'on dit que Boucher, le mercredi
matin, étant arrivé chez Mme la marquise de Villeroy,
après s'être fait chercher toute la nuit, dit que cette
nuit-là, étant chez lui, on l'étoit venu quérir dans un
carrosse ; que y étant entré, on lui avoit bandé les yeux,
et que, après un demi-quart d'heure de marche fort vite,
il étoit entré dans une maison où, ayant monté un esca-

* Cité par Witkowski, *Les Accouchements à la Cour*, p. 188.
Mlle de Montpensier parle ici de la troisième couche de la
duchesse ; nous y revenons plus loin.

lier les yeux bandés, il avoit été introduit dans une chambre où, ayant eu les yeux débandés, il vit une dame au lit, masquée, ayant dix ou douze personnes auprès d'elle démasquées, le lit et les tapisseries couverts de draps, et qu'ayant heureusement délivré cette dame, l'on lui rebanda les yeux, on le remit dans le carrosse et on le ramena chez lui, après avoir été payé honnêtement [1].

Il n'est question de rien de tout cela dans le *Journal* de Colbert, qui, lui, ne s'embarrasse pas d'une inutile phraséologie et rapporte simplement que, « le mercredi 19 décembre 1663, à trois heures et demie du matin, Mlle de La Vallière est accouchée d'un garçon, trois jours après la pleine lune du même mois de décembre qui avait été le quatorzième ».

« Un moment après l'accouchement, poursuit Colbert, Boucher avait fait savoir que c'était un fils, et l'heure qu'il était né, par un billet de sa main. Le même jour, 19 décembre, à six heures du matin, le dit Boucher a apporté l'enfant à travers le jardin du dit Palais-Royal, et l'a remis par mon ordre entre les mains du dit Beauchamp et sa femme, qui m'attendaient au carrefour vis-à-vis l'hôtel de Bouillon. »

Pendant ce temps, le Roi était parti pour la

---

[1] *Journal d'Ormesson*, t. II, pp. 69 et suiv.

chasse, non sans avoir laissé ses instructions à Boucher, qui devait lui mander des nouvelles par Colbert.

Le soir même, parvenait ce billet de l'accoucheur à l'intendant : « Nous avons un garçon qui est très fort. La mère et l'enfant se portent bien, Dieu merci. J'attends les ordres[1]. »

Les ordres, on a vu quels ils étaient : enlever au plus vite l'enfant à la mère, et le remettre en lieu sûr.

Le même jour, 19 décembre, le nouveau-né était porté à Saint-Leu et baptisé sous le nom de Charles, « fils de M. de Lincour et de damoiselle Élisabeth du Beux ». L'acte était signé de « Gury Focard, dict de Beauchamp, chez qui est ledit enfant », Clémence Pré, son épouse, et D. Lecouteulx.

Le septième jour de janvier 1665, « le dernier quartier de la lune ayant été le sixième », Mlle de La Vallière accouchait d'un second fils, à midi précis. « Le même ordre a été observé qu'au précédent : pour le secret que le Roi a voulu garder, le sieur Boucher, qui l'avait servie à son premier accouchement l'a encore servie en celui-ci ; pour cet effet, il est entré dans le Palais Royal par la porte de derrière du jardin[2]. »

Le soir même, à neuf heures, Colbert attendait

----

[1] Manuscrits de Colbert.
[2] Lair, *op. cit.*

qu'on lui remit l'enfant inavoué. Celui-ci arrivait aux bras d'un valet de chambre, passait entre ceux de Boucher et de Colbert, alternativement, et était apporté, par eux, jusqu'à l'hôtel de Bouillon. Là on le confiait à un sieur Bernard, mari d'une demoiselle Du Coudray, qui avait été, ainsi que cette dernière, au service de Colbert. Le 8 janvier, c'est-à-dire le lendemain, l'enfant était porté sur les fonts baptismaux, en l'église Saint-Eustache, et l'acte de baptême était dressé en ces termes :

Du 8 janvier 1665, jeudi, fut baptisé Philippe, fils de Françoise Derssy, le bourgeois et de Marie Bernard, sa femme demeurant rue Montorgueil. Le parrain, Claude Tessier, pauvre ; la marraine, Marguerite Biet, fille de Louis Biet, bourgeois.

Signé L. Biet.

Philippe et Charles, son aîné, ne vécurent pas plus d'un an. Celui des deux qui avait survécu à l'autre mourut, presque subitement, de la frayeur qu'il avait ressentie d'un coup de tonnerre, écrit Mademoiselle dans ses *Mémoires*, et elle ajoute assez malignement que « cette peur ne convenait pas au fils d'un roi ».

M. d'Ormesson dit, de son côté, que Mlle de La Vallière avait déjà perdu un garçon et une fille.

Dans un libelle composé avant 1666, il est également parlé d'une fille de Mlle de La Vallière. Mais le témoignage de Mlle de Montpensier et surtout celui de Colbert contredisent ces assertions, et ont à nos yeux une tout autre valeur que les racontars de M. d'Ormesson et d'un libelliste gagé.

Trois mois ne s'étaient pas écoulés depuis la mort de son second fils, que Mlle de La Vallière était reprise des douleurs de l'enfantement. Elle se trouvait alors à Vincennes, où la cour s'était installée dès le 19 août (1666). La maîtresse du Roi occupait une chambre qui servait de passage aux grands appartements. « C'est là qu'il lui fallut s'aliter, appeler le médecin, maîtriser sa douleur, pour ne pas laisser éclater sa honte[1]. »

L'enfant venue à bien (c'était une fille, qui plus tard devait s'appeler Mlle de Blois), on s'empressait de la ravir à sa mère. Celle-ci, voulant cacher à la reine l'offense qu'elle lui faisait dans son propre palais[2], commanda de remplir sa

---

[1] LAIR, *Louise de La Vallière*.

[2] Certains ont dit que Marie-Thérèse avait pris sa rivale auprès d'elle, « par complaisance pour le Roy », mais que la reine, de même que la reine mère, ne l'avait pas, pour cela, en plus haute estime. Marie-Thérèse, qui ne savait qu'imparfaite-

chambre de plantes et de fleurs, sans se préoccuper de leurs odeurs meurtrières pour une femme
en son état; elle se para, reçut des visites, et
donna à dîner. Ce second supplice, pire que le
premier, dura douze heures.

Pendant ce temps, le Roi, parti pour Versailles,
visitait, chemin faisant, dans la rue Quincampoix,
une manufacture de point de France !

Il était dit que l'infortunée duchesse accouche-
rait toujours dans la douleur et dans le mystère. En 1667, le vendredi 2 octobre, elle était
prise, se trouvant à Saint-Germain, des tranchées
prémonitoires, et comme jadis à Vincennes, elle
dut étouffer ses cris. Elle accouchait le lendemain
d'un fils, qu'on emporta sans lui laisser le temps
de le caresser. « Tout le monde soupçonna ses
couches : on le sut, et elle vouloit qu'on n'en eût
rien appris[1]. »

Cet enfant de l'amour ne fut reconnu que deux
ans plus tard, le 20 février 1669, et légitimé sous
le nom de *Louis, comte de Vermandois*.

---

ment notre langue, se servit même, parlant de la maîtresse de
son volage époux, d'une expression assez brutale (V. la note C
de l'*Histoire du Palais-Royal*, à la suite de l'*Histoire amoureuse
des Gaules*, t. II, p. 3).

[1] *Mémoires de Mlle de Montpensier*, édition de Maëstricht, t. V,
p. 338.

Sur la naissance de ce quatrième enfant adultérin, nous ne possédons pas d'autres détails, que ceux publiés, d'après la *France Galante*, par le verbeux Touchard-Lafosse, dans ses divertissantes *Chroniques de l'Œil-de-Bœuf*. Nous n'oserions nous porter garant de la véracité de son conte.

Nous avons à la Cour, écrit Touchard, du fruit nouveau, mais du fruit défendu, de celui que le Malin fit manger à la première femme.

Le roi, plus paré que de coutume, était, il y a trois jours, avec Mlle de La Vallière ; Sa Majesté se préparait à l'une de ces douces prises de possession auxquelles, créatures résignées et soumises, nous nous prêtons souvent trop volontiers. Tout à coup, l'effet d'une semblable cause, exercée il y a neuf mois, s'annonça de telle manière, que le prince dut suspendre sa galante tentative.

Les choses allèrent si vite, qu'en peu d'instants Louis XIV se trouva dans la plus embarrassante de toutes les positions. Il appela du monde par la croisée, et ordonna de faire venir en hâte Mme de Montausier, Mme de Choisi, ou n'importe qui, pourvu que ce fût une femme. On courut en même temps chercher une accoucheuse, car le Roi n'avait pas voulu que sa maîtresse songeât à recevoir les soins d'un homme de l'art, craignant sans doute que l'autel auquel sacrifiait son royal amour ne fût livré à de profanes regards.

Une nuée de dames serviables arriva, mais trop tard pour empêcher qu'une veste, brodée de perles et de pierreries, ne fût inondée des marques de l'événement. On trouva Sa Majesté tout en eau, soutenant de son mieux La Vallière qui, cramponnée au cou de son amant, déchirait, dans ses crispations, un collet de mille écus. Bientôt la jeune mère eut une douleur violente, que suivit un long évanouissement ; on la crut morte. — « Au nom de Dieu, s'écria le Roi, fondant en larmes, rendez-la moi et prenez tout ce que j'ai. »

Ce tendre monarque était à genoux au pied du lit, pâle, défait, immobile, et poussant, de temps à autre, des cris lamentables, qui arrachaient des pleurs aux dames et aux médecins que Sa Majesté avait, en désespoir de cause, ordonné de faire venir. Enfin, le résultat de ces longues douleurs parut : ce fut un petit garçon, qui entra dans la noble famille de Henri IV par la porte bâtarde.

Nous ne savons si les médecins avaient été appelés, *en désespoir de cause*, comme le certifie avec une belle assurance Touchard-Lafosse : mais, à nous en tenir au récit de la Grande Mademoiselle, Boucher avait été présent à cet accouchement, comme aux trois autres.

Il semble qu'à dater de ce moment, le Roi ait cessé d'être amoureux de la duchesse. La véritable explication de ce revirement pourrait bien se trouver dans un méchant bruit qu'enregistra la Palatine : on avait fait croire au Roi que l'enfant (le comte de Vermandois) n'était pas de lui, mais de Lauzun.

Le retard qu'avait mis le Roi à le reconnaître, le peu de regret que lui inspira sa mort, donneraient assez de créance à cette opinion. Mais, comme dit, avec son habituel franc parler, la Palatine, « il eût été à désirer que tous les bâtards du Roi eussent été à lui aussi sûrement que celui-là. Mme de La Vallière n'était pas une maîtresse étourdie et volage..., c'était une personne tout à fait agréable, bonne, douce, tendre. Elle n'avait pas aimé le Roi par ambition, mais elle avait pour lui une passion sincère, et de sa vie elle n'a aimé personne, si ce n'est lui. »

Mlle de La Vallière était retirée du monde et avait pris depuis quelques années le voile, quand on vint lui annoncer, presque coup sur coup, la maladie, puis la mort de son dernier-né. Elle sut, dans une aussi pénible circonstance, maîtriser sa douleur. À une amie, qui lui disait que les larmes la soulageraient, elle se contenta de répondre : « Il faut tout sacrifier, c'est sur moi que je dois pleurer[1]. »

Une autre réponse lui a été prêtée, qui, tout apprêtée qu'elle paraisse, n'en conserve pas moins un caractère de grandeur : « Lorsque j'aurai

----

[1] P. CLÉMENT, *Réflexions sur la miséricorde de Dieu*, de Mlle de La Vallière, t. II, p. 176.

pleuré assez sa naissance, je songerai à pleurer sa mort[1]. »

La naissance du comte de Vermandois avait été fatale à sa mère. Depuis cet événement, chaque jour rapprochait la favorite d'une séparation définitive. A la suite de ses dernières couches, son embonpoint avait disparu, l'éclat de ses yeux s'était terni, son visage avait perdu sa fraîcheur; elle n'avait plus rien de ce qui pouvait retenir un amant qui n'était plus épris.

Boiteuse depuis son enfance, par suite sans doute d'une coxalgie de naissance[2], elle devint et demeura presque percluse de tout un côté.

[1] Cette réponse a subi plusieurs variantes, suivant les auteurs qui l'ont rapportée: Voltaire, Mme de Caylus, le rédacteur du *Journal de Verdun*, etc.

[2] On a beaucoup discuté sur le lieu de naissance de la favorite du Grand Roi. On l'a fait naître dans pas moins de cinq endroits différents. Les diverses cités qui la revendiquent invoquent, à l'appui de leur prétention, qui un débris d'hôtel, qui les ruines d'un castel, qui une maison seigneuriale. Le père de la favorite était gouverneur du château d'Amboise : il était naturel qu'Amboise réclamât la première, mais rien ne vient à l'appui de cette tradition. C'est ensuite Vaujours, situé à dix lieues de Tours, à quatre kilomètres de Château-la-Vallière, ancien manoir féodal, qui montre avec orgueil aux visiteurs la chambre où serait née la future favorite. Vaujours fut bien la résidence de la duchesse, quand le roi lui en eût fait don, mais auparavant, elle n'y avait jamais séjourné; à plus forte raison, le château de Vaujours n'a pas été son berceau. De ce qu'il a existé à Blois une famille La Vallière, il ne s'ensuit pas que

Cette déchéance physique marqua le commencement de sa disgrâce. Une beauté plus altière avait subjugué les sens et le cœur du maître. Et comme

la capitale du Blésois puisse traiter de compatriote la maîtresse du Grand Roi. On a dit encore que Mlle de La Vallière était née dans le village de Reugny, dans le canton de Vouvray, arrondissement de Tours, où se trouvait, prétend-on, la demeure seigneuriale de la famille La Vallière, mais ce sera plutôt à Tours que cette famille aurait résidé. Elle habitait, dans cette ville, un magnifique hôtel, l'hôtel de la Crouzille, situé rue du Commerce, n° 1, entièrement démembré aujourd'hui, et dont les anciennes dépendances forment, en partie, la rue Ragueneau, derrière la Bibliothèque. L'acte de baptême de Mlle de La Vallière est, d'ailleurs, conservé dans le recueil des actes civils de la mairie de Tours. Et comme, dans la formule de l'acte, rien n'indique que la cérémonie du baptême ait été ajournée pour un motif quelconque, il nous paraît légitime de conclure que Mlle de La Vallière est née dans la ville où elle a été baptisée. Si nous nous trompons, nous sommes en bonne compagnie, car c'est l'opinion la plus communément acceptée, à l'heure actuelle. Voici, d'ailleurs, le texte de l'extrait baptistaire, auquel nous venons de faire allusion, et qui a été publié jadis par la *Revue rétrospective*, de Taschereau :

« Le 7ᵉ jour d'août 1644, a été baptisée Françoise-Louise, fille
« de messire Laurent de La Baume Leblanc, chevalier, sei-
« gneur de La Vallière (*sic*), capitaine-lieutenant de la mestre-
« camp de la cavalerie légère, et de dame Françoise Le
« Proux, ses père et mère ; fut parrain Pierre Leblanc, écuyer,
« sieur de La Roche, conseiller du Roi et président au siège
« présidial de cette ville, et la marraine, dame Louise La Baume
« Leblanc, veuve de messire Michel Dourard, chevalier, sei-
« gneur de Roux, capitaine d'une compagnie de chevau-
« légers. *Signé* : LEBLANC ; L. DE LA BAUME LEBLANC ; LAU-
« RENT DE LA BAUME LEBLANC et CHAUFFOUX. »

tout finit et recommence par des chansons, il courut à cette occasion ce couplet frondeur :

> On dit que La Vallière
> S'en va sur son déclin ;
> Ce n'est que par manière
> Que le Roi suit son train.
> Montespan prend sa place,
> Il faut que tout y passe
> Ainsi, de main en main.

Colbert s'attira, de son côté, cette mordante épigramme[1] :

> Colbert, toi qui es si sévère,
> Je te supplie, dis-moi pourquoi
> Tu n'as pas taxé *Lavalière* (sic),
> Qui depuis dix années entières
> Manie les affaires du Roi ?

[1] *Stromates*, de JAMET, II. p. 1797 (BIBLIOTH. NATIONALE, *Manuscrits*).

II

LE PREMIER ACCOUCHEUR A LA COUR DE FRANCE
LES COUCHES ET LA MORT
DE MADAME DE MONTESPAN

Avant la fin du dix-septième siècle, les matrones[1]
étaient seules chargées de l'accouchement des
reines de France et des princesses de sang royal.
Les médecins et chirurgiens de la Cour se tenaient
dans une pièce voisine pendant le travail, mais on
ne cite pas de cas où ils aient dû intervenir.

Marie de Médicis, femme de Henri IV, avait
pris pour accoucheuse Louise Bourgeois. Anne
d'Autriche, femme de Louis XIII, avait été as-

[1] Sur les sages-femmes au dix-septième siècle, M. le docteur LE MAGUET donne tous les informations désirables, dans
son excellente thèse de doctorat : *Le Monde médical parisien
sous le Grand Roi* ; Paris, Maloine, 1899.

sistée par Mme Péronne, enfin Marie-Thérèse d'Autriche, femme de Louis XIV, se serait, dit-on[1], servie de Marguerite Boucher.

La Dauphine, Victoire de Bavière, étant d'une santé particulièrement délicate, les plus grandes précautions lui furent imposées durant sa grossesse.

Le Roi, qui désirait ardemment un petit-fils, dut surtout se préoccuper du moment de l'accouchement. Il est probable que Louis XIV consulta ses médecins sur cet important sujet, et parmi eux, celui qu'il honorait de toute sa confiance, l'illustre Fagon.

Fagon, médecin de Mme de Montespan, recommanda au Roi l'accoucheur Clément, dont il vanta les talents et Louis XIV ne voulut pas entendre parler d'un autre médecin pour délivrer la Dauphine. Julien Clément peut donc être regardé comme le premier accoucheur des princesses de la maison de Bourbon[2]. Non seulement il accoucha de tous ses enfants la Dauphine, belle-fille de Louis XIV, mais il fut l'accoucheur de la duchesse

[1] C'est, du moins, ce que prétend Le Roi; mais n'aurait-il pas fait confusion entre la sage-femme Marguerite Boucher et l'accoucheur François Boucher?

[2] Il n'est pas absolument certain, toutefois, que Clément ait été le premier accoucheur *en titre* des princesses de sang royal, si nous nous en rapportons à ce qu'a écrit le docteur Chereau : « Tout ce que je peux assurer, dit notre confrère, car j'ai dans mes cartons les *états de maison* de toute la famille royale

de Bourgogne, de la reine d'Espagne, sœur de la duchesse de Bourgogne, qui mit au monde trois fois de suite un prince, et de toutes les grandes dames de l'époque.

Après Clément, on ne voit plus que des accoucheurs à la Cour, aux lieu et place des sages-femmes.

Sous Louis XV, Levret accoucha la Dauphine.

Sous Louis XVI, l'accoucheur Vermond délivre Marie-Antoinette.

Sous le Premier Empire, dès que Marie-Louise devient grosse, Baudelocque est désigné pour l'assister, et comme il mourut bientôt après sa nomination, Antoine Dubois le remplaça auprès de l'Impératrice.

Sous Louis-Philippe, Moreau assistera la duchesse d'Orléans.

Enfin, Paul Dubois fut nommé accoucheur de la

sous Louis XIV, c'est que jamais il n'est question, sous le monarque, de charge *en titre* d'accoucheur, charge faisant partie du *committimus* et des officiers domestiques de la maison royale. On trouve un premier médecin, un médecin ordinaire, huit médecins par quartier, une foule de médecins sans quartier, un médecin spagiriste, un premier chirurgien, huit chirurgiens par quartier, quatre apothicaires, quatre aides-apothicaires, un apothicaire-distillateur, trois renoueurs, un opérateur-oculiste, deux opérateurs pour la pierre, un dentiste, neuf barbiers ; on chercherait en vain un accoucheur *ayant bouche et livrée à la Cour*, comme on disait alors. » *Union médicale*, 1861, t. XI, p. 36.

Cour, dès que l'impératrice Eugénie manifesta les premiers symptômes de grossesse.

De ces personnages, les uns ont eu la charge sans le titre, comme Clément, Levret, Antoine Dubois et Moreau; tandis que, pendant la Régence, sous la République et le Consulat, sous Louis XVIII, Charles X et pendant les premières années du règne de Louis-Philippe, nommer un accoucheur, c'eût été donner le titre sans la charge : Paul Dubois fut peut-être le seul qui eut l'un et l'autre.

Cette digression nous a éloigné de Clément, personnage obscur, mais qui, par le seul fait d'avoir introduit les accoucheurs à la Cour par la grande porte, mérite qu'on n'ensevelisse pas son nom dans l'oubli. Clément a été, du reste, l'accoucheur le plus en vogue du dix-septième siècle, et cela vaut qu'on en parle. Il a eu, entre autres clientes de marque, Mme de Montespan, et ce n'est pas son moindre titre de gloire. On a bien aussi prétendu qu'il avait accouché la duchesse de La Vallière des enfants qu'elle eut de Louis XIV, mais l'erreur ici est manifeste[1].

A l'époque du premier accouchement de Mlle de

[1] L'erreur, commise par Astruc (*Art d'accoucher*, Paris, 1766, p. 38), avait été déjà réfutée par le docteur MATTEI, dans un feuilleton de l'*Union médicale*, du 27 juin 1861.

La Vallière, en 1663, Clément n'était pas même âgé de 15 ans (étant né à Arles en 1649), et, à la dernière, il en aurait eu à peine 18 : cela seul suffirait à démontrer qu'il n'a pu prêter son assistance à la favorite.

Ce qui est assez piquant, c'est que, comme nous l'exposons plus loin, il paraît y avoir eu confusion avec Mme de Montespan, car tous les détails donnés par le médecin historien Astruc, et, après lui, par Sue[1], l'aïeul du romancier, sur le rôle joué en la circonstance par Clément, s'appliquent à souhait à la fille des Mortemart[2].

Julien Clément jouissait déjà d'une grande réputation, quand Fagon le désigna à l'attention de Louis XIV. Après avoir fait dans sa ville natale

---

[1] Dans ses *Essais historiques sur l'art des accouchements*, Sue le jeune dit que Clément accoucha la duchesse de La Vallière des enfants qu'elle eut de Louis XIV. « A son premier accouchement, écrit-il, comme elle souhaitait le plus grand secret, on conduisit Clément dans une maison où Mme de La Vallière avait le visage couvert d'une coëffe, et où on prétend que le Roi était enveloppé dans les rideaux du lit qui le couvraient. » Ce n'est là qu'un conte, ainsi que le précédent chapitre l'a démontré.

[2] Voir l'article du docteur Le Roi, conservateur de la Bibliothèque de Versailles, paru dans *l'Union médicale*, du 13 août 1861 (n° 97), lequel reproduit un curieux récit de Bussy-Rabutin, extrait de son *Histoire amoureuse des Gaules*. Mais Bussy ne doit pas toujours être cru sur parole (Cf. *Union médicale*, 29 août 1861).

des études d'humanité et son apprentissage de
chirurgie, il s'était rendu à Paris, où il était entré,
en qualité de garçon chirurgien, dans la maison
du sieur Jacques Lefèvre, un des accoucheurs les
plus fameux de son temps. Son zèle et son habileté lui gagnèrent bien vite la sympathie de son
maître, qui lui accordait peu après la main de sa
fille.

C'est à Barèges, où Fagon avait accompagné le
duc du Maine [1], que le premier médecin du roi eut
l'occasion d'apprécier les qualités du jeune maître
en chirurgie.

La Dauphine étant près du terme, Fagon se
souvint de son protégé et en parla favorablement
au Roi. Le témoignage si formel de Fagon fit un
tel effet sur l'esprit du monarque, qu'il ne fut plus

[1] Le duc du Maine était né avec un pied bot. Le premier
médecin jugea qu'il fallait l'envoyer aux eaux de Barèges. On
chercha une personne de confiance qui voulût bien servir de
garde à l'enfant. Louvois alla secrètement à Paris proposer
cette mission à la veuve Scarron, qui l'accepta. Les lettres que
celle-ci envoya au Roi dans cette circonstance lui plurent si
fort que ce fut le commencement de leurs relations, nous ne
disons pas de leur intimité. Quelques années auparavant, la
veuve Scarron avait sollicité Louis XIV, pour obtenir de lui
qu'on reportât sur sa tête les 1,500 livres de pension que tou-
chait son mari de son vivant. Le Roi avait refusé obstinément
et ce ne fut que plus tard, sur les instances de Mme de Montespan, qu'il lui accorda non pas 1,500, mais 2,000 livres de
revenu (V. les *Mélanges historiques, satiriques, anecdotiques*,
de M. de B... Jourdain, t. I).

parlé d'autres chirurgiens, fort accrédités, qui ne ménageaient aucun effort pour obtenir la préférence ; et le Roi s'en tint à la recommandation de Fagon.

Le 30 août 1686, Clément se rencontra, au chevet de la Dauphine, avec un capucin, empirique très recherché, le Père Ange, et un certain Caret de Tournay, qui « arriva sur le soir, sentant si fort et si parfumé, que Mme la Dauphine ne put l'entretenir, le fit baigner et lui donna un habit neuf [1] ».

L'accouchement de la Dauphine [2] mit Clément en grande réputation. Dès ce jour, sa fortune fut faite.

Les dames de la plus haute qualité, les bourgeoises distinguées, « étant d'ordinaire les singes des dames du plus haut rang, ne voulurent pas, autant qu'il leur fut possible, avoir d'autre accoucheur que celui qui était du goût de la Cour ».

Quelques années après, Clément était appelé par trois fois auprès de la Reine d'Espagne, sœur de la duchesse de Bourgogne. Il reçut à la naissance trois princes de suite, à la grande satisfaction des heureux souverains.

<hr>

[1] DANGEAU, cité par CHEREAU (*Union médicale*, 6 juillet 1861).

[2] L'accouchement, tant attendu, de la Dauphine, eut lieu au mois d'août 1682 (V. pour les détails le travail du docteur LE ROI, *Journal de la santé du Roi Louis XIV*, p. 380 et suiv.).

En l'année 1711, le roi Louis XIV, voulant dignement reconnaître les services que cet habile homme avait rendus à la famille royale, outre les gratifications qu'il avait déjà reçues de Sa Majesté, et, entre autres, la charge de premier valet de chambre de Mme la duchesse de Bourgogne dont il avait été gratifié, il lui plut encore de lui donner des lettres de noblesse, lui enjoignant en même temps de ne pas laisser pour cela d'exercer sa profession, afin que les princesses de son sang, dont l'heureuse fécondité avait donné tant de princes et princesses à sa royale famille, ne fussent pas privées d'un secours si efficace pour en augmenter le nombre et que les dames les plus qualifiées, ainsi que celles de tout autre état, en puissent aussi profiter dans l'occasion [1].

Clément continua, encore quelque temps, d'exercer son art, secourant les riches et les pauvres avec le même empressement, jusqu'au jour où les fatigues de sa profession l'obligèrent à prendre sa retraite.

Il mourut le 8 octobre 1728, âgé de 80 ans, et fut inhumé dans l'église Saint-André-des-Arts, ainsi que le porte son acte de décès [2].

[1] Le passage en petit texte est emprunté à une biographie de Clément, extraite du supplément de l'*Index funereus*, reproduit pour la première fois dans l'*Union médicale*, 1861, t. XI, p. 37 et suivantes.

[2] Il a été publié par Chereau, dans l'*Union médicale*, du 6 juillet 1861 (n° 81).

Le samedi neufvième octobre 1728, a été inhumé Mᵉ Jul. Ant. Jacques Clément, premier vallet de chambre de Mme la Dauphine, décédé du jour précédent en sa maison, rue Christine, âgé de 80 ans environ. Assistèrent Mᵉˢ Alexandre Julien, conseiller du Roy en sa Cour du Parlement, seigneur de Feuillette, son fils ; Mᵉ Claude-François de la Ville du Portault, conseiller du Roy en sa Cour des aides, soussignés :

DE LA VILLE DU PORTAULT.
  CLÉMENT DE FEILLET.   CLÉMENT.

Clément n'avait point eu d'enfant de son premier mariage. De son second étaient nés deux fils : l'aîné, conseiller du Roi en la Cour du Parlement de Paris ; le cadet, revêtu d'une charge de conseiller au Grand Conseil.

C'est aux bons offices de Clément que Louis XIV eut recours, quand Mme de Montespan fut grosse de ses œuvres.

Mme de Montespan n'eut pas moins de sept, d'aucuns disent huit enfants de souche royale. Le premier-né mourut à l'âge de trois ans, sans avoir été reconnu. Les quatre suivants, qui se succédèrent à de courts intervalles, furent : le duc du Maine, le comte de Vexin, Mlle de Nantes, Mlle de Tours. Puis vinrent le comte de Toulouse et Mlle de Blois, qu'il ne faut pas confondre avec la

14

princesse de Conti, fille de Louis XIV et de la duchesse de La Vallière.

Les premières grossesses de Mme de Montespan furent soigneusement dissimulées à tous les regards. Quand elle ne pouvait faire autrement que de se montrer en public, Mme de Montespan revêtait une robe tellement ample et dont les plis étaient si ingénieusement disposés, qu'on était de suite prévenu de ce qu'elle voulait cacher. « Quand elle prenoit une robe de ce genre, consigne, avec sa malignité ordinaire, Madame, duchesse d'Orléans, c'étoit comme si elle avait écrit sur son front qu'elle était grosse ; chacun disoit à la Cour : Mme de Montespan a mis sa robe volante, elle est donc grosse. »

Ces robes avaient été, par antiphrase, appelées des *innocentes.*

Une robe de chambre, étalée amplement,
Qui n'a point de ceinture et va nonchalamment,
Pour certain air d'enfant qu'elle donne au visage,
Est nommée *innocente* et c'est du bel usage,

écrivait Boursault dans ses *Mots à la Mode.*

Celui qui nous renseigne le mieux sur la grossesse de la Montespan, est encore ce méchant bavard de Bussy-Rabutin, dont il ne faut accueillir les dires qu'avec prudence, mais qui écontait assez souvent aux portes pour être bien renseigné.

Voici comment Bussy[1] conte la naissance du duc du Maine (31 mars 1670) ; on n'est pas obligé de le croire, mais on ne saurait méconnaitre que sa chronique est d'une piquante saveur. Nous lui cédons la parole.

Quelque temps après que M. de Montespan fut exilé dans ses terres par ordre du Roi, pour avoir donné un soufflet à Mme de Montespan qui, ayant pris goût aux caresses du roi, ne pouvoit plus souffrir celles de son mari et ne lui vouloit plus rien accorder. Madame sa femme devint grosse ; et quoiqu'elle s'imaginât bien que tout le monde savoit ce qui se passoit entre le Roi et elle, cela n'empêcha pas qu'elle n'eût de la confusion qu'on la vît en l'état où elle étoit. Cela fut cause qu'elle inventa une nouvelle mode qui étoit fort avantageuse pour les femmes qui vouloient cacher leur grossesse, qui fut de s'habiller comme les hommes, à la réserve d'une jupe sur laquelle, à l'endroit de la ceinture, on tiroit la chemise, que l'on faisoit bouffer le plus qu'on pouvoit et qui cachoit ainsi le ventre.

Cependant, le temps des couches de cette dame approchant, le Roi se retira à Paris où il n'alloit que rarement, espérant qu'elle y pourroit accoucher plus secrètement

[1] Dans la *France Galante*, publiée à la suite de l'*Histoire amoureuse des Gaules*.

que s'il demeuroit à Saint-Germain, où il avoit coutume
de demeurer.

Le terme venu, une femme de chambre de Mme de
Montespan, en qui le Roi et elle se confiaient particulièrement, monta en carrosse, et fut dans la rue Saint-
Antoine chez le nommé Clément, fameux accoucheur de
femmes, à qui elle demanda s'il vouloit venir avec elle
pour en accoucher une qui étoit en travail. Elle lui dit
en même temps que, s'il vouloit venir, il falloit qu'on
lui bandât les yeux, parce qu'on ne désiroit pas qu'il sût
où il alloit. Clément, à qui de pareilles choses arrivoient
souvent, voyant que celle qui le venoit quérir avoit l'air
honnête, et que cette aventure ne lui présageoit rien que
de bon, dit à cette femme qu'il étoit prêt à faire tout ce
qu'elle voudroit ; et s'étant laissé bander les yeux, il
monta en carrosse avec elle, d'où étant descendu après
avoir fait plusieurs tours dans Paris, on le conduisit dans
un appartement superbe où on lui ôta son bandeau.

On ne lui donna pas, cependant, le temps de considérer le lieu ; et devant que de lui laisser voir clair, une
fille qui étoit dans la chambre éteignit les bougies ; après
quoi le Roi, qui s'étoit caché sous le rideau du lit, lui
dit de se rassurer et de ne rien craindre. Clément lui
répondit qu'il ne craignoit rien, et, s'étant approché, il
tâta la malade ; voyant que l'enfant n'étoit pas encore
prêt à venir, il demanda au Roi qui étoit auprès de lui,
si le lieu où ils étoient étoit la maison de Dieu, où il
n'étoit pas permis de boire ni de manger ; que pour lui,
il avoit grande faim, et qu'on lui feroit plaisir de lui
donner quelque chose.

Le Roi, sans attendre qu'une des deux femmes qui étoient dans la chambre s'entremît de le servir, s'en fut en même temps lui-même à une armoire, où il prit un pot de confiture qu'il lui apporta ; et, lui étant allé chercher du pain d'un autre côté, il le lui donna de même en lui disant de n'épargner ni l'un ni l'autre, et qu'il y en avoit encore au logis. Après que Clément eut mangé, il demanda si on ne lui donneroit point à boire. Le Roi fut quérir lui-même une bouteille de vin dans l'armoire, avec un verre, et lui en versa deux ou trois coups, l'un après l'autre coup. Comme Clément eut bu le premier, il demanda au Roi s'il ne boiroit point bien aussi ; et le Roi lui ayant répondu que non, il lui dit que la malade n'en accoucheroit pourtant pas si bien, et que, s'il avoit envie qu'elle fût délivrée promptement, il falloit qu'il but à sa santé.

Le Roi ne jugea pas à propos de répliquer à ce discours ; et, ayant pris dans ce temps-là une douleur à Mme de Montespan, cela rompit conversation. Cependant elle tenoit les mains du Roi qui l'exhortoit à prendre courage, et il demandoit à chaque moment à Clément si l'affaire ne seroit pas bientôt faite. Le travail fut assez rude, quoiqu'il ne fut pas bien long ; et Mme de Montespan étant accouchée d'un garçon, le Roi en témoigna beaucoup de joie ; mais il ne voulut pas qu'on le dise sitôt à Mme de Montespan, de peur que cela fût nuisible à sa santé.

Clément ayant fait tout ce qui étoit de son métier, le Roi lui versa lui-même à boire ; après quoi, il se remit sous le rideau du lit, parce qu'il falloit allumer de la bougie afin que Clément vît si tout alloit bien avant de s'en aller. Clément ayant assuré que l'accouchée n'avoit rien à craindre, celle qui l'étoit allé quérir lui donna une bourse où il y avoit cent louis d'or. Elle lui rebanda les yeux après cela ; puis, l'ayant fait remonter en carrosse, on le ramena chez lui avec les mêmes cérémonies ; je veux dire après qu'on lui eut fait faire plusieurs tours dans Paris, comme on avoit fait en l'amenant.

À peine le nouveau-né avait-il ouvert les yeux à la lumière, qu'on envoyait chercher la veuve Scarron, dont la Montespan avait fait la connaissance chez la maréchale d'Albret. La complaisante veuve emporta l'enfant, le cacha dans son écharpe, se cacha elle-même sous un masque et, prenant un fiacre, revint à Paris avec son précieux fardeau [1]. Mme de Caylus, qui nous fait connaître ces menues précautions, ajoute ce trait au tableau : « Combien de frayeur n'avait-elle pas que cet enfant ne criât ! »

La veuve Scarron aspirait déjà à jouer le premier rôle et ses intrigues lui réussirent assez bien, puisqu'elle arriva plus tard à supplanter son amie, la favorite du jour, et à devenir reine à son

[1] Voir, sur le rôle joué par Mme de Maintenon, un très attachant opuscule : *La Révocation de l'Édit de Nantes et Mme de Maintenon, sa vie, son caractère, son influence,* par César Pascal (Paris, E. Dentu, 1885), principalement aux pages 20 et suivantes.

tour et non pas reine de la main gauche, mais reine
véritable, épouse du Roi devant Dieu.

Le 20 juin 1672, naissait le troisième enfant,
irrégulier, de Louis XIV et de Mme de Montespan. Lauzun, l'homme de toutes les besognes, les
plus agréables comme les moins délicates, prit le
futur comte de Vexin dans son manteau et courut
le déposer dans le carrosse de l'obligeante veuve
Scarron qu'on avait osé faire venir jusque dans
la chambre de la patiente.

On avait envoyé chercher Clément, en prenant
les mêmes précautions qu'au premier accouchement, mais on lui donna cette fois deux cents louis,
tandis qu'on ne lui en avait donné que cent la
première fois.

L'on observa toujours la même chose tant que l'on eut
besoin de lui, ayant eu jusqu'à quatre cents louis d'or
pour le quatrième enfant dont il accoucha Mme de Montespan. Mais soit que cela parût violent à cette dame qui,
naturellement est fort ménagère, ou qu'elle en eût d'autres raisons, le Grand Alcandre (Louis XIV) l'ayant encore
laissée grosse quelque temps après, et étant obligé d'aller
en campagne, elle envoya marchander avec Clément,
pour lui envoyer un de ses garçons à Maintenon où elle
avait résolu d'aller accoucher. Elle passa là pour une des
bonnes amies de la marquise de Maintenon, si bien que

le garçon qui l'accoucha ne sut pas qu'il avait accouché la maîtresse du Grand Alcandre[1].

En réalité, Mme de Maintenon n'avait qu'un médiocre attachement pour Mme de Montespan, qu'elle jalousait et qu'elle aspirait à déposséder ; et si elle prodiguait des caresses aux enfants de sa rivale, c'est moins à son amie qu'au roi qu'elle prétendait complaire.

En 1675, le crédit de la veuve Scarron avait gagné du terrain et un moment elle put espérer être définitivement en faveur. Soit qu'il commençât à vieillir, soit que des scrupules religieux l'aient assailli, Louis XIV venait de se séparer de de la Montespan. Mais la séparation fut de courte durée et finit par un rapprochement. Mme de Montespan vint à Paris, fit ses Pâques, édifia tout le monde par ses pieuses pratiques.

La réconciliation eut lieu chez Mme de Montespan elle-même. On avait convenu que le salon où devaient se rencontrer les deux amants serait paré « des dames respectables et les plus graves de la Cour ».

A l'heure dite, le Roi faisait son entrée. Au bout d'un instant, il entraînait la favorite dans une embrasure de fenêtre. Là, ils s'entretinrent tout

[1] BUSSY-RABUTIN, *op. cit.*

bas, versèrent quelques larmes, feintes ou sincères, puis « ils firent une profonde révérence à ces vénérables matrones, passèrent dans une chambre ; *et il en advint* (ajoute, en terminant son récit, Mme de Caylus) *Mme la duchesse d'Orléans et ensuite, M. le comte de Toulouse* ».

La naissance du comte de Toulouse fut pour Mme de Montespan ce que la naissance du comte de Vermandois avait été pour La Vallière : elle sonna le glas des amours du Roi, et fut le signal de la disgrâce de la favorite. Mme de Maintenon, qui va entrer en scène, se chargera de jeter les dernières pelletées de terre sur les amours défuntes, et ce n'est pas sans une joie secrète qu'elle dut écrire ces lignes cruelles :

Mme de Montespan n'oubliait rien pour se rétablir et Louis rien pour se dégager. Elle craignit que la naissance du comte de Toulouse ne lui eût laissé quelque incommodité qui inspirât au Roi du dégoût. Elle eut l'imprudence de s'en éclaircir, et le Roi, la cruauté d'en convenir. Il revenoit de la chasse, il étoit en sueur. Mme de Montespan, encore plus outrée de la froideur avec laquelle on l'insultoit que de l'insulte même, lui répondit avec emportement qu'il pourroit bien souffrir ses défauts, puisqu'elle avoit si longtemps souffert les siens, et lui en reprocha un que l'amour ambitieux tolère quelquefois, et que l'amour sensuel ne pardonne jamais. Ce trait perça le cœur du Roi, et n'en put jamais être

arraché. En vain Mme de Montespan, à genoux, embrassa
ces pieds dont elle avait révélé les dégoûtantes odeurs : on
la releva sans lui montrer ni haine, ni amour, ni pitié[1].

Il y avait une autre raison à cette froideur du
Roi : Mme de Montespan approchait de la soixan-
taine et les seuls liens qui la rattachaient encore
au roi étaient ses enfants.

La maîtresse déchue traîna quelques années
encore son existence de délaissée, jusqu'au jour
où la mort, une mort de l'Écriture, vint la délivrer de ses remords et de ses maux[2].

Les obsèques de la Montespan furent un scandale. « Le corps, dit Saint-Simon, demeura long-
têms sur la porte de la maison, tandis que les
chanoines de la Sainte-Chapelle de Bourbon et les
prêtres de la paroisse disputaient de leur rang
jusqu'à plus de l'indécence. »

L'église resta presque déserte. La messe finie,
le corps fut déposé dans un caveau commun ; ce
n'est que plus tard que le duc d'Antin[3], l'unique

---

[1] *Mémoires de Mme de Maintenon* ; passage cité par le docteur Witkowski, dans ses *Accouchements à la Cour*.

[2] Mme de Montespan mourut à Bourbon-l'Archambault, sta-
tion thermale illustrée avant elle par le séjour de Gaston d'Orléans, frère de Louis XIII, de Boileau, du maréchal de la Meil-
leraye, etc. Mme de Montespan y vint à plusieurs reprises,
pour réparer les fatigues de ses couches demi-royales.

[3] Le duc d'Antin, averti de l'état désespéré de sa mère, arriva

fils légitime, le fit transporter dans le tombeau de famille, à Poitiers. Encore le cadavre n'arriva-t-il pas intact à sa dernière destination. « Ce corps autrefois si parfait, c'est toujours Saint-Simon qui parle, fut la proie de l'apprentissage d'un chirurgien sous-intendant de je ne sais où, qui se trouva à Bourbon et qui voulut l'ouvrir, sans savoir comment s'y prendre. »

Une tradition rapporte que la duchesse avait légué, avant de mourir, son cœur au couvent de la Flèche, son corps à l'abbaye de Saint-Germain, ses entrailles à l'abbaye de Saint-Menoux. La Flèche et Saint-Germain reçurent leur legs funéraire ; mais on avait chargé un paysan de porter à Saint-Menoux la part des restes mortels qui étaient destinés à l'abbaye des Bénédictines, et ce paysan, s'étant aperçu que les entrailles entraient en putréfaction, les jeta dans un fossé, où les chiens et un troupeau de porcs les mirent en lambeaux.

en poste à Bourbon, et, sans descendre de sa voiture, sans demander des nouvelles de la moribonde, exigea qu'on lui remît la cassette de Mme de Montespan. On lui dit que celle-ci portait toujours la clé sur elle. Il monte alors dans l'appartement de la duchesse agonisante, fouille dans son sein, s'empare de la clé, vide la cassette, et part avec les lettres et les bijoux qu'il y trouve, sans témoigner ni chagrin, ni tristesse, ni regret. Quelques instants après, Mme de Montespan expirait (ALLIER et DUFOUR, *L'Ancien Bourbonnais*, p. 207).

Louis XIV conçut-il au moins quelque chagrin de cette fin lamentable ? Le roi, après avoir couru le cerf, se promena dans les jardins jusqu'à la nuit [1], et à l'audition de la nouvelle, il répondit tranquillement que, depuis qu'il avait congédié la favorite, il avait compté ne la revoir jamais et que dès lors elle était morte pour lui [2].

Ce fut toute l'oraison funèbre de la femme qui l'avait rendu huit fois père !

[1] DANGEAU, *Journal*.
[2] SAINT-SIMON, *Mémoires*.

Si nous voulions relater dans ses moindres détails le cérémonial des unions princières, un volume n'y suffirait pas ; nous nous bornerons à faire un bref exposé de quelques coutumes singulières, qui se pratiquaient au mariage des rois.

On sait que, jusqu'à notre siècle, rois et reines se sont mariés par l'intermédiaire d'un « procureur[1] ». Dans les mariages entre souverains, c'était autrefois l'usage que le fondé de procuration mît la jambe droite, jusqu'au genou, dans le lit de la princesse qu'il avait épousée[2].

Louis de Bavière, qui épousa la fille de Charles

[1] Le premier exemple d'un mariage par procuration est celui d'Isaac avec Rébecca, fait par l'intermédiaire d'Eliézer, intendant d'Abraham et chargé de la procuration.

[2] L'ancien usage de mettre la jambe dans le lit de l'épousée est aboli depuis longtemps, lisons-nous dans l'ouvrage de Dreux du Radier. Il subsistait pourtant en Pologne du temps d'Herrera qui, en parlant du mariage du cardinal George Radzivill avec l'archiduchesse Anne d'Autriche, dit que le procu-

le Téméraire, au nom de l'archiduc Maximilien d'Autriche, se conforma à la tradition. « Le but était de rendre le mariage d'autant plus certain, et afin que la princesse, qui avait souffert cette sorte d'approche de la part d'un homme, ne pût s'en dédire ni trouver un autre époux[1]. »

On assure que l'empereur Maximilien épousa de cette façon Anne de Bretagne[2], avant qu'elle se fût unie à Charles VIII. Mais, soit par scru-

reur du Roi Sigismond III alla se coucher tout armé à côté de la nouvelle Reine, pour satisfaire à la cérémonie que les *Reyes de Polonia en tal caso acostumbran*. Ce fait est de 1592. Le mariage de Louis XIV et de Marie-Thérèse eut également lieu par procuration.

[1] *Récréations historiques, critiques, morales et d'érudition*, par M. D. D. R. (Dreux du Radier). A la Haye, M.DCC.LVIII, t. II, p. 78-79.

[2] « Les négociations préliminaires du mariage avec le roi des Romains eurent lieu dans le plus grand secret, au mois de mars 1490. Maximilien donna mission au comte de Nassau, au sieur de Polhain, son maréchal, à Jacques de Coulebault, son secrétaire, et à Louppian, son maître d'hôtel, de se rendre en Bretagne, de traiter l'affaire complètement et même de procéder à la cérémonie des fiançailles. Peu de jours après, et assez secrètement pour que le jour n'ait pas été connu, cette cérémonie eut lieu d'après les coutumes allemandes : la jeune princesse fut mise au lit, le *beau Polhain*, *mignon du roi Maximilien*, introduisit sa jambe nue jusqu'au genou dans la couche nuptiale, en présence, bien entendu, des trois autres envoyés et de Françoise de Dinan, gouvernante de la duchesse, et de quelques autres personnes de sa maison. » *Vie de la reine Anne de Bretagne*, par LE ROUX DE LINCY, t. I, p. 66-67 ; Paris, L. Curmer, 1860.

pule de conscience, soit pour tout autre motif, « il fallut bien des théologiens et informateurs de conscience, de l'Écriture Sainte, et des exemples, avant que la Princesse voulût écouter les propositions de mariage avec Charles VIII [1] ».

Le mariage de Clovis et de Clotilde avait également eu lieu par procuration. Clovis voulant obtenir Clotilde, avait dépêché vers elle des députés, chargés de lui offrir *un sou et un denier*, selon l'usage des Francs (*ut mos erat Francorum*, écrit Frédégaire) [2]. Cet usage subsistait encore au treizième siècle.

Le désir de conserver la race belle et pure dans les familles nobles avait donné naissance à une non moins étrange coutume, qui nous a été révélée par une phrase de Froissart [3]. Cet historien écrit, au sujet du mariage de Charles VI avec Isabeau de Bavière :

Il est d'usage en France que quelconque dame, comme fille de hault seigneur que elle soit, il convient que elle soit regardée et avisée toute nue par dames, à savoir si elle est propice et fourmée à porter enfans [4].

[1] DREUX DU RADIER, *loc. cit.*

[2] CHÉRUEL, *Dictionnaire des Institutions de la France*, art. Mariage.

[3] *Chronique*, édition Kervyn de Lettenhove, t. X, p. 315.

[4] « ... Qui pourrait croire, écrit Sauval, qu'on dépouillait autres fois toutes nues les Dames de qualité et les Reines

Les dames ou matrones qui procédèrent à l'examen d'Isabeau durent se montrer satisfaites, puisque le mariage eut lieu ; et la reine ne démentit pas leur verdict, car elle donna à son royal époux pas moins de douze enfants.

A la Cour de Florence, s'il faut en croire Brantôme, on s'y prenait d'une autre manière, non pour savoir si l'épouse aurait « lignée » — de cela on n'avait cure — mais si elle était, comment dirons-nous, *intacta virgo* [1].

même, avant que de les marier, pour voir si elles étaient propres à porter des enfans. Froissart le raconte si naïvement, en parlant d'Isabeau de Bavière avec Charles VI, que je veux rapporter ici ses propres paroles : « Il est, dit-il, d'usage en France, quelque dame ou fille de haut seigneur que ce soit, qu'il convient qu'elle soit regardée et avisée toute nue par les Dames, pour savoir si elle est propre et formée pour porter enfans. » « De plus, quand des vieux de la Cour se remariaient, on leur faisait des charivaris, ce qui est vrai, qu'à un charivari que Charles VI fit à Paris en 1389, lorsque Catherine, en grande faveur auprès de la Reine, se remaria en quatrièmes noces, ce Prince faillit à être brûlé avec quatre autres. » *Hist. et Recherches des Antiquités de la Ville de Paris*, par HENRI SAUVAL, avocat au Parlement, t. II, MDCCXXIV, p. 646.

[1] « A la charmante Cour d'Urbin, peut-être la plus exquise de toutes, la duchesse mère, le lendemain du mariage de son fils, se fait ouvrir la porte dès l'aube ; elle s'approche de sa belle-fille, qui, pudiquement, cherchait à se dissimuler dans le lit, et lui dit : « Eh bien ! ma fille, est-ce une belle chose de « dormir avec *les* (sic) hommes ? » *Les Femmes de la Renaissance*, par M. R. DE MAULDE LA CLAVIÈRE, p. 59.

Le passage qui suit est extrait de l'édition des
Œuvres de Brantôme, qui se trouve dans la salle
publique de la Bibliothèque nationale, à la disposition du lecteur ; cette simple remarque nous jus-
tifiera du reproche qu'on pourrait nous faire de
ne point voiler suffisamment notre langage.

Je n'allègueray, écrit le biographe des *Dames galantes*,
que ce seul exemple de Mme la grand'duchesse de Florence d'aujourd'huy, de la maison de Lorraine [1], laquelle
estant arrivée à Florence le soir que le grand duc
l'épousa, et qu'il voulut aller coucher avec elle pour la
dépuceler, il la fit avant pisser dans un beau urinal de
cristal, le plus beau et le plus clair qu'il put, et en ayant
veu l'urine, il la consulta avec son médecin, qui estoit
un très grand et très sçavant et expert personnage, pour
savoir de luy par cette inspection si elle estoit pucelle
ouy ou non. Le médecin l'ayant bien fixément et docte-
ment *inspicée* [2], il trouva qu'elle estoit telle comme quand
elle sortoit du ventre de sa mère et qu'il y allast hardi-
ment, et qu'il n'y trouveroit point de chemin nullement
ouvert, frayé ny battu ; ce qu'il fit ; et en trouva la vérité
telle : et puis, l'endemain en admiration dit : « Voilà un
grand miracle, que cette fille soit ainsi sortie pucelle de
cette Cour de France ! »

Le même Brantôme nous entretient de la

[1] Christine, fille de Charles III, duc de Lorraine, avait été
mariée, le 30 avril 1589, à Ferdinand Ier de Médicis.

[2] De *inspicere*, voir en dedans.

jeune Charlotte d'Albret, « l'une des belles filles de la Cour », au dire du biographe des *Dames galantes*; laquelle fut livrée comme épouse, par le roi de France, son parent, à l'infâme César Borgia, dans des circonstances qui méritent d'être rapportées.

Les accordailles s'étaient faites à Chinon, où le mariage fut consommé deux jours après. Les burlesques épisodes de la nuit de noces divertirent fort la cour, aux dépens du Valentin ; celui-ci ne s'était pas contenté de faire bénir le lit par un prêtre, pour se préserver des maléfices et du nœud de l'aiguillette ; mais, appelant à son aide le médecin après la religion, il avait demandé des pilules à l'apothicaire, pour « festoyer sa dame ».

L'apothicaire, gagné sans doute pour commettre un quiproquo funeste au nouveau marié, prépara des pilules laxatives, et César ne cessa d'aller au retrait pendant toute la nuit [1].

L'usage était alors de placer des *sentinelles* et *custides* à la porte de la chambre nuptiale ; et les dames, qui se tenaient aux écoutes, rapportèrent

[1] « Pour vous conter des nopces du dict duc Valentinois, dit Robert de la Mark, en ses *Mémoires*, il demanda des pilules à l'apothicaire pour festoyer sa dame, là on eust de gros abus, car, au lieu de luy donner ce qu'il demandoit, lui donna des pilules laxatives tellement que toute la nuict il ne cessa d'aller au retraict comme en firent les dames le rapport au matin. »

le lendemain la mésaventure du pauvre *épousé*, que poursuivit longtemps la risée générale ; car il y avait une sorte de point d'honneur à bien employer *la bienheureuse nuit*[1] : la preuve en est qu'un écrivain italien, dont les assertions n'ont pas toujours, il est vrai, rencontré une créance unanime, affirme que, loin d'avoir eu la posture ridicule que lui prêtent les mémorialistes français, Borgia se conduisit, au contraire, vaillamment auprès de sa jeune épouse, à qui il n'aurait pas donné, moins de huit fois dans la journée, des preuves de sa... tendresse[2].

*
* *

Le mariage devant témoins se continua longtemps dans les cours royales, et non pas seulement en France et en Italie, où l'on a toujours tendance à croire que les mœurs sont plus relâchées, mais, le croirait-on, jusque dans la puritaine Angleterre !

[1] *Le Seizième Siècle*, par P. LACROIX, t. I, p. 180.

[2] Voir l'extrait du *Diarium* de Burchard se rapportant à l'épisode : « Feria quinta, vigesima tertia maii, venit cursor ex Francia, qui nuntiavit sanctissimo domino nostro Cæsarem Valentinum ducem, filium suum, olim cardinalem, contraxisse matrimonium cum magnifica domina de Allebreto a die præsentis mensis et illud dominica duodecima ejusdem consum-

Avant d'épouser Charles Ier, la sœur de Louis XIII aurait été soumise à une épreuve singulière : elle fut, dit-on, déshabillée et visitée par des matrones, en présence d'une commission de dames anglaises. On voulait reconnaître si sa conformation promettait des héritiers au trône d'Angleterre. Louis XIII avait entendu ainsi donner à Charles Ier une garantie qu'exigeaient autrefois les rois de France, et qu'il regrettait peut-être de ne pas avoir exigée pour son compte [1].

Dans le récit que nous avons publié du mariage de Louis XIII [2], nous avons conté qu'à un moment, tout le monde s'était retiré de la chambre où étaient couchés les deux époux, à part « les deux nourrices du Roy et de la Reyne ». Serait-ce l'une de ces deux femmes qui remplit le singulier rôle, que nous a révélé la lettre [3] suivante, adressée par Jamet le jeune à Lefranc de Pompignan, à la date du 23 décembre 1763 ; en tout cas, le document ne manque pas de saveur :

masse et fecisse octo vices successive. » *Croyances et légendes du centre de la France*, par LAISNEL DE LA SALLE, t. II, p. 312.

[1] Voir *Les Accouchements à la Cour*, par le docteur WITKOWSKI, p. 13-14.

[2] Voir le chapitre sur Louis XIII.

[3] Elle a été jadis publiée par Étienne Charavay dans l'*Amateur d'autographes*, 8e année, n° 172.

Monsieur,

En 1759, M. l'abbé d'H... me demanda pour vous un exemplaire que je possédais de votre belle dissertation latine sur les antiquités de Cahors, imprimée en 1746, qui vous manquait alors, et que vous étiez fort curieux d'avoir. Je fis volontiers l'abandon de cette curiosité, rare ici, par considération pour vous, Monsieur, et par bonne volonté pour lui.

J'avais joint, manuscrit à la suite de l'ouvrage (à l'occasion du nom de famille *Colombiano*), une anecdote avec une petite estampe singulière de l'an 1613[1], qui prouvent qu'*autrefois nos rois et nos reines, dans les premiers jours de leur mariage, étaient accompagnés, à la ruelle du lit, d'une vieille dame de qualité, experte et rompue au métier, choisie pour modératrice* (arbitra) *de leurs plaisirs nuptiaux*. L'estampe en question représentait ce manège aux noces de Louis XIII. Je prouvais de plus que cet usage bizarre eut encore lieu au mariage de Don Carlos, roi de Naples en 1738, par une lettre de feu M. l'abbé de Beauvau, primat de Lorraine, écrite de Ferrare, que je rapportais.

M. le Président Hénault, à qui je communiquai il y a plusieurs années ce fait qu'il ignorait, le regarda comme un trait d'histoire tout à fait plaisant, inconnu à nos

[1] Malgré d'actives recherches, nous n'avons pas réussi à retrouver cette estampe, en dépit du concours empressé que nous ont prêté MM. Henri Bouchot, conservateur des estampes à la Bibliothèque nationale, et Massip, bibliothécaire de la Ville de Toulouse.

anecdotiers et méritant de plus amples éclaircissements que je produisais et que vous avez. J'ignore s'il en sera touché quelque chose dans les curieuses recherches sur nos Reines et les concubines de nos Rois du savant M. Dreux du Radier qui viennent de paraître; mais cela vaut pour le moins l'anecdote unique sur l'antipathie de Louis XIII pour les tétons, que j'ai fait insérer dans le *Conservateur* et qui ne se trouve que là.

Nous nous sommes mis à la recherche de la lettre de l'abbé de Beauveau [1], à laquelle fait allusion Jamet, et nous avons été assez heureux pour la retrouver. Cette lettre, datée de Ferrare, le 4 juin 1738, est adressée à M. de la Galaizière, intendant de Lorraine [2]. La voici, telle que nous l'avons transcrite d'après l'original :

On ne peut être plus sensible que je le suis, Monsieur, aux marques de souvenir dont vous m'honorez dans votre lettre du 16 mai que je viens seulement de recevoir, parce que ne m'aïant pas trouvé à Florence, il a fallu me la renvoïer ici où je suis depuis deux jours avec mon père, qui y attend la Reine des Deux-Siciles pour la complimenter de la part du Grand-Duc, elle y arrive ce soir et

[1] François-Vincent-Marc de Beauveau-Craon, primat de l'Église collégiale de Nancy, mort à Paris le 10 juin 1742, âgé de 20 ans, 5 mois et 17 jours (V. *Le Mercure*, de juillet 1742, p. 1683). Il était fils aîné de Marc de Beauveau, prince de Craon (Note de Jamet).

[2] Nous l'avons copiée dans les *Strennes* de JAMET, t. II, p. 1935 (B. N., *Mss*, n° 15863).

sera reçue aux confins des États du pape à ceux des
Vénitiens par M. Chigi, nonce extraordinaire et hors de
la porte de cette ville par M. le cardinal Mosca, Légat de
Ferrare et légat *a latere* pour une commission.

Ses instructions portent que lorsqu'il verra arriver la
Reine, il descendra de son carosse, et que S. M. en fera
autant de son côté, ou du moins se mettra en devoir de le
faire. Mais M. le cardinal Aquaviva a déclaré en arrivant
ici, que bien loin que la reine descendît de carosse, elle
n'en feroit pas même le moindre semblant. Le légat a été
d'autant plus étonné de cette déclaration, qu'on avoit communiqué à Rome ses instructions au cardinal Aquaviva
avant son départ, et que celui-ci n'y avoit rien trouvé à
redire. Dans cet embarras il a envoïé un courrier à Rome
pour savoir comment se régler, et ce courrier n'étant point
revenu il proteste qu'il ne fera pas un pas au-devant de la
Reine. Cela est capable de brouiller la Cour de Rome avec
celles de Madrid et de Naples, car le moindre point de cérémonial est regardé comme d'une très grande conséquence.

La reine ne couchera ici qu'une nuit et continuera avec
toute la diligence possible son voïage pour Naples *où le
roi est très impatient de la posséder, aïant été retenu
jusqu'ici dans une parfaite continence, quelque dure
qu'elle lui parut.* Il viendra à Gaëte, éloigné de douze
lieues de Naples, au-devant de la Reine. Là se consom-
mera le mariage, et *la princesse de Columbiano jugera
des coups, pour qu'il ne se fasse aucun excès...*

Les passages que nous avons soulignés nous
dispenseront d'un commentaire laborieux.

Il n'est rien de tel que les diplomates pour dire avec mesure, mais néanmoins avec toute la précision désirable, ce que soulignerait, avec trop de rudesse, quiconque n'est pas rompu avec le langage des cours. Bien placés pour observer ce qui se passe, même dans l'alcôve des monarques, les hommes chargés des missions les plus secrètes s'acquittent de leur tâche avec un tact qui justifie la confiance dont ils sont investis ; on ne saurait être mieux renseigné que par eux sur les détails les plus intimes.

Veut-on savoir, par exemple, ce qui se passa dans la soirée et le lendemain de la première nuit que M. le duc et Mme la duchesse de Bourgogne avaient passée ensemble ? L'introducteur des ambassadeurs de l'époque se trouve à point nommé pour satisfaire notre curiosité.

Le vendredi matin, 23 octobre 1699, il écrivait à un de ses amis [1] :

Enfin monseigneur le duc de Bourgogne, en arrivant hier soir à Fontainebleau, coucha pour la première fois avec Mme la duchesse de Bourgogne. La chose s'est faite sans aucune sorte de cérémonie ni de concours ; il y a même longtemps que je n'ai vu la cour moins grosse.

[1] Cette lettre a paru dans les *Archives curieuses de l'Histoire de France*, de CIMBER et DANJOU, 2ᵉ série, t. XII, p. 165 et suivantes.

Mme la duchesse de Bourgogne, qui soupa chez Mme de Maintenon, s'alla coucher dès dix heures, et si inopinément qu'hors sa première femme de chambre, les autres femmes et la plupart de ses domestiques ne s'y trouvèrent pas ; et monseigneur le duc de Bourgogne, qui soupa avec le Roi, s'alla d'abord après souper déshabiller dans son nouvel appartement de Mme la duchesse de Bourgogne. Dès qu'il fut déshabillé, il passa chez Mme la duchesse de Bourgogne, et tout cela se dépêcha si vite que le Roi, qui leur avoit dit qu'il iroit seul par les derrières de leur appartement les voir dans le lit, y arriva trop tard et n'entra point.

Monseigneur le duc de Bourgogne avoit la tête fort frisée, et la magnificence de son déshabillé et sa toilette sentaient la noce. Il partit de son appartement avec un air courageux et assez enjoué, et comme j'avois l'honneur de lui tenir son bougeoir, je le conduisis jusqu'à la porte du champ de bataille. Pour Mme de Bourgogne, elle versa beaucoup de larmes toute la soirée chez Mme de Maintenon et le Roi nous a dit, à son petit coucher, qu'il y avoit déjà quatre ou cinq jours que sa pudeur alarmée avoit commencé à la faire pleurer.

Comme il est à la mode, depuis plusieurs années, d'éviter à notre cour toutes sortes de cérémonies et tout ce qui peut avoir l'air d'une fête, M. de La Rochefoucault, que vous savez qui les hait souverainement, loua fort le Roi à son coucher d'avoir passé cette soirée sans aucun bruit ni appareil, et sa Majesté répondit que M. et Mme de Bourgogne étant mariés depuis deux ans, il lui sembloit que tout appareil devoit être banni et qu'il fal-

loit les laisser coucher ensemble pour la première fois
sans y donner plus d'attention que s'ils eussent commencé d'y coucher dès le jour de leurs noces [1].

[1] Ce n'était pas ainsi que les choses se passaient d'ordinaire, encore à cette époque. On faisait défiler la foule devant
la mariée « exposée sur son lit comme au théâtre ». Et personne, à part peut-être La Bruyère, le grave censeur des
mœurs de son temps, ne songeait à s'en étonner. Mlle d'Aubigné se marie : le lendemain, « tout le monde vit Mme de
Maintenon qui était dans son lit et la mariée qui était aussi sur
son lit dans une autre chambre ». DANGEAU, *Journal*. Saint-
Simon épouse la fille du duc de Lorges : « le lendemain,
M. d'Auneuil nous donna un grand dîner, après lequel la mariée
reçut sur son lit toute la France à l'hôtel de Lorges ». SAINT-
SIMON, *Mémoires*. « Le 21 janvier 1722, peu de jours après l'arrivée à Madrid de la future princesse des Asturies, l'union religieuse fut célébrée avec toute la pompe que recherchait
alors la monarchie espagnole... A cause de leur âge, les jeunes
époux devaient vivre séparés pendant quelque temps encore ;
mais, pour confirmer d'une manière plus certaine l'indissolubi-
lité de leur alliance, notre ambassadeur, Saint-Simon, qui se
sentait maître de la faveur du Roi catholique, eut la hardiesse
de demander que le soir du mariage, le nouveau couple parta-
geât quelques instants la même couche et qu'à ce moment
toute la cour fut admise, avec Leurs Majestés, à s'approcher
du lit nuptial. Ce que proposait Saint-Simon était, il en convient, contraire aux usages du pays, la modestie et la gravité
des Espagnols ne permettant pas même aux plus proches
parents de voir jamais une femme au lit. Le Régent n'avait
pas chargé son envoyé de présenter cette requête, à laquelle le
marquis de Grimaldo, se faisant l'interprète des convenances
nationales, crut devoir s'opposer. Néanmoins, Philippe V, dési-
reux de ne rien refuser dans cette journée au représentant de
la France, accéda à sa prière. « Au sortir du bal, ajoute Saint-

Le matin, dès huit heures et demie, monseigneur le duc de Bourgogne a passé dans son appartement. On a été à son lever ordinaire, avec pourtant un peu plus d'empressement de la part des vieux courtisans. Comme ce prince est d'une santé fort délicate, il avoit les yeux fort battus et paroissoit très fatigué ; tirez-en vos conséquences.

Pour Mme la duchesse de Bourgogne, dès qu'elle a été hors du lit, c'est-à-dire sur les neuf heures, elle est montée en carrosse, pour aller à Saint-Cyr joindre Mme de Maintenon, qui y est allée dès le grand matin à son ordinaire ; elles n'en reviendront que ce soir sur les sept heures, dans le temps que le Roi reviendra de Marly, où il est allé voir les beautés qu'on y a faites pendant son séjour à Fontainebleau.

Il n'y aura ce soir ni comédie, ni appartement, ni aucune sorte de divertissement. Monseigneur le duc de Bourgogne couchera dans son appartement, sa délicatesse ne permettant pas qu'on le laisse coucher tous les jours dans le lit de Mme de Bourgogne.

Simon, tout le monde suivit le roi et la reine dans l'appartement de la princesse et attendit dans les antichambres ; il n'entra dans la chambre que le service nécessaire ; j'y fus appelé ; la toilette fut courte, Leurs Majestés et le prince extrêmement gais. Tout se passa comme j'ai expliqué qu'il avait été résolu. » Le coucher public eut donc lieu dans les conditions proposées par notre ambassadeur, et celui-ci put annoncer au régent que tout avait été fait pour assurer l'accomplissement de son vœu le plus cher. » P. DE RAYNAL, *Le Mariage d'un Roi*, pp. 31-33.

L'*arbitra* de tout à l'heure, la modératrice des étreintes conjugales, n'aurait pas été de trop ; elle eût trouvé là l'occasion d'exercer les privilèges de sa charge.

S'il y a toujours intérêt à comparer les mœurs du passé aux nôtres, il serait imprudent d'en conclure que nos ancêtres valaient moins que nous. Les actions des hommes d'autrefois ne doivent point être jugées avec nos idées actuelles, et, comme l'a dit Mérimée [1], « ce qui est crime dans un état de civilisation perfectionné n'est que trait d'audace dans un état moins avancé, et peut-être est-ce une action louable dans un temps de barbarie ».

Chaque siècle, pourrait-on presque dire, a sa morale et là où nos pères se contentaient de sourire, nous nous voilons la face dans un accès d'indignation vertueuse. Que dirait-on aujourd'hui d'une mère qui raconterait à son fils comment s'est passée la première nuit de noces de sa sœur? On n'aurait pas assez d'épithètes pour flétrir un tel manque de sens moral ; mais si nous observons que nous sommes sous le règne du Bien-Aimé, à une époque où les scandales les plus notoires sont taxés de vulgaires peccadilles, nous inclinerons aussitôt à l'indulgence.

[1] Préface de la *Chronique de Charles IX*.

Quand Louis XV maria son fils à la fille de Philippe V et d'Élisabeth Farnèse, il ne voulut charger personne du soin d'instruire le Dauphin : c'est lui-même qui entendit l'accompagner jusqu'à la couche nuptiale et lui apprendre, en homme parfaitement renseigné sur ces matières, la conduite qu'il devait tenir à l'égard de sa jeune femme.

Racontars que tout cela, papotages d'office, recueillis par des valets mal intentionnés, murmurent les sévères gardiens de la morale. Que diront-ils, si nous leur prouvons que c'est dans la correspondance même d'Élisabeth Farnèse, conservée à l'*Archivio di Stato* de Parme, que notre distingué collègue, M. Casimir Stryienski, au cours de recherches sur le *Gendre de Louis XV* [1], a découvert la curieuse pièce [2] qui confirme nos dires ?

Cette lettre fut adressée par la reine d'Espagne à son fils, Don Philippe, alors à l'armée d'Italie.

Au Prado, ce 10 mars [1746].

... Je vous promis hier que je vous écrirai des nouvelles du mariage de votre sœur, je vous les dirai, mais il faut que vous me gardiez le secret et surtout avec l'Infante [Louise-Élisabeth, fille de Louis XV et femme de Don

[1] Publié chez Plon, en 1903.
[2] Nous l'avons déjà publiée dans la *Chronique médicale* du 1er mai 1903.

Philippe], car comme elle pourrait l'écrire là-bas, nous ne pourrions plus rien savoir. Or donc, je suppose que vous savez déjà que le Roi instruisit le Dauphin un quart d'heure avant qu'il se couchât, comme il ne savait rien du tout; soit que le respect de son père ou que l'aventure l'étourdit, il n'entendit pas bien la leçon; ainsi la première nuit se passa à la baiser et l'embrasser, et dans ces transports il lui arriva du malheur, il se pâma et crut qu'il allait mourir, et surtout parce qu'il se sentit la chemise toute mouillée. Enfin, le matin, le Roi les étant allé voir qu'ils étaient encore dans leur lit, il leur demanda s'ils avaient bien passé la nuit, et par les réponses du Dauphin, il reconnut qu'il n'avait rien fait; il sortit de la chambre et alla chercher la nourrice, lui disant comment ce Dauphin n'avait pas fait son devoir, et grondant la nourrice; [il] tâcha de l'apaiser [apaiser son fils] et lui dit que ce qui ne s'était pas fait un jour se ferait l'autre, ainsi il se tranquillisa et l'instruisit mieux, et la nuit suivante on dit que *salió maestro* et qu'il prit tant de goût à mourir doucement qu'il arriva qu'il en fut malade, et qu'il a fallu lui dire qu'il se ménageât un peu. Or, un soir, il confessa à sa mère et à sa femme qu'il n'y avait autre chose à faire pour engrossir sa femme que de la baiser et l'embrasser, que quand elle restait grosse, l'accoucheur ouvrait le ventre à la femme, et lui tirait l'enfant; je vous laisse à penser si elles en rirent, et moi aussi quand je vis cette lettre, et je ne doute pas qu'il vous arrivera la même chose quand vous lirez celle-ci, mais ce qui me fait plaisir, c'est qu'il était innocent là-dessus, et qu'il n'avait aucune malice, ainsi il sera fort sain.

Nous sommes à l'ordinaire et les autres bien et ayant
fini mon conte et n'ayant plus rien à dire, je finirai, mon
très cher fils de ma vie, en vous embrassant de tout mon
cœur, et en vous assurant que je prie toujours pour
vous[1].

ÉLISABETH.

Le 22 juillet 1746, la première femme du Dauphin mourait en couches; six mois après, le fils
du roi se voyait contraint, par raison d'État, de se
marier avec la fille d'Auguste III. Il avait dix-
huit ans, elle en avait seize.

Le Dauphin, fut, paraît-il, très ému au moment
de la *mise au lit*. Dans la chambre même où il se
trouvait, deux années, auparavant, la même foule
de princes, princesses, ambassadeurs, était assemblée pour le coucher d'une autre Dauphine, à
laquelle il gardait un très tendre souvenir; il ne
put se défendre de pleurer. Mais il faut croire
qu'après avoir donné « libre cours à ses larmes »,
il réussit à se consoler, car voici la dépêche[2]
qu'adressait le comte Loss, ambassadeur de Saxe

[1] Cette lettre est écrite en français dans l'original; le tran-
scripteur en a respecté le style, sinon l'orthographe, quelque
peu fantaisiste.

[2] Elle a été publiée par nous dans la *Chronique médicale*, du
15 octobre 1909. Nous en devions l'obligeante communication à
M. Casimir Stryienski.

en France, au comte Bruhle, premier ministre d'Auguste III :

11 février 1747.

MONSEIGNEUR,

En conséquence de ce que j'ai eu l'honneur de mander hier à Votre Excellence par un courrier français, je prépare nos dépêches pour faire partir sans délai le courrier du cabinet Pennasch avec la nouvelle intéressante de l'heureuse consommation du mariage de Mme la Dauphine avec son auguste époux, et j'hésite d'autant moins d'en rapporter à Votre Excellence toutes les petites particularités qui sont parvenues à ma connaisance, afin qu'elle en puisse rendre un compte exact à Leurs Majestés, que je les tiens pour la plupart de la bouche du Roi Très Chrétien qui me fit l'honneur de m'en informer hier au soir, au grand appartement.

Toute la nuit du 9 au 10 jusqu'à deux heures du matin s'était passée en vains efforts de la part de Monseigneur le Dauphin. Après deux heures de sommeil que prirent nos deux sérénissimes époux, ces efforts furent renouvelés avec plus de vigueur, mais encore inutilement ; de sorte qu'on se leva sans que Monseigneur le Dauphin eût pu achever l'ouvrage dont il était question. Je m'en aperçus d'abord en faisant la cour à Monseigneur le Dauphin, à son lever, qui avait les yeux extrêmement échauffés, l'air fatigué, beaucoup moins gai et extraordinairement rêveur ; quoique je ne remarquasse rien sur le visage de Mme la Dauphine, sinon qu'elle était un peu abattue faute d'avoir dormi. Je fus confirmé dans mes conjectures par Mme Dufour, sa première femme de chambre, à laquelle elle avait fait confidence de son aventure.

Monseigneur le Dauphin, de son côté, bien résolu de ne point laisser passer la journée sans venir à bout de son entreprise, déshabilla lui-même sa sérénissime épouse, d'abord qu'ils eurent dîné ensemble, et acheva sur un canapé ce qu'il n'avait pu effectuer la nuit. Mme Dufour fut appelée au secours pour faire changer de chemise à la nouvelle mariée. Monseigneur le Dauphin fut d'un contentement qui surpasse tout ce qu'on pourra s'en imaginer et qualifia, immédiatement après cette expédition, son auguste épouse du nom de sa chère femme. La nouvelle en fut portée dans l'instant au Roi Très Chrétien, qui en fut dans une grande joie. Notre nouvelle Dauphine se plaignit un peu à sa femme de chambre de la trop grande ardeur de Monseigneur le Dauphin, s'habilla et parut au soir au grand appartement avec ses grâces ordinaires qui lui ont déjà attiré tous les cœurs de la nation.

J'ai su que Monseigneur le Dauphin en se levant s'était plaint le matin à ses confidents, en leur contant son désastre, qu'il avait trouvé auprès de la nouvelle mariée la même difficulté qui avait été un obstacle à ses désirs auprès de sa première femme, le chemin ayant été trop étroit pour se frayer un passage, et qu'il avait paru fort inquiet de cette difficulté, appréhendant qu'il ne lui arrivât la même chose qu'avec la défunte dont il n'avait pu venir à bout qu'après le retour de la première campagne [1] qu'il fit avec le Roi Très Chrétien. Heureusement, toutes ces craintes sont évanouies [2].

Au reçu de cette dépêche, son destinataire répondit :

Le courrier Pennasch arriva avant-hier, à midi, avec les dépêches de Votre Excellence. Au rapport que j'en ai fait au roi, Sa Majesté a autant ri de la vigoureuse défense de la forteresse assiégée, qu'elle a témoigné de parfait contentement de la reddition et de la joie qu'en a éprouvée le vainqueur [3].

Ces ambassadeurs avaient le mot pour rire.

*
* *

Il existait jadis une coutume qui faisait partie du cérémonial du mariage : c'était *la bénédiction du lit*. La bénédiction du lit nuptial était regardée comme indispensable, et nul n'aurait songé à s'y soustraire. On en trouve la formule dans les plus

[1] Fontenoy.

[2] Archives du royaume de Saxe, Dresde, *Registre des Ambassades* (789, f° 201-204). Le document original est en français ; nous le reproduisons sans y faire la moindre correction (C. S.).

[3] Id., *ibid.*, f° 205. Cette réponse a été publiée par le comte Vitzhum, dans *Maurice, comte de Saxe, et Marie-Josèphe de Saxe* (1 vol. ; Leipzig, 1867), p. 165.

anciens rituels [1]; elle était encore mise en pratique à la fin du dix-huitième siècle.

Louis-Joseph de Bourbon-Condé venait d'autoriser, après bien des hésitations, son fils unique à s'allier à une princesse de la maison d'Orléans. Les futurs étaient encore bien jeunes et de plus cousins germains ; mais quand l'amour se met de la partie, les obstacles sont vite levés.

Leur union allait-elle enfin se consommer ? L'étiquette si rigide de la cour de Versailles, qui avait conservé tant d'*us* plusieurs fois séculaires, était là qui réclamait ses droits. Des princes et des princesses ne sauraient passer leur nuit de noces (selon l'expression d'un historiographe [2], à qui nous emprunterons les particularités qui vont suivre), « qu'après en avoir vu le pudique mystère dévoilé aux yeux de tous, en vertu des mondaines exigences de la piété officielle ».

Cette cérémonie rentrait dans les attributions du grand aumônier ; elle était présidée par le roi lui-même, et la cour y assistait. La jeune duchesse était tenue de s'y trouver en robe de chambre ; le jeune duc en habit, mais sans chapeau et sans épée.

Mais passons la parole au narrateur.

[1] Chéruel, *Dict. des Institutions de la France*, t. II (Paris, 1855), p. 837.

[2] *La Mère du duc d'Enghien*, par le comte Ducos ; Paris, Plon, 1900.

« Le prélat s'approche de la couche nuptiale, l'aspersoir à la main ; il fait tomber la rosée sainte sur les couvertures moelleuses et les draps neigeux. Derrière les courtines qu'elles ont déployées, la princesse est menée au lit par ses femmes.

« Pendant ce temps, le prince est sorti de la pièce ; il y revient à demi vêtu pour recevoir sa chemise des mains du roi. Il sort de nouveau, achève de se déshabiller et reparaît en robe de chambre et en pantoufles, le bonnet de nuit à la main.

« Il se met au lit à son tour. Les rideaux, restés fermés jusque-là, sont aussitôt tirés, d'un côté, par le premier gentilhomme de la chambre du duc de Bourbon, de l'autre par la dame d'honneur de la duchesse, et la cour est admise à contempler le jeune couple. Il reçoit en cette situation singulière les compliments du Roi. Le prince reste la tête découverte, tant que Sa Majesté ne s'éloigne pas. Les deux Altesses, enfin délivrées de leur assujettissante figuration, ne vont plus être sans doute que deux jeunes gens heureux de s'abandonner à leur mutuel amour. Mais un tout autre dénouement se prépare.

« La Faculté a fait de respectueuses observations au duc d'Orléans et au prince de Condé, sur l'âge du marié, qui ne permettait point d'espérer qu'il pût avoir dès ce moment une forte et vigoureuse descendance. Ces princes, accueillant une opinion si sage, ont décidé que la cohabitation de leurs enfants serait différée : le duc de Bourbon voyagerait, la duchesse retournerait à son couvent. On vient donc quérir les époux en leur lit, et force leur est d'aller finir la nuit chacun chez soi.

« La belle ordonnance de leurs noces ne s'en poursuit pas moins le lendemain. A cinq heures après midi, la nouvelle duchesse est honorée de la visite du Roi et de celle de la famille royale. Elle est étendue en grand habit sur son lit. A côté de ce lit, il y a un fauteuil pour Sa Majesté et des pliants dans le reste de la chambre, au cas qu'elle veuille faire asseoir des dames. Louis XV salue et complimente sa cousine, l'air un peu narquois, sachant qu'elle n'a pas encore obtenu la réalisation de ses vœux. Au bout d'un moment, il est reconduit chez lui avec la pompe accoutumée...

« Beaucoup, dit en terminant le narrateur, s'amusaient de leur déconvenue, étonnés qu'ils eussent pu se croire mariés pour de bon. Ils ne tardèrent pas à mettre les rieurs de leur côté. Comme dans une opérette donnée de nos jours, et dont leur aventure a sans doute inspiré le livret, le petit duc enleva prestement sa femme du couvent. Ils tombèrent aux bras l'un de l'autre, lui, très fier d'avoir fait preuve d'une audace à la Condé ; elle, ravie d'avoir été traitée en héroïne de roman. »

.˙.

Quand Napoléon eut projeté de prendre pour femme Marie-Louise, archiduchesse d'Autriche, l'archiduc Charles représentait l'Empereur au mariage par procuration, et c'est Berthier qui fut chargé d'amener la jeune impératrice à son époux, qui l'attendait avec une impatience, qu'il eut, dit-on, quelque peine à contenir.

Il est juste de dire, cependant que, dans ses instructions à Berthier, Napoléon lui recommanda, entre autres choses, de ne pas trop se hâter, si la santé de sa future femme devait souffrir de cette hâte.

La pensée de l'Empereur était évidente, écrit à ce propos M. Vandal ; il eût été fâché que Marie-Louise lui arrivât épuisée par une marche précipitée et par d'interminables représentations, lasse de corps et d'esprit, mal préparée aux émotions et aux épreuves qui l'attendaient. Il la voulait toute fraîche, parfaitement remise, en plein épanouissement physique et moral. Comprenant le maître à demi-mot, Berthier entoura désormais l'Impératrice de soins attentifs et constants, la couvant avec une sollicitude de mère.

Dès Stuttgard, il écrivait, en rendant compte d'une soirée passée à l'Opéra de cette ville :

« Comme il y faisait un peu froid, l'Impératrice n'y est restée qu'une petite demi-heure. » Malgré cette prudence, Marie-Louise contracte un léger rhume. Berthier redouble de précautions, et le rhume est guéri.

A Strasbourg, des instructions rigoureuses avaient été données par le maréchal, pour que l'on ne fît pas veiller l'Impératrice et pour qu'elle fût rentrée dans ses appartements à neuf heures. A Nancy, même consigne. Berthier écrit : « Je viens de voir le préfet et trois députés de la ville ; j'ai arrangé les fêtes que recevra Sa Majesté, de manière à la fatiguer le moins possible et à ce qu'elle soit couchée à neuf heures. » Enfin il se portait garant « que Sa Majesté arriverait à Compiègne bien portante ». Le grand-maréchal entendait tenir scrupuleusement sa promesse et livrer en parfait état le dépôt confié à sa garde.

L'Empereur, pendant les deux jours que Marie-Louise passerait à Compiègne, ne devait pas coucher sous le même toit qu'elle. Un appartement avait été préparé pour lui à l'hôtel de la Chancellerie. Mais, en cela encore, le programme ne fut point suivi. Napoléon, impatient, pénétra dans la chambre de sa jeune femme dès le soir même de l'arrivée à Compiègne, et le lendemain se produisit une scène des plus singulières.

Les sœurs de l'Empereur étaient réunies pour

le déjeuner de famille, lorsque Napoléon parut seul, disant que l'Impératrice, fatiguée du voyage, déjeunerait dans son appartement. Puis un sourire et des chuchotements ayant été surpris et mal interprétés par lui, il entra dans une violente colère; il se serait même livré, dit-on, sur l'une de ses sœurs, à une voie de fait, qui fit cesser sur-le-champ l'humeur sarcastique des autres[1].

Pas plus sur ce chapitre que sur les autres, l'Empereur n'entendait raillerie.

[1] *Mémoires secrets du dix-neuvième siècle*, par le vicomte DE BEAUMONT-VASSY, p. 185.

APPENDICE

LA NUIT DE NOCES D'UN ROI D'ESPAGNE

La lettre, dont nous allons reproduire les extraits, fut adressée, en 1830, par Mérimée à Stendhal; il est superflu d'ajouter qu'elle n'était pas destinée à la publicité. Elle figure dans une plaquette rarissime, tirée à 25 exemplaires[1], et communication nous en fut donnée naguère, à la fois par M. Chambon, bibliothécaire à la Sorbonne, mériméiste fervent, et par M. Casimir Stryienski, stendhaliste non moins zélé.

Le roi d'Espagne dont il s'agit dans cette épître doit être Ferdinand VII, fils de Charles IV, né en 1784, mort en 1833.

... Je vais vous écrire une histoire bien salope qu'on m'a racontée à Madrid. La reine saxonne que Ferdinand a épousée était une princesse confite en dévotion, et si chrétiennement élevée, qu'elle ignorait jusqu'aux choses de ce monde les plus simples, et que savent en Espagne les petites filles de 8 ans.

[1] *Sept lettres de Mérimée à Stendhal*, 1 br., Rotterdam, 1898, p. 7-11.

C'est un ancien usage, lorsque le roi épouse une princesse présupposée vierge, que la princesse du sang mariée, la plus proche parente du roi, ait avec la reine un entretien d'un quart d'heure pour la préparer à la cérémonie. A défaut de princesse du sang, la camarera mayor est chargée de cette instruction. Or, la Saxonne étant venue, la belle-sœur du roi, femme de l'infant D. Carlos, et sœur de la feue reine Marie-Isabelle, à qui la reine saxonne succédait, déclara tout net que pour rien au monde elle ne mettrait cette Allemande en état de remplacer sa sœur. D'autre part, la camarera mayor, vieille p... dévote, protesta qu'elle n'avait jamais fait assez d'attention à ce que son mari lui faisait, pour pouvoir l'expliquer à d'autres. Il en résulta que la reine fut mise au lit sans aucune préparation.

Entre S. M. Représentez-vous un gros homme à l'air de satyre, très noir, la lèvre inférieure pendante. Suivant la dame de qui je tiens l'histoire, son m... v... est mince comme un bâton de cire à la base, et gros comme le poing à l'extrémité, d'ailleurs long comme une queue de billard. C'est en outre le plus grossier et effronté paillard de son royaume. A cette horrible vue, la reine pensa s'évanouir, et ce fut bien pis quand S. M. C. se mit à la farfouiller sans ménagement (N. B. La reine ne parlait que l'allemand, dont S. M. ne savait pas un mot).

La reine s'échappe du lit et court par la chambre avec de grands cris, le roi la poursuit, mais comme elle était jeune et leste, et que le roi est gros, lourd et goutteux, le monarque tombait sur le nez, se heurtait contre les meubles. Bref, il trouva ce jeu fort sot et entra dans une colère épouvantable. Il sonna, demanda sa belle-sœur et la camarera mayor, et les traita de P. et B. avec une éloquence qui lui est particulière, enfin il leur ordonna de préparer la reine, leur laissant un quart d'heure pour cette négociation. Puis en chemise et en pantoufles, il se promène dans une galerie, fumant un cigare.

Je ne sais ce que le diable dirent ces femmes à la pauvre reine, ce qu'il y a de certain, c'est qu'elles lui firent une telle peur que sa digestion en fut troublée. Quand le roi voulut reprendre la conversation où il l'avait laissée, il ne trouva plus de résistance, mais à son premier effort pour ouvrir une porte, celle d'à côté s'ouvrit naturellement et tacha les draps d'une couleur tout autre que celle que l'on attend après une première nuit de noces. Odeur effroyable, car les reines ne jouissent pas de mêmes propriétés que la civette. Qu'auriez-vous fait à la place du roi? Il se sauva en jurant et fut huit jours sans vouloir toucher à sa royale épouse. Si j'avais plus de papier, je vous enverrais la *relation de sa première nuit avec la reine portugaise* [1], mais ce sera pour une autre fois.

Adieu, etc.

Le phénomène physiologique que signale l'auteur de ce récit, légèrement rabelaisien, est bien connu : c'est celui-là même qui se produit chez certains hommes, sous l'influence d'une vive émotion, sur un champ de bataille, à l'approche de l'ennemi. Henri IV, qui était pourtant brave à l'occasion, y était sujet ; mais dans les circonstances, le Vert-Galant aurait eu, à coup sûr, une autre attitude que le Roi Très-Chrétien.

[1] Cette relation n'est pas connue.

On n'avait pas attendu que Louis XV eût atteint sa majorité pour songer à le marier; dès 1721, le Régent avait décidé de trancher cette grave question.

Le jeune roi, dont on voulait faire cesser le célibat, avait 11 ans. L'âge de la nubilité canonique était de 12 ans pour les filles, 14 ans pour les garçons, mais on fiançait les futurs époux bien avant cet âge. On trouve de nombreux exemples de ces mariages précoces rapportés par les mémorialistes des deux derniers siècles [1]. On ne dérogeait donc pas à la tradition en faveur du successeur de Louis XIV.

[1] « Lorsque Mlle d'Arquien fut en âge d'être mariée, c'est-à-dire à 12 ans, on lui fit épouser, etc. » *Mémoires du duc de Luynes.* « Dès que Mlle de Mailly eut 12 ans accomplis, on la maria. » *Mémoires de Saint-Simon.* « Mlle de Nantes a aujourd'hui 12 ans accomplis et Mme de Montespan est fâchée que les mesures n'aient pas été prises assez justes pour faire le mariage le

Saint-Simon a conté, avec la vigueur de style qu'on lui connaît, ce qui pourrait s'appeler la scène des fiançailles de Louis XV.

Celui-ci venait d'apprendre qu'on lui destinait l'infante d'Espagne ; il en resta un moment interdit.

Mais voici qu'on annonce le maréchal duc de Villeroy, le Roi donne l'ordre qu'on le fasse entrer. Le maréchal, « secouant sa perruque tout à son ordinaire », dit, s'adressant au jeune prince : « Allons, mon maître, il faut faire la chose de bonne grâce. » A ces mots, Louis XV fond en larmes et ce n'est qu'à grand'peine qu'on le décide à se rendre au Conseil. Là, quand son tour fut venu de donner son acquiescement au projet qu'on avait arrangé pour lui, il répondit par un oui, mais « un oui sec et en assez basse note ».

L'infante avait sept ans de moins que le roi, ce qui donna l'occasion au jeune prince de dire à

lendemain. » *Journal de Dangeau.* L'union ne fut célébrée que six semaines plus tard. Les époux étant un peu jeunes, on les sépara le jour même, mais moins d'une année après ils étaient réunis, le mari ayant 18 ans et la femme 13. Les parents mariaient leurs enfants à un âge où ceux-ci ne pouvaient ni se défendre, ni même en sentir l'intérêt. « On était tellement habitué à caser les filles de bonne heure, que Saint-Simon, pour décider le duc d'Orléans à marier son aînée, lui disait « qu'ayant « 14 ans, elle devait commencer à lui peser. » F. GIRAUDEAU, *Les Vices du jour et les Vertus d'autrefois,* p. 73.

quelqu'un qui venait lui faire part de son mariage :
« Je suis plus avancé que vous : j'ai une femme et
même un enfant [1]. » Il eut, d'ailleurs, vite pris
son parti, à la perspective d'une union qu'il savait
lointaine.

Ce qu'on aurait peine à croire, si on n'en avait de
nombreux témoignages, c'est que le roi qui devait
donner plus tard l'exemple des plus viles dépra-
vations, eut une enfance chaste, en dépit de toutes
les tentations auxquelles il fut en butte. Il ne
tolérait pas le vice autour de lui et le repoussait
sévèrement, quand il se présentait à ses yeux. On
connaît l'aventure du valet de chambre Bontemps,
qui avait amené à Versailles sa maîtresse. Le roi,
l'apprenant, ordonna qu'on chassât cette femme et
que le serviteur ne reparût plus devant lui.

Le bruit courut un moment que des jeunes
seigneurs, qu'on avait donnés au jeune roi pour
compagnons, avaient essayé de le corrompre. On
alla jusqu'à dire qu'ils avaient, non sans succès,
cherché à jouer le rôle que jadis avaient rempli
les « mignons » auprès de Henri III[2]. On a même

---

[1] Cf. *Revue des Questions historiques*, t. III.

[2] « Il y a débauche aussi des jeunes seigneurs entre eux et
ils ne s'en cachent point. Le jeune duc de Boufflers, le marquis
de Rambure et le marquis d'Alincourt, étant allés dans un
bosquet, le duc de Boufflers voulut violer Rambure et n'en put
venir à bout. D'Alincourt dit qu'il voulait prendre la revanche
de son beau-frère Boufflers. Rambure ne s'en défendit point et

porté contre l'un d'eux une accusation formelle, que
précise ce passage du *Journal* de Mathieu Marais :

Le propre jour que le maréchal de Villeroy est venu à
Versailles, on a découvert que le jeune duc de la Tré-
mouille, premier gentilhomme de la Chambre du Roi,
lui servoit plus que de gentilhomme, et *avoit fait de son
maître son Ganymède*. Ce secret amour est bientôt
devenu public, et l'on a envoyé le duc à l'Académie avec
son gouverneur pour apprendre à régler ses mœurs...
Voilà donc le tour des mignons et l'usage de la cour de
Henri III[1].

Les dames le suivent, nous apprend le même
informateur, mais il ne les aime ni ne les
regarde.

On organise une réunion à Chantilly, au mois
de juin 1724[2]. Toutes les dames de la cour se sont

en passa doucement par là. Voilà les abominations que le
voyage de Versailles a produites. » *Journal et Mémoires de
M. Marais*, t. II, p. 319-320 ; *Journal de Barbier*, t. I, p. 227-
228 et p. 425-426 ; *Correspondance de la Palatine ; Recueil Maurepas ;
Mémoires de Maurepas ; Mélanges de Boisjourdain ; Mémoires du
régiment de la Calotte* (1725) ; *Mémoires du Maréchal de Richelieu*,
t. III, p. 317-320 et V, p. 49-50 ; *Journal de Jean Buval*, t. II,
p. 410 et p. 498-502.

[1] *Journal et Mémoires de Mathieu Marais*, t. III, p. 114. « Dès
sou enfance, il (Louis XV) était bizarre, nerveux et adonné aux
amours infâmes. » Docteur JACOBY, *Études sur la sélection*
1re édition, p. 407.

[2] « On croit dans Paris, écrit Barbier, qu'on va faire de
grandes affaires à Chantilly, mais le sujet du voyage du Roi

mises en frais[1] pour plaire au jeune monarque. « Elles ont fait une prodigieuse dépense en habits. » M. le duc (le duc de Bourbon) en a désigné dix-sept d'entre elles, choisies parmi les moins farouches et les plus séduisantes, qui sont chargées d'attenter à la vertu de ce prince, dont on commence à trouver le calme désespérant. Mais les « nymphes en furent pour leurs frais : rien ne put triompher de la sauvagerie d'Hippolyte, qui, de tous les plaisirs offerts, ne voulut prendre que celui de la chasse[2] ».

est très croustilleux : on veut tâcher de donner au Roi du goût pour les femmes et de lui faire perdre son p....... On espère que cela le rendroit plus traitable et plus poli. C'est Mme de la Vrillière qui est chargée de la commission ou de le faire...... La petite duchesse d'Épernon, qui est très jolie et très jeune, etc. » *Journal de Barbier*, t. I, p. 362. Mathieu Marais écrit de son côté : « Il y a bien des choses préparées sans celles que l'on n'attend point. »

[1] La duchesse de Retz, petite-fille du maréchal de Villeroy avait voulu un jour séduire le Roi. « Elle avait porté ses mains sur lui et dans des endroits très cachés. Sur quoi le maréchal, entrant en fureur contre la duchesse, l'avait sur-le-champ fait sortir de la Cour, alors réunie à Versailles, et renvoyée à Paris. » *Journal et Mémoires de M. Marais*, t. II, *loc. cit.*

[2] H. Druon, *Histoire de l'Éducation des Princes*, t. II, p. 248 et 253. A propos de la passion du jeune roi pour la chasse, Barbier consignait dans son *Journal* (t. I, p. 365) : « Il ne paraît pas qu'on ait réussi dans le dessein du voyage. Le roi ne songe qu'à chasser... J'avoue en mon particulier que c'est dommage, car il est bien fait et beau prince, mais qu'y faire ?... »

17

Louis XV avait subi les influences de ses précepteurs, plus particulièrement celle de l'abbé Fleury, qui s'était attaché à lui donner une éducation presque monastique. Le jeune roi avait une piété sincère et profonde : ne l'avait-on pas vu faire arrêter son carrosse, pour se mettre à genoux devant le Saint-Sacrement ?

La duchesse d'Orléans — comme plus tard Mme de Mailly et Mme de Pompadour — se moquaient en vain des terreurs de l'enfant, au sujet de l'Enfer et de son horreur pour le Jansénisme. On avait tenté d'arracher Louis XV à l'influence de Fleury, et de s'attaquer à cette innocence qui se défendait avec tant d'énergie; mais, à part l'opinion isolée que nous avons rapportée et qui est discutable, il semble que Louis XV soit resté pur, au milieu des entraînements et des séductions. Jusqu'à son mariage, jusqu'au moment où il eut une *femme* et non plus un *enfant*, il resta le prince qui faisait chasser la maîtresse d'un de ses valets, et fuyait avec une égale répulsion le monde et les femmes. Il était dans ces sentiments, quand on lui présenta pour la première fois celle qu'on lui destinait pour femme.

Le 2 mars 1722, l'Infante d'Espagne avait fait

son entrée solennelle à Paris[1]. Le Roi s'était rendu au-devant d'elle, à quelques kilomètres de la capitale, à Berny.

Malgré toute sa grâce et sa joliesse[2], la petite princesse de trois ans ne parut point faire une impression agréable sur Louis XV; il rougit en la voyant, comme un enfant honteux et contrarié, et il se borna à la saluer de ces mots banals : « Madame, je suis charmé que vous soyez arrivée ici en bonne santé. » Le lendemain, il lui fit présent d'une poupée de vingt mille livres et se tint ensuite fort à l'écart. « Tout le monde, ajoute l'avocat Barbier, trouve ce mariage-là original[3]. » Il l'était tellement, qu'il ne devait jamais se faire.

Trois ans exactement après son arrivée en France, le bruit se répandait que l'Infante allait être renvoyée en Espagne et l'on parlait de marier le Roi à une autre princesse à peu près de son âge, afin qu'il pût bientôt « donner des successeurs à la couronne[4] ».

---

[1] *Journal et Mémoires de Mathieu Marais*, t. II, p. 249; *Journal de Barbier*, t. I, p. 195-197.

[2] « L'Infante m'a paru très jolie, très vive et pleine de petites grâces. » *Journal et Mémoires de Mathieu Marais*, t. III, p. 271.

[3] *Journal historique et anecdotique du règne de Louis XV*, par BARBIER, Paris, Renouard, éditeur, t. I, p. 132.

[4] *Journal de M. Marais*, t. III, p. 158.

La petite Espagnole, disait-on, « est trop jeune pour le Roi (elle avait sept ans et le Roi en avait quinze)... Elle est petite et n'a pas crû d'une ligne en un an... Elle est nouée dans les reins et n'est pas propre à avoir des enfants, et toutes les grâces de son esprit ne servent de rien pour cet ouvrage-là[1]. »

Le public, qui veut toujours deviner, marie le Roi tantôt à une princesse d'Angleterre, qui se ferait catholique pour être reine de France, tantôt à Mlle de Vermandois ou de Sens, sœurs de M. le Duc (de Bourbon). Un autre jour, il se chuchote que la princesse destinée au roi est une Allemande, sœur de la princesse de Piémont ; elle est à Annecy, dans un couvent, et, entre toutes les belles, elle est des plus belles ; blonde, assez grande, et seulement âgée de quatorze ans. Elle a toutes les séductions, mais elle ne prononce pas un mot de français[2].

Un roi ne se marie pas comme un vilain, et quelques précautions, fort sages d'ailleurs, devaient être observées. On n'exigeait pas seulement de la future reine de France qu'elle fût pourvue d'agréments physiques, mais on la souhaitait surtout apte à perpétuer la race. C'était au

[1] *Journal de M. Marais*, t. III, p. 159.
[2] MARAIS, *op. cit.*, t. III.

premier ministre qu'était échue la mission, qui entraînait une si rude responsabilité, de chercher une femme au jeune monarque. Ce haut personnage s'en préoccupa activement, surtout du jour où il vit la santé du roi menacée.

Louis XV venait, en effet, de tomber gravement malade. Malgré plusieurs indispositions qui auraient dû lui servir d'avertissement, il avait continué à abuser du plaisir de la chasse à courre.

Au milieu du mois de février, Sa Majesté ressentit de violents maux de tête, avec fièvre ardente et abattement, malaises analogues aux symptômes déjà constatés quatre ans auparavant, lors de la maladie qui avait jeté l'épouvante dans le royaume[1].

Le duc de Bourbon crut Louis XV perdu et se considéra lui-même comme à la veille d'être dépouillé du pouvoir. Son anxiété est dépeinte, dans les Mémoires du temps, comme très vive. Il se représentait déjà Louis XV disparaissant à la fleur de l'âge et le duc d'Orléans mettant la main sur la couronne de France.

Est-il besoin de rappeler la scène qui se passa

[1] « Par bonheur, le danger fut promptement conjuré : des saignées au bras et au pied arrêtèrent la fièvre et tirèrent Sa Majesté de l'assoupissement extraordinaire qui avait provoqué les craintes les plus sérieuses des médecins. Alité le 20 février, Louis XV put se lever le 24 et venir le lendemain au Conseil. » *Le Mariage d'un Roi*, par P. DE RAYNAL, p. 115-116.

devant Mareschal, premier chirurgien de Sa
Majesté, et que celui-ci conta lui-même à Saint-
Simon ? M. le Duc logeait à Versailles, assez près
des appartements royaux ; un soir, au plus fort de
la maladie, il se relève et pénètre seul, en robe de
chambre et en bonnet de nuit, une bougie à la
main, jusque dans la dernière antichambre de
Louis XV. Mareschal entendit alors le duc de
Bourbon s'écrier dans une agitation extrême : « Si
le Roi meurt, que deviendrai-je ? S'il en revient, il
faut le marier. »

Quand on se fut arrêté à cette idée, il fallut
d'abord songer aux conséquences que pouvait provoquer le renvoi de l'Infante. Pour éviter une
brouille avec l'Espagne, il fut convenu qu'on
essaierait de gagner le confesseur du roi Philippe V, afin qu'il fit naître dans l'esprit pusillanime de ce souverain, confit en dévotion, des
scrupules sur les dangers que pouvait faire courir à la vertu de Louis XV un célibat trop pro-
longé.

L'Infante étant encore trop jeune pour se marier
c'était au Roi de France à fixer son choix ailleurs.
Dans une lettre que Louis XV envoyait au Roi
d'Espagne, il lui témoignait « la peine qu'il avait
de se séparer de l'Infante ; mais un Roi étant
plus à son peuple qu'à soi-même, il n'avait pu
se dispenser, depuis sa dernière maladie, de céder

aux fortes et vives sollicitations de son peuple pour se marier précipitamment, et prévenir, par un successeur que Dieu voudrait bien lui donner, les troubles et les révolutions qui arriveraient, s'il venait à mourir avant que l'Infante fût nubile[1] ».

C'étaient des raisons trop spécieuses pour que celui à qui on les donnait s'en trouvât satisfait; mais il fallait bien s'y rendre, faute de ne pouvoir faire autrement.

Le principal ministre de Louis XV, le duc de Bourbon, emploiera désormais tout ce qu'il possède d'activité et de zèle à donner promptement satisfaction à son maître.

M. le Duc commence par faire établir une première liste de cent princesses, sur lesquelles le choix du jeune prince pouvait convenablement s'arrêter; il réduira de lui-même le chiffre de cette première liste et en donnera une seconde, qui ne comprendra plus que dix-sept noms. Particularité piquante, celle qui sera Reine de France ne figurait pas sur cette seconde liste !

Le Duc passait ensuite en revue chacune des dix-sept princesses et énumérait leurs qualités et leurs défauts. Enfin, il arrivait à faire une sélec-

[1] MARAIS, t. III. p. 179.

tion de quatre noms, entre lesquels Sa Majesté était invitée à choisir.

Voici le curieux rapport, conservé aux Archives nationales[1], qui fut adressé, à cette occasion, au Roi, par le duc de Bourbon :

RAPPORT DU DUC DE BOURBON AU ROI

Sur le compte que je rendis à V. M. dans le mois de mai dernier de l'affliction où était son royaume d'envisager que son mariage avec l'Infante le privait encore pour huit ans de la satisfaction de vous voir une postérité, et que cette affliction, outre l'amour et l'attachement que tout le monde a pour votre personne, avait pour motif plusieurs raisons d'État, dont je rendis compte à V. M. dans ce temps-là, vous m'ordonnâtes, Sire, d'examiner les moyens dont on pouvait faire usage pour remédier à un inconvénient aussi nuisible à l'État et à votre personne que l'est celui de ne vous point voir d'enfants. En exécution de vos ordres, Sire, j'en ai fait depuis ce temps-là ma plus sérieuse occupation et ne voulant pas m'en rapporter à moi-même sur une matière si délicate et si importante, j'ai consulté les personnes que j'ai crues les plus éclairées et les plus attachées à votre personne et à votre État.

Tous ont été unanimement d'avis que le salut de l'État

---

[1] Il a été publié en partie par la *Revue rétrospective*, de Taschereau (t. XV, p. 172 et suivantes), dont nous empruntons le texte. (Cf. le *Journal de Barbier*, t. I, p. 465.)

dépendait de vous marier promptement, et leurs raisons sont comprises dans le mémoire dont je vais rendre compte à V. M. Je leur ai expliqué les inconvénients du renvoi de l'Infante, qui serait vraisemblablement suivi d'une brouillerie avec l'Espagne. Nous les avons bien pesés et nous croyons tous que, premièrement, le Roi Catholique, ayant autant de religion qu'il en a, se rendra aux raisons incontestables qui auront engagé V. M. de prendre le parti qu'elle aura pris quand elles lui seront bien expliquées ; mais, de plus, nous croyons tous qu'une brouillerie avec l'Espagne serait encore bien moins dangereuse que si V. M. demeurait huit ans hors de portée de donner des successeurs à son royaume, surtout si V. M. était assurée des principales puissances étrangères par de bons traités et de bonnes alliances...

Étant donc certain, suivant notre avis, et suivant celui de tout le royaume, n'y ayant point de jour qu'il n'y ait des gens qui nous en viennent parler, et tout le monde s'en entretenant publiquement ; étant certain, dis-je, que le mariage de V. M. est le seul moyen de tranquilliser vos peuples, de rassurer les puissances étrangères, d'éviter les guerres, et de mettre votre personne et votre État en sûreté, je me suis appliqué à examiner sur quelle princesse votre choix pouvait et devait tomber.

Pour cela, je me suis fait donner une liste de toutes les princesses de l'Europe qui ne sont pas mariées. J'ai pris le plus d'éclaircissements qu'il m'a été possible sur chacune, afin que V. M. fût plus en état de fixer son choix, et c'est ce dont je vais avoir l'honneur de rendre compte à V. M.

Des cent princesses qu'il y a à marier en Europe, en
en retranchant quarante-quatre qui sont trop âgées pour
être mariées à un jeune prince, vingt-neuf qui sont trop
jeunes, dix dont l'alliance ne convient pas[1], il ne reste
par conséquent que dix-sept princesses sur lesquelles on
puisse jeter les yeux, savoir :

Marie-Barbe-Joseph, fille du roi de Portugal.	14 ans
Anne, fille du Prince de Galles	15 »
Amélie-Sophie-Éléonore, fille du même	13 »
Charlotte-Amélie, fille du roi de Danemark	18 »
Marie Petrowka, fille du Czar.	16 »
Anne, fille du même	15 »
Frédérique-Auguste, fille du roi de Prusse	15 »
Anne-Sophie, fille de l'oncle paternel du Roi de Prusse	18 »
Sophie-Louise, fille du même.	15 »
Élisabeth, fille aînée du duc de Lorraine	13 »
Henriette, troisième fille du duc de Modène	22 »
Charlotte-Guillelmine, fille du duc de Saxe-Eysenach	24 »
Christine-Guillelmine, fille du même	13 »
Marie-Sophie, fille du duc de Mecklembourg-Strelitz	14 »
Théodore, fille de Philippe, frère du prince de Hesse-Darmstadt	18 »

[1] Marie Leczinska était au nombre de ces dix. Voici ce qui
la concerne : *Marie, fille du Roi Stanislas Leczinski de Pologne ;
21 ans. Le père et la mère de cette princesse et leur suite vien-
draient demeurer en France.*

Mlle de Vermandois . . . . 21 »
Thérèse-Alexandrine, Mlle de Sens . . . . . . 19 »
Total dix-sept.

Il paraît donc convenable de faire quelques réflexions courtes sur chacune de ces dix-sept princesses, en examinant en peu de mots les convenances pour le bien de l'État.

Anne, princesse aînée de Galles. — 15 ans.

La religion ne peut jamais faire d'obstacle dans les liaisons dont il serait question avec le roi d'Angleterre. L'on demanderait avant toutes choses que la princesse qui serait choisie fît profession de la religion catholique... À supposer même que le motif de religion, ou quelque autre que l'on ne pénètre pas, empêchassent le roi de la Grande-Bretagne d'accepter la proposition du mariage, ce prince serait au moins obligé à une sorte de reconnaissance, dont le moindre effet, joint à l'intérêt qu'il a encore de rester uni avec la France, serait de concourir aux moyens de calmer le ressentiment de l'Espagne et d'empêcher les résolutions violentes qu'elle voudrait prendre. Ainsi, quand même on aurait lieu de croire que la proposition ne serait pas acceptée, il y aurait encore un avantage considérable à le faire. Voilà toutes les raisons pour.

Les raisons contre sont : 1e que toute la catholicité sera effrayée de l'alliance, comptant qu'une princesse qui change de religion à quinze ans ne le fait que par politique et reste toujours au fond de son cœur de celle

qu'elle professe depuis qu'elle est au monde ; 2° c'est
mettre un grand obstacle à la protection qu'il convien-
drait peut-être un jour d'accorder au chevalier de Saint-
Georges ; 3° c'est indisposer la Cour de Rome dont on a
besoin pour faire sentir au roi d'Espagne que le mariage
du Roi était indispensable ; 4° dans le cas où la Reine
aurait le gouvernement ou autorité dans le gouvernement, ce serait une protection en faveur des religion-
naires et jansénistes, source inévitable de malheurs, tels
que ceux que l'on a vus sous les règnes d'Henri III et
d'Henri IV.

Amélie-Sophie, seconde princesse de Galles. — 13 ans.

Il y a les mêmes raisons à l'égard de cette princesse
que celles expliquées ci-dessus pour sa sœur aînée...

Marie-Barbe-Joseph, Infante de Portugal. — 14 ans.

Le but en mariant le Roi promptement étant d'assurer
au plus vite une postérité à S. M., qui mette le royaume
à l'abri des malheurs quasi inévitables qui naîtraient de
la mort du Roi sans enfants, la princesse de Portugal
paraît peu propre à remplir cette vue, puisque la mauvaise santé qui est répandue dans sa famille et qui a
souvent produit des esprits égarés, donne un juste sujet
d'appréhender qu'elle n'ait pas d'enfants, ou qu'ils ne
viennent que trop tard ; que s'ils viennent, ils ne meu-
rent bientôt après leur naissance, ou enfin que cela n'in-
troduise dans la maison royale les mêmes indispositions
qui sont dans la maison de Portugal...

Charlotte-Amélie, princesse de Danemark. — 18 ans.

Cette princesse étant luthérienne et le roi son père très attaché à sa religion, il y a grande apparence qu'il ne consentira pas qu'elle se fasse catholique.

Frédérique-Auguste-Sophie, princesse de Prusse. — 15 ans.

Cette princesse, par les derniers traités entre l'Angleterre et la Prusse, est promise au fils aîné du prince de Galles ; ainsi il est inutile d'en parler ici. De plus, elle est calviniste.

Les deux filles du margrave Albrecht, oncle paternel du roi de Prusse. — L'aînée 18 ans, la cadette 15.

Quoique la naissance de ces princesses, filles de l'oncle paternel du roi de Prusse, semble les mettre à portée de pouvoir s'allier avec un roi, cependant, n'étant pas filles du roi de Prusse, mais seulement ses cousines germaines, il paraît que dans le cas présent elles ne conviennent pas...

Élisabeth, princesse aînée de Lorraine. — 13 ans.

Y ayant déjà eu des princesses de Lorraine qui ont eu l'honneur d'être reines de France, il paraît que par cette raison aussi bien que par quelques autres, on peut jeter les yeux sur la princesse de Lorraine. Cependant il y a d'autres raisons considérables qui s'y opposent : 1° l'exemple même des princesses de Lorraine qui ont été reines de France, et qui ont donné naissance et occasion à des troubles et guerres civiles dans le royaume...

Henriette, troisième princesse de Modène. — 22 ans.

Il ne paraît pas qu'on pût choisir dans cette maison une reine de France. Il y a eu plusieurs époques qui sont désagréables.

Marie Petrowka, princesse aînée czarienne. — 16 ans.

Le mariage de cette princesse étant arrêté avec le duc de Holstein-Gottorp, il n'est plus question de parler d'elle.

Anne, princesse cadette czarienne. — 15 ans.

Cette princesse, fille d'un des plus grands et des plus puissants princes de l'Europe, et d'ailleurs très bien faite et d'une figure aimable, paraîtrait, par ces raisons, devoir être préférée aux autres ; cependant on pourra penser autrement lorsqu'on fera réflexion à la bassesse de l'extraction de sa mère. De plus, cette princesse est élevée dans des façons et coutumes éloignées de celles de ce pays...

Charlotte-Guillelmine et Christine-Guillelmine, filles du duc de Saxe-Eysenach. — L'aînée 21 ans, la cadette 13 ans.

Marie-Sophie, fille du duc de Mecklembourg-Strelitz. — 14 ans.

Ces trois princesses, quoique d'un âge convenable et de maisons illustres, ne paraissent cependant point propres à être mises sur le trône de France, parce qu'elles sortent de branches cadettes peu riches, et sont d'ailleurs luthériennes.

Théodore, fille de Philippe, frère du prince de Hesse-Darmstadt. — 18 ans.

Le père de cette princesse est cadet d'une branche cadette ; sa femme est sœur du duc d'Havré, Flamand qui est au service d'Espagne, et son fils aîné a épousé une comtesse de Hanau. Elle est totalement dans le même cas que les trois princesses ci-dessus : elle est luthérienne...

Mlle de Vermandois. — 21 ans.

Sa figure est telle qu'on la peut souhaiter ; ses mœurs ont répondu à son éducation ; sa vocation pour la retraite est un témoignage de sa sagesse et de sa religion. Elle est d'un caractère doux et d'un esprit aimable. Son âge, qui peut être objecté, la rend plus propre à donner des héritiers bien constitués, et il pourrait mieux convenir de préférer une personne dont on connaît l'esprit et le caractère, à une autre dont on les ignore et qui les pourrait avoir tels, qu'on aurait lieu par les suites de se repentir du choix qu'on aurait fait[1].

---

[1] Cette préférence pour Mlle de Vermandois s'accuse mieux encore dans un « Mémoire adressé au duc de Bourbon, premier ministre, mars 1725 », dont le prétendu destinataire pourrait bien avoir été le principal inspirateur. Nous n'en donnerons ici qu'un extrait, renvoyant, pour le surplus, à la *Revue rétrospective*, t. XV, p. 162.

« Notre royaume, tranquille au dehors comme au dedans, nous permet de choisir ce qui nous paraîtra le meilleur et n'exige que de voir marier le Roi, premièrement avec une princesse qui puisse avoir vraisemblablement des enfants,

Si l'on regarde sa naissance comme un obstacle, on peut répondre que Louis XIV a fait le mariage de Mme la duchesse d'Orléans avec M. le duc d'Orléans, son neveu, et celui de M. le duc de Berry, son petit-fils, avec Mlle d'Orléans...

Mlle de Sens. — 19 ans.

Il y a quelque chose à dire sur sa taille.

Princesses sur lesquelles se réduit le choix à faire par S. M.

Anne, fille du Prince de Galles . . . . 15 ans.
Amélie-Sophie-Éléonore, fille du même . . . 13 »
Mlle de Vermandois . . . . 24 »
Thérèse-Alexandrine, Mlle de Sens . . . . . 19 »

Tandis que le premier ministre dressait ses listes, le public s'amusait à ce jeu de loterie.

Ce ne sont que gageures partout, écrit Mathieu Marais, dans son *Journal*[1] : l'un parie pour l'Anglaise ; l'autre pour la Polonaise ; l'autre pour la Piémontaise ; l'autre pour la Portugaise ; l'autre pour la Lorraine, car il y a là

secondement qui puisse, par toutes les qualités de l'esprit et du corps, laisser espérer à tous les bons Français qu'elle fera le bonheur de son mari et celui de l'État. Toutes ces différentes qualités se rassemblent d'un coup d'œil dans la personne de Mlle de Vermandois... »

[1] T. III.

des princesses charmantes, bien élevées et de bonne
maison. Mais après tout on revient à la Polonaise [1], quoiqu'elle dût moins y avoir part... Elle n'est pas belle,
mais elle a des manières fort nobles.

La Polonaise, c'était la fille du Roi de Pologne,
Stanislas, monarque en disponibilité, qui habitait
Wissembourg.

On disait Marie Leczinska « bien faite et bien
élevée », souriante, douce, inépuisablement bonne
envers les malheureux, auxquels elle prodiguait
ses humbles ressources [2].

Malgré la modestie de sa vie retirée, elle avait
été demandée en mariage par le petit-fils de Louvois, le marquis de Courtenvaux. La rupture venait à peine de se produire, quand le Roi Stanislas
reçut une demande aussi flatteuse qu'imprévue :

---

[1] « On ne veut point de l'Infante du Portugal, parce que le
père est un peu fou. On ne veut point de la princesse de
Hesse-Rhinfeld, parce qu'on dit que sa mère accouchoit alternativement d'une fille et d'un lièvre. On ne veut point des
princesses de Lorraine, parce que leur mère est Orléans et
que les Condé, qui sont les maîtres, ne cherchent qu'à abattre
la maison d'Orléans. On ne veut point des princesses d'Angleterre à cause de la religion ; des princesses autrichiennes,
parce qu'elles sont ou trop vieilles ou trop jeunes. Il faudra
donc prendre la Polonaise et avoir une reine dont le nom est
en *ski*. » MATHIEU MARAIS, *loc. cit.*

[2] *Revue hebdomadaire*, 1899, p. 309.

Mme la Duchesse de Bourbon sollicitait pour son fils la main de la jeune Marie Leczinska.

Le Duc avait alors trente et un ans. Ses portraits le représentent comme de haute taille et de belle tournure, avec un visage dur et des traits grossiers. Sa laideur, qu'un de ses contemporains qualifie de *sinistre*, était rendue plus désagréable encore par la perte d'un œil. Cet accident, dont le duc de Berry avait été la cause involontaire, remontait à plus de dix ans. Le 30 janvier 1712, ils chassaient en battue à Marly ; le duc de Berry, placé loin de son cousin, vint à tirer et un grain de plomb, frappant sur une mare glacée, ricocha et atteignit celui-ci. Depuis ce malheur, qu'il avait d'ailleurs supporté avec beaucoup de patience, les malveillants l'appelaient ironiquement *le borgne* [1].

Le duc de Bourbon, qui vivait alors sous la dépendance de sa terrible maîtresse, Mme de Prie, ne pouvait rien faire sans l'agrément de cette dernière ; mais loin de le distraire de son projet, celle-ci l'encourageait. Elle espérait qu'elle pourrait facilement dominer la jeune princesse Marie et qu'elle continuerait en même temps à conserver de l'empire sur son faible amant. Son calcul devait être déçu.

[1] P. DE RAYNAL, *Le Mariage d'un Roi*, p. 40-41.

Le roi Stanislas, qu'on entretenait depuis si longtemps d'illusions, avait hâte de savoir à quoi s'en tenir. Il attendait impatiemment que M. le Duc voulût bien se prononcer. Celui-ci s'avisa d'un expédient qui pouvait servir ses intérêts, en même temps que ceux de son souverain. Le moyen qu'il se proposait d'employer consistait à envoyer en Allemagne un homme de confiance, chargé de faire une sorte d'enquête matrimoniale et de prendre, dans un certain nombre de cours de ce pays, des renseignements très complets et très détaillés sur les princesses à marier. « Cette République de maisons souveraines, fait à ce propos remarquer Lemontey, devait offrir, par la beauté des races et l'illustration du sang, une pépinière de reines. » L'envoyé parviendrait sans doute à trouver dans son voyage une jeune fille remplissant de tous points le programme du premier ministre.

La plupart professaient la religion catholique et si l'on était définitivement placé dans la nécessité de s'adresser à une famille protestante, on avait le droit d'espérer que celle-ci ne suivrait pas l'exemple du gouvernement anglais, et serait aisément amenée à autoriser une abjuration, pour obtenir l'honneur d'une alliance avec le Roi Très-Chrétien.

Le duc de Bourbon chargea donc M. de Merville de préparer des instructions destinées à « un

envoyé allant en Allemagne voir quelles princesses pourraient convenir pour devenir l'épouse du
roi[1]. »

Il commencera son voyage, recommandait M. de Mor-
ville à l'envoyé, par Wissembourg en Alsace, où il aura
l'occasion de voir la princesse Marie, fille du roi Stanislas, âgée de vingt et un ans.

Le dépôt des Affaires étrangères contient le
texte du projet rédigé pour la circonstance. La
liste des cours à visiter y est soigneusement
dressée, et le nom de Wissembourg, à côté de
celui de la princesse Leczinska, figure au premier
rang sur cette liste.

Peut-être le premier ministre projetait-il déjà
d'offrir à Sa Majesté la main de la princesse à laquelle il songeait pour lui-même, et voulait-il,
avant de formuler cette proposition, réunir des
renseignements plus circonstanciés sur un parti
qu'il avait d'abord considéré comme ne pouvant
à aucun égard être proposé pour le Roi; peut-
être aussi désirait-il profiter, dans son propre
intérêt, en s'éclairant d'une manière plus complète sur la famille Leczinska, du moyen d'information imaginé pour Louis XV.

L'envoyé du duc de Bourbon devait, après un

[1] *Le Mariage d'un Roi*, p. 168 et suiv.

cour séjour à Wissembourg, passer le Rhin et se rendre successivement à Darmstadt, Francfort, Meiningen, Culembach, Bayreuth, Eisenach, Weissenfels, Berlin, puis à la cour du duc de Mecklembourg-Strelitz, enfin à Hambourg.

Les recommandations les plus minutieuses lui sont faites.

Il devra garder un profond secret. Deux choses pourront lui ouvrir les moyens d'acquérir les connaissances qui sont les motifs de son voyage : jouer sans profusion, mais noblement ; porter dans ce voyage de quoi faire de petits présents, depuis quatre pistoles jusqu'à vingt tout au plus, mais dont le goût fasse le mérite, afin qu'il ne paraisse rien dans ses dépenses qui soit affecté ni qui excède les facultés d'un gentilhomme accommodé ; se lier avec le médecin ou quelques autres personnes instruites de la santé des princesses, des agréments et des défauts dans le caractère, de leurs sentiments, de leur manière de vivre, sous le prétexte des connaissances que l'on suppose qu'il doit avoir des sciences et des belles-lettres ; examiner avec le même soin toutes les princesses des cours où son Altesse Sérénissime lui ordonne de se rendre, depuis l'âge de quinze ans jusqu'à celui de vingt-cinq ans environ.

A s'en tenir à la lettre de ces instructions, on ne saurait dire si le duc de Bourbon négociait pour le Roi ou pour son propre compte. Quoi qu'il en

soit, Mme de Prie, qui veillait sur les intérêts de
M. le Duc comme sur les siens propres[1], envoyait
à Wissembourg un artiste, chargé de peindre le
portrait de Marie Leczinska. Stanislas se prêta
d'autant mieux à la fantaisie de la favorite, qu'il
savait le portrait destiné au futur époux de sa
fille.

Conformément à ses instructions, l'envoyé du
duc de Bourbon avait commencé son voyage par
la petite cour de Wissembourg ; il envoyait, de
cette ville, sur la fille du roi Stanislas, le rapport
suivant :

Marie - Charlotte - Sophie - Félicité Leczinska, née le
23 juin 1703.

Cette princesse est petite ; on tient cependant qu'elle
est un peu plus grande que la duchesse d'Orléans ; la
taille bien plus proportionnée et fine, le port gracieux et
point embarrassée dans ses mouvements, marchant bien,

[1] Voici comment Voltaire, au chapitre III de son *Précis du
règne de Louis XV*, explique le rôle joué par Mme de Prie :
« Il y avait, dans Paris, une Madame Texier, maîtresse d'un
ancien militaire nommé Vauchon, veuve d'un huissier qui
avait appartenu à Pléneuf, père de Mme de Prie. Elle était
retenue pour toujours dans son lit, pour une maladie affreuse
qui lui avait rongé la moitié du visage. Vauchon lui parla de
Stanislas Leczinski, fait roi de Pologne par Charles XII, dé-
possédé par Pierre le Grand, et réfugié à Weissenbourg, fron-
tière de l'Alsace. Il vivait d'une pension modique que le ministre
de France lui payait très mal. Il avait une fille élevée dès son

la tête bien plantée, les cheveux tirant sur le châtain, les tempes garnies, le front élevé, le sourcil garni et en arc-en-ciel, l'œil foncé, pas grand, mais vif et fin, les joues assez pleines, naturellement colorées, le nez un peu long, pas gros, ni rouge, ni en perroquet, d'ailleurs assez bien formé ; la bouche ni grande ni petite ; les lèvres bien bordées et vermeilles ; le tour du visage, des yeux en bas, assez beau ; le teint beau, coloré, l'eau fraîche et quelquefois l'eau de neige faisant tout son fard, ne mettant certainement ni rouge ni blanc ; un air souriant et gracieux ; la voix douce et agréable ; l'oreille pas grande et bien bordée ; le bras rond, un peu décharné, parce que cette princesse a perdu de son embonpoint, la main ni belle ni laide, l'un et l'autre blancs ; elle a l'esprit vif et naturel, bien cultivé ; point fière, beaucoup de douceur, bienfaisante, compatissante, charitable, généreuse, n'admettant personne bien particulièrement dans sa confidence, aimant tous ses domestiques, dont elle est adorée.

Les occupations commencent dès les six à sept heures du matin qu'elle s'éveille. Elle lit dans son lit des livres de dévotion, d'histoire, généalogie, chronologie, géographie, qu'elle possède bien. Elle est consultée dans la maison pour l'histoire de France, qui est embarrassante

berceau dans le malheur, dans la modestie et dans les vertus, qui rendaient son infortune plus intéressante. La dame Texier pria le marquis de la venir voir ; elle lui parla de cette princesse, pour laquelle on avait proposé des partis un peu au-dessous d'un roi de France Mme de Prie partit deux jours après pour Weissenbourg, vit cette infortunée princesse polonaise, trouva qu'on ne lui en avait pas dit assez, et la fit reine. »

pour les changements de noms. Elle se lève dans l'hiver entre huit et neuf heures, se met à sa toilette et est toujours habillée et en corps de jupe dès le matin. Elle se rend ensuite dans l'appartement de la reine sa mère, et toute la famille royale entend la messe et dîne entre onze heures et midi avec la reine, la mère du roi et la comtesse de Linange, le roi dînant seul. Elles ne sont qu'une petite demi-heure à table. Après le dîner, elle lit encore une heure et passe le reste de la journée avec la reine et sa grand'mère, qui toutes trois font des ouvrages à l'aiguille, comme tapisserie, ornements d'autels, dont elles font présent aux églises.

Elle a beaucoup de religion sans bigoterie, de tendresse pour ses père et mère, dont elle est aussi fort aimée. Elle n'a aucune passion dominante en quoi que ce soit. Elle danse proprement, de bon air, joue du clavecin, chante quelquefois, a la voix douce. Le défaut de maîtres et d'occasions fait qu'elle ne se perfectionne pas. Elle parle allemand, fort bien français, sans accent.

Elle est sobre en tout, boit peu, trempe beaucoup son vin.

D'une complexion point délicate, fort saine, point sujette à maladies, ce qui est beaucoup, vu la situation, le peu d'exercice qu'elle fait et ses ennuis, qu'elle supporte avec fermeté et sans murmure. Il lui échappe seulement de dire en riant qu'elle voudrait bien voir le dénouement de la pièce pour ce qui regarde la situation de la famille royale. Elle tient beaucoup du roi son père, tant pour la ressemblance que pour l'humeur et l'esprit enjoué. Elle a eu la petite vérole dont elle n'est point marquée. Elle a l'esprit souple, qui prendra la forme et la figure qu'on voudra.

J'ai eu l'honneur de la voir travailler, marcher, danser, de lui parler et de la voir au lit, et j'ai de plus trouvé à son service un domestique qui la sert elle seule depuis neuf ans, que je connais parfaitement et dont la femme est celle qui est le plus dans sa confidence.

J'omettais de dire qu'elle a le col bien proportionné, les épaules bien placées, assez de carrure, la poitrine élevée, blanche et de la gorge. Cette princesse, sans être belle, est aimable par sa douceur, son esprit, sa sagesse, sa conduite : c'est un assemblage de toutes les vertus.

La curiosité de l'envoyé avait trouvé moyen de se satisfaire, et il est à supposer que, pour pénétrer jusque dans la chambre de la princesse, le moyen des petits présents, recommandé dans les instructions du duc de Bourbon, avait été mis largement en pratique. Le rapport s'expliquait sur tous les points : physique, esprit, instruction ; caractère, habitude de vie, rien n'avait été laissé dans l'ombre.

Alors que tout laissait prévoir que Marie Leczinska ne tarderait pas à être duchesse de Bourbon, on vit le Duc changer brusquement d'avis et prendre une détermination qui ne laissa pas que de surprendre. Le premier ministre s'effaçait définitivement et cédait le pas à son maître.

Je supplie la princesse votre fille, écrivait-il au roi Stanislas, de me regarder comme son sujet le plus fidèle, le plus attaché à sa personne, le plus zélé pour le bien de ses États, et incapable de se laisser jamais gouverner par son intérêt personnel, et j'ose vous assurer que dans cette occasion j'en donne la preuve la plus incontestable qui se puisse donner, en conseillant au Roy d'épouser une princesse de la possession de laquelle je comptois que dépendoit le bonheur de ma vie. J'avouerai même à V. A. S. que toutes les fois que j'y pense, je ne puis m'empêcher d'y avoir regret, et que je n'ai de moyen de me consoler que de songer que le Roy, m'honorant de sa confiance et m'ayant chargé du soin de son État, il est de mon devoir de passer par-dessus tout ce qui m'intéresse et de n'examiner que ce qui peut contribuer à la satisfaction de Sa Majesté, au bonheur de son peuple et à l'avantage de son État.

L'âge de Marie Leczinska aurait pu être un obstacle, surtout pour l'avenir (elle avait près de six ans et demi de plus que le roi); mais on était résolu à ne pas s'arrêter à cette considération. Il semblait donc que tout allait pour le mieux, quand un incident inattendu faillit tout remettre en question. La lettre suivante du duc de Bourbon au roi Stanislas va nous en instruire.

AU ROI STANISLAS

3 mai 1725, à Versailles.

MONSEIGNEUR,

... Plusieurs personnes, intéressées à en détourner le Roi, épouvantées des bruits qui couraient, ont pris toutes les mesures qu'ils ont imaginé y pouvoir contribuer. Jusqu'à présent ils s'étaient contentés de répandre de très mauvais discours que je n'ai osé réprimer, crainte de donner à connaître la réalité du dessein de Sa Majesté ; mais ayant poussé leur méchanceté jusqu'à me faire donner des avis par écrit, je ne puis me dispenser d'en rendre compte à Votre Majesté, et comme je me suis toujours piqué d'en user avec franchise en tout, je crois que Votre Majesté ne désapprouvera pas que je continue d'en user de même avec elle ; c'est ce qui me détermine à envoyer à Votre Majesté la copie de la lettre qui m'a été remise. Vous y verrez, Monseigneur, la méchanceté la plus noire et la médisance la plus horrible, de la fausseté desquelles personne n'est plus convaincu que moi ; mais, comme dans une pareille matière, je ne serais excusable, ni envers le public, ni envers le Roi, d'avoir négligé un pareil avis, s'il se répandait que je l'ai reçu et que je ne l'ai pas approfondi, je supplie Votre Majesté de me pardonner, si, pour remplir mon devoir, je prends la liberté de lui envoyer cette lettre, de la supplier de me faire savoir, non ce qui en est, étant d'avance très sûr que, s'il y avait rien d'approchant, Votre Majesté aurait été la première à prier le Roi de songer à une autre princesse, mais seulement s'il y a quelque chose qui ait pu donner occasion d'inventer une pareille menterie.

Comme, par la lettre que j'ai reçue de Vauchoux[1], il me marque que Votre Majesté désirerait que j'envoyasse le médecin de la reine future, pour conférer avec celui de Votre Majesté sur la santé de la princesse, et que ce médecin est actuellement aux eaux, et le chirurgien de la Reine à la suite de l'Infante, je prends le parti d'envoyer, sans que personne le sache, le chirurgien ordinaire de la Reine, que Votre Majesté peut juger que j'ai choisi très habile et très sage, et comme c'est un garçon dont je suis très sûr, je l'ai chargé de porter cette lettre à Vauchoux, crainte qu'elle ne se perdît à la poste. J'avais pensé d'abord à envoyer à Votre Majesté un médecin ou un chirurgien du Roi ; mais ayant fait réflexion que cela ne se pourrait sans qu'on le sût, ce qui découvrirait totalement un secret dont on ne parle actuellement que par conjecture, j'ai cru qu'il était plus prudent d'en envoyer un autre, de l'absence duquel on s'apercevra plus difficilement, et qui de plus, étant à moi depuis longtemps, ferait dire que c'est de moi qu'il est question et non du Roi, si son voyage était découvert...

L.-HENRY DE BOURBON[2].

A cette lettre était jointe la pièce à laquelle le Duc faisait allusion dans sa lettre au Roi :

[1] Le chevalier de Vauchoux, qui avait servi en Pologne au temps du roi Stanislas, était resté le confident et le chargé d'affaires de ce prince.

[2] *Revue rétrospective*, t. XV, p. 193-194.

28 avril 1725.

Je sais, Monsieur, les relations que vous avès avec M...
qui vous donnent un accès facile pour lui parler. Je me
reprocherais de ne pas faire passer jusqu'à lui ce que le
hasard m'a fait apprendre dans mon voyage, touchant la
princesse Stanislas. Une personne de probité, qui n'a
aucun intérêt dans tout ceci, m'a assuré que *cette princesse tomboit du haut mal*; qu'elle en avoit vu toutes les
consultations écrites même de la main de la reine, sa
mère, à une religieuse qui avoit la réputation de guérir
de cette maladie. Je lui ai fait écrire les noms de l'abbaye et de la religieuse qui a donné les remèdes, et de
l'abbesse d'à présent qui ne l'étoit pas dans ce temps-là.
Je frémis si ceci est vrai, comme je n'en puis douter par
le caractère de la personne qui me l'a dit, du danger où
le Roy seroit exposé et de l'horreur où M. le Duc se trouveroit d'avoir fait ce mariage, n'ayant d'autre intention
que le bien du Roy et de l'État, en ayant même donné
des marques dans tout ceci, et que son intérêt personnel
n'y avoit aucune part. Par bien des raisons mon attachement est grand pour M. le Duc. Si le hasard m'a fait
apprendre à R. ce que je viens de vous dire, il n'est pas
possible que cela ne transpire à d'autres qui pourroient
peut-être un jour et dans la suite des temps rendre par là
de mauvais offices à M. le Duc, s'il n'a par devers lui des
preuves certaines de l'information qu'il aura faite sur la
santé de cette princesse. Je m'adresse à gens sages qui n'ont
d'autre intérêt que celui de M. le Duc, bien de l'esprit, et
par conséquent je n'ai rien de plus sur cela à vous dire.

Vous me ferez, s'il vous plaît, réponse par cette même voie, c'est-à-dire si cette lettre vous a été remise en main[1].

En même temps qu'il écrivait au roi Stanislas, le duc de Bourbon prenait des informations auprès du maréchal Dubourg, à qui il adressait l'épître suivante :

6 mai 1725, à Versailles.

Le roi ayant pris le parti de rompre ses engagements avec l'Infante, vous jugez bien, Monsieur, que c'est pour se marier promptement; et, comme la princesse Stanislas est une de celles qui pourraient le mieux convenir, vous ne serez pas surpris que je vous demande des éclaircissements, sachant la confiance que j'ai en vous. Je vous prie donc premièrement de me garder un secret exact, et de me mander ce que vous en savez, surtout sur sa santé qui est le principal point, le Roi ne se mariant que pour avoir promptement des enfants bien conditionnés. Comme je sais que vous avez à Strasbourg un très habile médecin, il y a apparence qu'il aura été consulté plusieurs fois sur la santé de la princesse, et par conséquent il doit connaître son tempérament et savoir si elle a une bonne santé, et si elle a quelques incommodités ou si elle en a eu dans sa jeunesse, et de quelle espèce. C'est ce que je vous prie d'approfondir avec la dextérité dont vous êtes plus capable qu'un autre, et de

1. *Archives nationales*, K. 139, n° 24.

me mander tout ce que vous en savez, ou ce que vous en appréhendez. Vous sentez bien que, dans une pareille matière, il ne faut point de ménagement, mais qu'il faut parler naturellement. Vous n'en devez pas être inquiet, car il n'y a que moi qui verrai votre lettre, et pour cela vous n'aurez qu'à mettre deux enveloppes, en marquant sur la seconde que c'est pour moi seul; au moyen de quoi il n'y aura que moi qui la lirai. J'ai pris le parti de vous écrire de ma main, pour que cela fût encore plus secret. Je vous prie de me faire réponse le plus tôt que vous pourrez. Il ne me reste, Monsieur, qu'à vous assurer que personne ne vous estime plus, etc.

LOUIS-HENRY DE BOURBON.

Le chirurgien ordinaire de la reine, « le sieur Duphénix », recevait, lui aussi, une mission confidentielle, qui lui était exposée dans le « Mémoire instructif *secret* », dont le texte suit :

Depuis que le Roi a jeté les yeux sur la princesse Marie, fille du roi Stanislas, pour épouse, l'on a reçu sur la santé de cette princesse un avis qui mérite une attention particulière, et qui ne permet de prendre aucune mesure pour l'accomplissement du mariage de S. M., jusqu'à ce que l'on soit entièrement instruit à cet égard. Le sieur Duphénix, que Monseigneur le Duc choisit pour prendre toutes les informations nécessaires dans une chose aussi importante, verra par la lettre dont on joint ici la copie, que l'on suppose que la princesse, fille du Roi Stanislas de Pologne, est sujette à tomber du haut mal et que même la reine de Pologne, sa mère, a, par plusieurs de ses lettres, consulté sur cette matière une religieuse de Trèves, que l'on prétend avoir des remèdes contre cette infirmité. Le sieur Duphénix trouvera dans la copie ci-jointe le nom de la religieuse, celui du couvent de Trèves où elle est, et celui de l'abbesse. C'est pour éclaircir ce mystère important que Monseigneur le Duc souhaite que le sieur Duphénix parte sans retardement, et qu'observant le plus grand secret à tous égards, il se rende à Trèves par Chalons, Metz et Thionville. Il sera de l'intelligence du sieur Duphénix de s'informer, lors de son arrivée à Trèves, s'il n'y a pas dans le couvent dont il trouvera le nom dans la lettre ci-jointe, une religieuse connue par plusieurs remèdes qu'elle a contre différentes maladies, et, après avoir pris à cet égard toutes les premières informations qu'il pourra, il se rendra au couvent en question, et, après s'être adressé à la religieuse dont il s'agit, il s'instruira, sans découvrir de quelle part il vient, sur le tempérament de la princesse Marie, fille du Roi Stanislas. Il cherchera le moyen de savoir, dans le cours de la conversation, si elle n'est pas sujette à aucune infirmité principale, et si la reine de Pologne ne l'a pas consultée quelquefois sur la santé de la princesse sa fille. Enfin, il se tournera de tous les sens qu'il pourra imaginer, sans découvrir l'origine de sa mission, pour savoir quel peut avoir été le fondement de l'avis qui a été donné à Monseigneur le Duc, et si effectivement l'infirmité que l'on attribue à la princesse Marie a lieu ou non.

Comme il pourrait être que la religieuse à qui le sieur Duphénix doit s'adresser ne parlerait pas français, il faudrait que, dans ce cas, il tâchât de suppléer à cet inconvénient, soit par le moyen de l'abbesse, soit par quelque autre religieuse du même couvent. Après que le sieur Duphénix aura exécuté ce que Monseigneur le Duc lui confie, il partira de Trèves pour se rendre par la même route à Metz, d'où il pourra rendre compte par lettre à Monseigneur le Duc de ce qu'il aura appris dans son voyage. Il se rendra ensuite de Metz, par Sarrelouis, à Weissembourg.

Comme le mariage de S. M. n'a point encore été déclaré, le sieur Duphénix ne doit s'ouvrir avec personne qu'avec le Chevalier de Vauchoux, à qui il s'adressera d'abord, et à qui il remettra la lettre que Monseigneur le Duc lui fait écrire, et à laquelle S. A. S. en joint une pour le roi Stanislas, concernant l'avis en question.

Après que le sieur Duphénix se sera instruit, par le chevalier de Vauchoux, de toutes les circonstances qui regardent la santé de la princesse, il lui demandera de le présenter secrètement au roi de Pologne, comme un de ceux qui ont été choisis pour veiller à la santé de la princesse, sa fille, lorsqu'elle sera en France. Comme le Chevalier de Vauchoux remettra en même temps au roi Stanislas la lettre de Monseigneur le Duc, le sieur Duphénix pourra paraître instruit ; il est probable que la question sera agitée sur-le-champ. Le sieur Duphénix aura soin alors de s'expliquer avec tous les ménagements possibles, et avec toutes les expressions propres à faire connaître au roi Stanislas que, quoique S. A. S. n'ait ajouté aucune foi à l'avis qui lui a été donné, elle a cru, et pour le roi Stanislas et pour elle-même, ne pouvoir chercher avec trop de soins tous les éclaircissements propres à confondre ceux qui auraient donné des avis faux sur la santé de la princesse. Il ajoutera que Monseigneur le Duc n'a voulu chercher ces éclaircissements que dans la bonne foi et la sincérité du roi Stanislas lui-même, persuadé que, s'il en était quelque chose, son intérêt personnel, qui ne serait alors que passager et momentané, céderait à ce qu'il doit au bonheur du Roi et à celui du Royaume. Le sieur Duphénix écoutera alors la manière dont le roi Stanislas s'expliquera sur la santé de la princesse sa fille ; il rassemblera toutes les circonstances qui pourront le faire juger non seulement sur la vérité de l'avis qui a été donné à Monseigneur le Duc, mais encore sur la santé de la princesse en général, sur les incommodités auxquelles elle a été plus sujette, des remèdes qu'on lui a donnés le plus ordinairement, de ceux qui sont les plus convenables à son tempérament et des autres détails dont la connaissance peut être nécessaire pour gouverner sûrement une santé aussi précieuse que celle de la princesse. Le sieur Duphénix observera de régler ses questions de manière que les réponses le mettent en état de juger de la vérité du secret qu'on lui confie, du tempérament de la princesse et des espérances que l'on peut en augurer pour la postérité du Roi.

Comme le sieur Duphénix verra la princesse le plus souvent et le plus particulièrement qu'il lui sera possible, il sera en état de juger par lui-même du véritable état de sa santé et de son tempérament.

Il est inutile de recommander au sieur Duphénix le plus grand secret sur le voyage qu'il aura fait à Trèves; il en sentira aisément la conséquence; et, après qu'il aura pris, sur l'importante affaire que Monseigneur le Duc lui confie, toutes les notions qu'il aura pu rassembler, il se rendra auprès de S. A. S. pour lui en rendre compte.

Le sieur Duphénix s'acquitta de sa mission en conscience, ainsi que nous l'apprend cette lettre du chevalier Vauchoux :

A Weissembourg, 12 mai 1725.

MONSEIGNEUR,

Le sieur Duphénix arriva hier soir sur les sept heures du soir et me remit la lettre de Votre Altesse Sérénissime; je fus aussitôt la porter au roi Stanislas. Ce prince n'est point étonné qu'un bonheur comme le sien lui attire les derniers traits de la calomnie. Toute l'Europe en doit être jalouse, et il n'a point douté qu'on ne fît les efforts nécessaires pour le troubler. Grâce au Ciel, il met Votre Altesse Sérénissime en état de confondre l'imposture, ayant mis les sieurs Mourgue et Duphénix en situation de juger par eux-mêmes de la santé de la princesse Marie.

Le certificat ci-joint instruira mieux Votre Altesse Sérénissime que tout ce que je pourrais lui en dire. Le roi Stanislas ne m'a paru touché dans cette conjecture que des inquiétudes qu'il juge que vous pouvez avoir.

Le sieur Duphénix rendra compte à Votre Altesse

Sérénissime de ce qui a donné lieu au bruit qu'on répand sur la santé de la princesse.

J'ai l'honneur d'être avec un très profond respect, etc.

VAUCHOUX.

CERTIFICAT DES MÉDECINS

Nous soussignés, conformément aux ordres dont Son Altesse Sérénissime nous a honorés, certifions nous être transportés à la cour de Sa Majesté polonaise, pour prendre connaissance de la constitution de Son Altesse Royale la princesse Stanislas, de sa santé ou de ses infirmités, si elle était atteinte de quelqu'une. Après avoir eu l'honneur de voir Son Altesse Royale, examiné sa taille et ses bras, le coloris de son visage et ses yeux, nous déclarons qu'elle est bien conformée, ne paraissant avoir aucune défectuosité dans ses épaules ni dans ses bras dont les mouvements sont libres; sa dent saine, ses yeux vifs, son regard marquant en même temps beaucoup de douceur. A l'égard de sa santé, M. Kast, son médecin, natif de Strasbourg, nous a déclaré que depuis deux ans qu'il a l'honneur d'être à la Cour, elle n'a eu d'autres maladies que quelques accès de fièvre intermittente en deux différentes saisons, qui ont été terminés chaque fois par une légère purgation et un régime.

La vie sédentaire de Son Altesse Royale et le long espace de temps qu'elle passe dans les églises dans une situation contrainte, lui ont aussi causé quelques douleurs dans les lombes, produites par une sérosité échappée des vaisseaux, gênés par la tension des fibres musculeuses, laquelle sérosité nous jugeons être toute extérieure, la moindre friction ou le mouvement la dissipant de même que la chaleur, ce qui fait que pendant l'été elle n'en n'a point été attaquée. Nous devons ajouter qu'il nous a été rapporté par le dit sieur Kast que la princesse est parfaitement réglée, ses règles d'une louable couleur et ne durant qu'autant qu'il est nécessaire. On peut juger de la vérité de ce fait par son coloris qui, quoique un peu altéré par les derniers accès de fièvre qu'elle a eus récemment, ne paraît cependant que très légèrement changé; la carnation étant naturelle et assez animée pour juger de son rétablissement et de la régularité de ces mouvements périodiques.

En témoignage de quoi nous avons signé le présent certificat, ce 12 mars 1725, à Weissembourg.

DUPHÉNIX,

MOURGUE, *médecin, inspecteur des hôpitaux du Roi.*

Enfin, un sieur Delaborde, qui habitait Metz, fut chargé par M. le Duc d'aller interroger la religieuse qui, disait-on, avait livré à Marie Leczinska des remèdes contre l'épilepsie. La réponse de Delaborde ne fit que confirmer les renseignements donnés par Duphénix et les médecins.

A Metz, ce 9 mai 1725.

MONSEIGNEUR,

Les noms de l'abbaye, de l'abbesse et de la religieuse de Trèves se sont trouvés conformes à ceux que V. A. S.

m'a donnés. Hier au matin, j'ai eu une conversation de
plus de deux heures avec la religieuse en question, par
le secours d'une interprète, aussi religieuse du même
couvent. Après lui avoir fait toutes les questions nécessaires, elle m'avoua qu'il y avait quelques années qu'elle
avait été consultée par la Reine de Pologne, au sujet
d'une indisposition qu'avait alors une demoiselle qui lui
était attachée, et qu'elle aimait infiniment ; cette indisposition était ce qu'on appelle le haut mal. La reine ne
lui a point écrit elle-même, parce qu'elle ne savait point
écrire en allemand, mais elle lui a fait écrire par un chanoine qui lui était attaché, et en qui elle avait beaucoup
de confiance. La religieuse me dit aussi qu'elle avait
encore beaucoup de ses lettres. Je la priai instamment de
vouloir bien m'en faire expliquer quelques-unes par
notre interprète. A force de sollicitations, elle se déter-
mina à en aller chercher deux, écrites et signées par le
chanoine dont je marquerai le nom ci-après. Ces deux
lettres sont de 1716, dans l'une desquelles il y a un
détail des symptômes et accidents qui paraissent confirmer le caractère du mal marqué ci-dessus. Il est aussi
marqué dans cette lettre que la demoiselle pour qui on
consulte était âgée pour lors de trente ans[1], et qu'il y en
avait sept qu'elle avait eu les premières attaques ; que
cependant elle ne tombait que très rarement dans cet

---

[1] Cet âge ne pouvait s'appliquer à Marie Leczinska, alors
âgée de 13 ans. Cela n'a point empêché certain de nos confrères d'en tirer argument en faveur de l'épilepsie de Marie
Leczinska (cf. le chapitre : *Marie Leczinska était-elle épilep-
tique ?* dans nos *Indiscrétions de l'Histoire*, première série

accident. La religieuse dit qu'elle lui a fait l'espace de
deux ans des remèdes contre cette indisposition, et une
faiblesse d'estomac dont elle est, à ce qu'elle prétend,
entièrement guérie. Pendant les années 1716 et 1717, elle
a reçu à ce sujet au moins vingt lettres de la part de la
Reine de Pologne, toutes écrites et signées par le chanoine.

DELABORDE.

Nom du Chanoine : *Ludovicus Mabiszenski*.
L'endroit d'où les lettres sont écrites : *Zweybruck*.

Le Duc de Bourbon, éclairé par tous ces renseignements concordants, s'empressa de faire
part de la bonne nouvelle au cardinal de Rohan,
qui s'était montré inquiet :

A M. LE CARDINAL DE ROHAN

10 mai 1725, à Versailles.

Je suis très obligé, Monsieur, à Votre Éminence du
détail qu'elle veut bien me faire, par la lettre du 1er de
ce mois, de ce qu'elle a vu à Weissembourg et de ce
qu'elle me marque des sentiments où elle a trouvé le roi
Stanislas et sa famille. Tout le bien que Votre Éminence
dit du caractère et de la figure de la princesse me fait un
sensible plaisir, et je ne saurais trop remercier Votre
Éminence d'avoir bien voulu entrer dans une parfaite
connaissance de toutes les particularités que contient sa
lettre, et principalement sur l'article de la prétendue

incommodité qu'on m'avait dit comme à vous que cette princesse avait à une main. La fausseté de ce bruit donne assez lieu de connaître la malice qui l'a fait naître ; mais je ne suis plus en doute sur ce sujet, puisque, après l'examen que vous en avez fait, vous avez vérifié qu'il était imaginaire.

L.-H. DE BOURBON.

Peu de jours après, le Duc rassurait le roi Stanislas lui-même par ce billet [1] :

Le courrier que m'a depesché M. de Vauchoux m'a comblé de joye et de satisfaction en m'apprenant que V. M. avoit approuvé la franchise avec laquelle je me suis adressé à elle, non pour apprendre la fausseté de ce dont je lui parlois dans ma lettre, en étant bien convaincu d'avance, comme j'avois l'honneur de lui mander, mais pour être en état de confondre ceux qui ont osé avancer de tels mensonges. Le compte que m'a rendu Duphénix sur la princesse Marie est totalement conforme à tout ce qu'en disent tous ceux qui ont l'honneur de la connoître.

Le mariage fut enfin décidé. La première entrevue des deux époux [2] eut lieu à Moret, aux envi-

---

[1] Nous l'empruntons à une excellente étude publiée par M. H. Gauthier-Villars, dans la *Revue hebdomadaire*. M. Henry Gauthier-Villars a réuni depuis en volume ses articles de la *Revue hebdomadaire*, en les complétant (cf. *Le Mariage de Louis XV* ; Plon, éditeur).

[2] Le maréchal de Richelieu (*Mémoires*, t. IV, p.50-53) donne

rons de Fontainebleau [1] ; le Duc le manda aussitôt au roi Stanislas [2].

Le lendemain était célébré le mariage, dans la chapelle de Fontainebleau [3], avec la solennité accoutumée.

de singuliers détails sur les leçons qu'on leur avait données au préalable. « La princesse polonaise étant en chemin, il falloit instruire le Roi. Le cardinal (de Fleury) lui avoit inspiré un si grand respect pour les mœurs, dès l'enfance, qu'il avoit pleuré le jour même de l'arrivée de l'Infante, étant alors âgé de onze ans, crainte d'être obligé de coucher ce soir-là avec elle... Fleury imagina de lui faire voir des peintures lascives pour l'endoctriner, et Bachelier (le valet, futur pourvoyeur des plaisirs du roi) chargea Mlle R..., dont le talent était connu pour peindre de telles nudités, d'apporter des dessins de la nature en action, 12 tableaux. Mme de Prie était partie pour Strasbourg, pour apprendre la même chose à la princesse... »

[1] Voir l'opuscule de M. Th. LHUILLIER, *Le Mariage de Louis XV à Fontainebleau.*

[2]

AU ROI STANISLAS

4 septembre 1725, à Fontainebleau.

Monseigneur,

Je ne dois pas laisser apprendre à V. M., par d'autres que par moi, que l'entrevue du Roi et de la Reine vient de se faire avec toute la satisfaction de la part du Roi ; sa joie a éclaté en voyant toutes les perfections dont la Reine est ornée. Il a été longtemps avec elle d'une gaieté inexprimable, et tout m'annonce son parfait contentement.

L.-H. DE BOURBON.

[3] Les dames de la Halle vinrent haranguer les jeunes époux ; ce fut une dame Gellé qui porta la parole, dans la

Le Duc en fit part à son royal correspondant, et
dans la lettre qu'il lui envoyait, il révélait même
ce qui s'était passé dans l'alcôve du Roi, pendant
la première nuit de noces ; ce n'est pas la partie
la moins piquante de son récit.

AU ROI STANISLAS

5 septembre 1725, à Fontainebleau.

MONSEIGNEUR,

Je n'aurais pas manqué de dépêcher un courrier à
V. M. aussitôt après la cérémonie du mariage qui se fit
hier, si la Reine ne m'avait pas défendu d'en envoyer
avant qu'elle eût écrit à V. M. Je ne répète pas à V. M.
la joie et l'empressement que le Roi a témoignés de l'arrivée de la Reine ; tout ce que je puis dire à V. M. est que
cela a surpassé mes espérances, et, s'il se pouvait, mes
désirs. C'est la plus forte peinture que je puisse faire de
la manière dont s'est passée l'entrevue. La Reine a charmé
le Roi et comblé tous les sujets de bontés. Quant à moi,

chambre de la Reine, qui les écouta debout. Voici comment
elle s'exprima :

« Madame, j'apportons nos plus belles truffes à Votre Majesté ; je souhaiterions en avoir davantage. Mangez-en beaucoup, et faites-en manger beaucoup au Roy ; car cela est fort
bon pour la génération. Nous vous souhaitons une bonne
santé, et j'espérons que vous nous rendrez tous heureux. »
HENRY GAUTHIER-VILLARS, *Le Mariage de Louis XV*, p. 409.

je ne sais de quels termes me servir pour exprimer à
V. M. ma reconnaissance des bontés dont elle m'honore, et
dont, depuis son arrivée, elle a cherché tous les moyens
de me donner des marques. J'en suis si pénétré, que ma
seule inquiétude est de savoir comment m'en rendre
digne, et je voudrais pouvoir sacrifier mon sang et ma
vie, pour lui prouver mon zèle pour son service, et mon
attachement pour sa personne. Le Roi a passé toute la
journée d'hier chez la Reine, où il me fit l'honneur de
me dire qu'elle lui plaisait infiniment, et V. M. n'en
doutera pas, si elle me permet d'entrer dans un détail
sur lequel je sais mieux que personne qu'il faut garder
le silence, et dont je ne rends compte à V. M. que pour
lui prouver que ce n'est point langage de courtisan, quand
j'aurai l'honneur de lui dire que la Reine plaît infiniment
au Roi. Cette preuve est donc, si V. M. me permet de le
lui dire, que le Roi a pris quelques amusements comme
comédie et feu d'artifice, s'est allé coucher chez la Reine,
et lui a donné pendant la nuit *sept preuves de tendresse*[1].
C'est le Roi lui-même qui, dès qu'il s'est levé, a envoyé
un homme de sa confiance et de la mienne pour me le
dire, et qui, dès que j'ai entré chez lui, me l'a répété lui-
même, en s'étendant infiniment sur la satisfaction qu'il
avait eue de la Reine. Je demande encore pardon à V. M.
de ce détail, mais je lui avouerai que je suis si trans-

[1] « Le Roi, nous apprend Barbier, se jeta dans le lit avec
une vivacité extraordinaire. La conduite du Roi a trompé tout
le monde. » Cependant, à en croire Maurepas (*Mémoires*, t. II,
p. 7), le mariage du Roi n'aurait été consommé que cinq à
six mois après.

porté de la manière dont cela se tourne, qu'il m'est impossible de n'en pas témoigner ma joie à V. M. Enfin voilà cette importante affaire totalement conclue, et voilà la princesse votre fille Reine de France, et par conséquent, voilà le bonheur de mon maître et de ma patrie assuré[1].

À l'instar de ses prédécesseurs, Louis XV devait être l'esclave de l'étiquette, cette servitude dont les souverains ne peuvent s'affranchir et qui est comme l'expiation de leur pouvoir absolu. Le maréchal de Villars rapporte que, « le soir du mariage, le Roi, après s'être mis un moment dans son lit, alla dans celui de la Reine, suivi de M. le Duc, du premier gentilhomme de la chambre, du grand-maître de la garde-robe » et du narrateur.

Nous sommes entrés, ajoute le maréchal, le lendemain dans la chambre, pendant que la Reine était au lit ; les compliments ont été modestes ; ils montraient l'un et l'autre une vraie satisfaction de nouveaux mariés.

Le jeune roi fut d'abord très empressé auprès de sa femme ; il était aimable et galant, plein d'attentions et d'égards[2]. Cela ne dura point. Peu à

[1] *Revue rétrospective*, t. XV, p. 212-214.

[2] Ces égards étaient d'un genre particulier, si nous savons lire entre les lignes du *Journal de Marais* (t. III, p. 359) : « La Reine n'a pas un moment de repos le jour, et les récits ne

peu les deux époux se détachèrent l'un de l'autre ; bientôt le lien fut complètement rompu [1].

Ce que les courtisans n'avaient pas réussi à obtenir par leurs manœuvres et leurs intrigues, la froideur d'une femme, « qui n'admettait le plaisir que par devoir [2] », allait sans peine le provoquer.

nous apprennent pas que les nuits soient plus tranquilles. » Non seulement, les mémoires parlent unanimement de l'ardeur du Roi, mais un rapport de la police secrète, retrouvé dans les archives de la Bastille, nous confirme que le jeune prince « s'évertua trop souvent avec la Reyne et qu'il s'est même échauffé avec elle ». S'il faut en croire, d'ailleurs, Maurepas, « le roi n'aimoit que sa femme et n'en voyoit point d'autre, quoi qu'on l'agaçât. Ce ne fut que dans une orgie qu'il se vanta d'une petite maîtresse : il était alors (24 janvier 1732) âgé de 22 ans. » Sans doute est-il fait allusion à son aventure avec Mme d'Estrades, dont il est question dans les *Mémoires de Madame du Haussel* (p. 86), citées par M. Raoul Vèze dans son, intéressant ouvrage : *La Galanterie parisienne au* XVIII* siècle p. 99.

[1] La rupture ne paraît pas devoir être imputée au Roi, qui resta longtemps épris de la Reine, au point de fréquenter le lit conjugal même quand les médecins le lui interdisaient. Le 28 juillet 1728, la reine accoucha d'une fille. Au mois de septembre suivant, « on dit que, contre les ordres de la Faculté, le Roi a couché avec la Reine ». *Journal de Barbier*, t. II, p. 49.

[2] La Reine ne souffrait le Roi qu'avec douleur et, dès 1737, elle lui témoignait une grande répugnance (cf. *Journal de Narbonne*, aux dates de 1737, 1738, 1739, et *Mémoires de Richelieu*, t. V, p. 64), affectant de lui dire que « ses règles duroient beaucoup plus de temps qu'elles ne duroient en effet ». Bachelier ayant été la prévenir un soir que son mari allait arriver chez

Si la vertu de Louis XV a fini par sombrer[1], il

elle, cette princesse répondit qu'elle était désespérée de ne pouvoir le recevoir. Le Roi jura qu'il ne lui demanderait plus le devoir (In., t. V, p. 82)... Si elle n'était pas couchée, elle affectait d'allonger ses prières, jusqu'à ce que le Roi s'endormît ou qu'il s'impatientât... (In., *ibid*, p. 83). Ce qui ne les empêcha point d'avoir huit enfants : ceci pour répondre aux personnes qui prétendent que la mutuelle inclination est nécessaire pour assurer la conception.

[1] S'il faut en croire Mme de la Ferté-Imbault, Stanislas aurait complètement approuvé la conduite de son gendre. « Quand le roi de France venait dans la chambre de ma fille, aurait-il raconté, il y trouvait un accueil si maussade que sa seule distraction était de tuer des mouches contre les vitres... Il en eut à la fin la jaunisse, et ses médecins, ayant eu une consultation à ce sujet, ne trouvèrent point de meilleur remède que de lui conseiller de prendre une maîtresse, comme l'on prend une médecine. » Sa froideur était connue de tout le monde à la Cour ; les *Mémoires* de Richelieu nous édifient suffisamment là-dessus, ainsi que ceux de Montbarey, toujours indulgent, il est vrai, pour Louis XV. « Il est dans la nature, écrit ce dernier, qu'un jeune roi, marié presque enfant à une princesse plus âgée que lui, d'une vertu et d'une pureté de mœurs exemplaires, mais qui n'apporte dans le mariage qu'une obéissance passive, en soit bientôt distrait au milieu d'une Cour composée de plus jeunes et de plus aimables personnes. » *Mémoires*, p. 341.

Pour connaître le véritable caractère de Marie Leczinska, on pourra consulter les ouvrages suivants : *Lettres inédites de la reine Marie Leczinska et de la duchesse de Luynes au président Hénault*, par M. Des Diguières, Paris, 1886, in-8 ; P. de Nolhac, *Marie Leczinska et Louis XV* ; P. Boyé, *Lettres inédites du roi Stanislas à Marie Leczinska*, Paris et Nancy, 1901 ; *Lettres des Leczinski à la comtesse d'Andlau et au maréchal du Bourg* (*Revue rétrospective*, 1901) ; sans préjudice des *Mémoires du Duc de*

faut bien reconnaître que l'attitude de la reine y
a largement contribué [1].

Luynes, des *Mémoires du Président Hénault*, des *Mémoires du
maréchal de Villars*, des *Souvenirs du comte de Tressan*, etc.

[1] Nous n'avons pas cru devoir conserver, dans cette édition
refondue de notre *Cabinet secret*, l'appendice qui faisait suite au
chapitre qu'on vient de lire, dans le premier tirage (V. *Le Cabinet secret de l'Histoire*, première édition, quatrième série,
p. 154-159). On le retrouvera, du reste, intégralement dans
le *Livre des singularités*, de G. Peignot, d'où nous l'avions extrait.

LES MALADIES DE LOUIS XV

« Louis XV a douze ans. Il porte son chapeau
comme le feu roi et c'est tout ce qu'il aura de
Louis XIV [1]. » Le jeune roi avait aussi hérité du
vieil aïeul son profil bourbonien et « cette lèvre
charnue et de race où s'éveille la malice ».

Dès ses premières années, il avait manifesté ses
dispositions héréditaires pour la table [2] et les
exercices du corps. « Louis XV mangeait à étonner », dit le chroniqueur Barbier. Mais l'estomac a
beau être complaisant, quand on lui fait violence, il
proteste : toutes les maladies d'enfance de
Louis XV sont amenées, ou par un abus de

[1] De Goncourt, *Portraits intimes du dix-huitième siècle.*
[2] Les *Mémoires du Duc de Luynes* nous apprennent que les
dépenses de sa table étaient augmentées tous les ans d'une
façon sensible. Fixées d'abord à 7.000 ou 8.000 livres par mois,
elles étaient, en 1750, de 20.000 livres ; en 1752, elles attei-
gnaient 30.000 livres.

nourriture, ou par la fatigue excessive d'une journée de chasse. Presque tous les mois, on est obligé de le purger pour évacuer le trop-plein.

Enfant frêle et souffreteux, il n'était pas sans inspirer de sérieuses inquiétudes à son entourage. Avec cela, mélancolique à l'excès, boudant au travail, prompt à la fatigue, il laissait entrevoir l'homme qui ferait le plus vilain métier, le métier de Roi, le plus à contre-cœur possible.

Dans les cours étrangères, on jasait ferme sur ce roitelet de douze ans, majesté ennuyée et déjà lasse de vivre en venant au monde. Pour dissiper ces impressions, le premier ministre Dubois écrivait aux agents de la France à l'extérieur :

Soyez certain que tout ce que vous entendrez débiter malignement sur la faiblesse du tempérament du Roy et sur sa mélancolie, est entièrement faux. Sa santé est parfaite. Il se fortifie tous les jours, et il n'y a aucune de ses journées, où, après avoir donné la matinée à ses études, il ne prenne quelque nouveau divertissement l'après midy ; entre un très grand nombre de jeunes seigneurs qui sont autour de Sa Majesté, il n'y a personne qui ait plus de gayeté qu'elle...

De ces démentis officieux on sait ce qu'il faut croire.

Un peu plus tard, le jeune roi est affecté d'un mal étrange, dont il s'alarme fort, dans sa candide ignorance : la virilité le tourmente pour la première fois.

Le Roi a eu un mal fort plaisant, et qu'il n'avait point encore senti, note sur ses feuilles volantes Mathieu Marais[1]. Il s'est trouvé homme. Il a cru être bien malade et en a fait confidence à un de ses valets de chambre, qui lui a dit que cette maladie-là était un signe de santé. Il en a voulu parler à Mareschal, son premier chirurgien, qui lui a répondu que ce mal n'affligeait personne, et qu'à son âge, il ne s'en plaindrait pas. On appelle cela, en plaisantant, *le mal du Roi*.

La première maladie véritable de Louis XV date de 1726[2]. Jusque-là, on l'avait quelquefois saigné, des bras et du pied, mais pour des indispositions qui n'avaient présenté aucun caractère de gravité.

[1] *Journal de Mathieu Marais*, t. I.

[2] Au mois d'août 1721, le jeune roi fit cependant une courte maladie, qui donna des alarmes d'autant plus vives que l'on crut à un empoisonnement, dont les ennemis du Régent ne manquèrent pas d'accuser ce dernier. Saint-Simon écrivit, sous cette impression, à son ami le cardinal Gualterio, une lettre dans laquelle il donne des détails très précis sur la maladie du roi (*Revue des Documents historiques*, 2ᵉ année, p. 144 et suiv). Le 20 février 1725, rapporte Marais dans son curieux Journal, « il y a eu une grande alarme : le Roi est tombé malade d'une grosse fièvre. On l'a saigné du bras et du pied le même jour ; le lendemain 21, il s'est trouvé sans fièvre, et le troisième jour tout à fait bien. C'était un effort qu'il s'était donné en rompant un arbre à la chasse. »

Le 31 juillet 1726, le roi se réveillait avec un fort mal de tête et de gorge. Des rumeurs d'empoisonnement commencent à circuler. Le premier août, un frisson survient, et, dans l'après-midi, le mal de tête et de gorge ne faisant qu'augmenter, le roi se met au lit. Les médecins, réunis à son chevet, proposent une saignée. Mareschal s'y oppose énergiquement, mais, sur l'intervention d'Helvétius, qui déclare que « si c'était son fils, il le saignerait à l'instant », la Faculté, représentée par Dumoulin, Sylva et Falconet, décide qu'on piquera la veine. Le lendemain, quand l'abbé de Fréjus, devenu plus tard cardinal de Fleury, vint annoncer au roi qu'on allait lui faire une seconde saignée au pied : « Quoi, lui dit Sa Majesté, effrayée et changeant de couleur, serais-je en danger ? — Non, de répliquer M. de Fréjus, il n'y a plus rien à craindre, mais c'est pour hâter la guérison de Votre Majesté. — Eh bien, riposta le roi, qu'on me saigne ! »

Le jour suivant, les symptômes ne s'amendant pas, les médecins commencèrent à perdre la tête. Après la saignée, on donna à l'auguste malade deux verres de manne, avec un grain d'émétique dans chaque, puis un lavement avec du tabac.

Mais voici Saint-Simon, qui, ayant ses grandes et ses petites entrées, va nous dire ce qui se passait dans la chambre royale.

Je la trouvai fort vide, conte le mémorialiste. M. le duc
d'Orléans, assis au coin de la cheminée, était fort esseulé
et fort triste. Je m'approchai de lui un moment, puis j'allai
au lit du Roi. Dans ce moment, Boulduc, un de ses apothicaires, lui présentait quelque chose à prendre. La
duchesse de la Ferté qui, par la duchesse de Ventadour,
sa sœur, avait toutes ses entrées comme marraine du Roi,
était sur les épaules de Boulduc, et, s'étant tournée pour
voir qui approchait, elle me vit, et tout aussitôt me dit
entre haut et bas : « Il est empoisonné, il est empoisonné ! » — « Taisez-vous donc, Madame, lui répondis-
je, cela est horrible. » Elle redoubla si bien et si haut
que j'eus peur que le Roi l'entendît. Boulduc et moi, nous
nous regardâmes et je me retirai aussitôt d'auprès du lit et
de cette enragée, avec qui je n'avais nul commerce... La
maladie ne fut pas longue et la convalescence fut prompte.

Grâce à Helvétius, qui prescrivit une assez forte
dose d'émétique, le roi eut une terrible évacuation par en haut et par en bas, qui le soulagea
incontinent. Comme Sa Majesté avait tout rendu
dans son lit, n'ayant pas voulu se lever pendant
sa maladie pour aucune de ses nécessités, la reine
qui entra dans le moment, et « qui vit le roy dans
toutes ces ordures » crut que Sa Majesté baignait
dans son sang, « de sorte qu'elle se mit à pleurer
extrêmement, pendant que les autres se réjouis-
saient, regardant l'évacuation que venait d'avoir
le roy comme sa délivrance ».

Le roi allait de mieux en mieux, la convalescence s'annonçait favorablement, quand un accident des plus minimes faillit tout remettre en question. Comme on avait remarqué une tache rouge au visage du roi, trois des médecins qui le soignaient étaient d'avis que c'était la variole, trois autres que ce ne l'était point ; à y regarder de plus près, on constata qu'il s'agissait simplement d'une piqûre de cousin !

Quand le bruit se répandit du rétablissement du roi, ce fut un débordement de *Te Deum* de réjouissances populaires : *Te Deum* à la Sainte-Chapelle où assista tout le Parlement ; *Te Deum* à Notre-Dame, prescrit par le prévôt des marchands et des échevins, tandis que le lieutenant de police ordonnait des feux de joie dans tous les quartiers de la capitale [1].

Il faut arriver à l'année 1744 pour trouver signalée par les historiens, avec quelques détails, une nouvelle maladie du roi [2]. On lit bien, à la

---

[1] Pour la relation de cette maladie de 1726, nous avons mis à profit : JOBEZ, *La France sous Louis XV*, t. II, p. 300 et suiv. ; SAINT-SIMON, *Mémoires*, t. XVII, p. 259 ; *Revue rétrospective*, 1896, t. III, p. 253-257, etc.

[2] Pour la maladie de 1744, nous avons consulté : JOBEZ, déjà cité, et surtout GIRARDIN, *Amiens pendant la maladie de Louis XV* ; *Mémoires de la duchesse de Brancas*, p. 86-90 et 99-102 ; *L'Anjou historique*, juillet-août, 1902. Il a été vendu,

date du 26 novembre 1728, dans le *Journal de Barbier* : « Voici une nouvelle qui fait oublier les autres : hier, la fièvre a pris au roi à Fontainebleau, et aujourd'hui on apprend que c'est la petite vérole qui s'est déclarée » ; mais le mal suivit son cours et c'est à peine s'il en fut fait mention [1].

Il en fut de même quatre ans plus tard : les nouvellistes mentionnèrent, comme un fait divers

le 23 mars 1888, à l'hôtel Drouot, par les soins d'Étienne Charavay, un lot de 14 lettres autographes, écrites par Verneuil, introducteur des ambassadeurs, à sa femme, datées de Metz, 6-18 août 1744, et donnant, à en juger par la note qui en accompagnait la mention, des détails circonstanciés sur la maladie de Louis XV. Voici cette note : « M. de Verneuil instruit sa femme de toutes les particularités de la maladie de Louis XV depuis le 7 août 1744, jour où le roi ressentit les premières atteintes de la fièvre maligne qui faillit l'emporter. Il nous fait assister aux progrès du mal, à l'effarement des médecins, à la consternation des courtisans. Le 13 août, l'évêque de Soissons fit sortir de Metz les dames, c'est-à-dire la duchesse de Châteauroux et sa sœur, et administra le viatique au Roi. La nuit du 14 au 15, le malade fut à l'agonie ; il demanda et reçut l'extrême-onction, puis il fit amende honorable du scandale qu'il avait donné au public et à toute sa cour avec Mme de Châteauroux, et il ordonna que celle-ci partît pour Paris. Les médecins ne pouvant plus rien, on a amené un vieux chirurgien-major retraité. Le 16, un mieux se produisit. Le médecin Molin arriva de Paris et reconnut que la maladie était une fièvre maligne. Le 17, arriva la Reine et le 19, M. de Verneuil annonce à sa femme que le Roi est hors de danger. »

[1] M. Lemasle, libraire, quai Malaquais, d'une obligeance

sans importance, une légère indisposition du roi[1].

En 1744, Louis XV était, depuis quelques jours à peine, arrivé à Metz, où il était venu rejoindre son armée, quand, à la suite d'un repas copieux, il se sentit pris d'un malaise vague, accompagné d'un état fébrile prononcé[2].

toujours empressée, a bien voulu nous communiquer, à ce sujet, le billet suivant, adressé par le cardinal de Fleury à M. le comte de Tavannes :

« A Fontainebleau, ce 5 novembre 1728.

« J'ay veu avec plaisir, Monsieur, ce que vous avés bien voulu me marquer de la joye qui a paru dans le peuple lorsque vous l'avés asseuré de la bonne santé du Roy qui Dieu mercy continue autant bien qu'on peut le désirer. Il fut purgé hier et changera demain de lit et de chambre. Je serai toujours très aise, je vous asseure, lorsque je pourrai vous donner des marques de la sincérité des sentimens avec lesquels, Monsieur, je vous honore.

« LE CARD. DE FLEURY. »

[1] On lit, dans le « Journal de la Cour et de Paris, depuis le 28 novembre 1732 jusqu'au 30 novembre 1733 », à la date du 28 novembre 1732 : « Le Roi n'est point encore retourné à la chasse, et n'est point aussi bien rétabli de son indisposition qu'on l'avait cru ; l'on s'aperçoit avec douleur qu'il est encore maigri depuis le voyage de Fontainebleau. Le 5 décembre suivant, « le Roi se porte de mieux en mieux ; il monte à cheval et retourne à la chasse ». Le 12, « Sa Majesté est en meilleur santé que jamais... »

(M. le Comte de Tavannes.)

[2] La date du premier jour de la maladie se trouve implicitement et très précisément indiquée dans cette épître du cardinal de Richelieu, que M. Et. Charavay nous a fait connaître, ainsi que les documents qui suivent :

Les médecins étaient divisés sur la nature de la maladie : était-ce une fièvre putride, ou un abcès du cerveau ? Les deux hypothèses furent tour à tour discutées, sans qu'on parvint à tomber d'accord.

Une saignée au bras fut décidée et une purgation pour le lendemain. La médecine avait produit d'abondantes évacuations, mais le mal de tête et la fièvre persistaient. Une saignée au pied et un second purgatif furent alors prescrits par les médecins.

« Metz, le 8 août 1744.

« Le Roy s'est trouvé incommodé ce matin : il a eu un petit mouvement de fièvre ; je lui ai touché le poulx qui est (*mot illisible*)... et ce n'est presque rien. Un peu de constipation qu'il a laissé venir sans remède a causé cette émotion que des lavements et du lavage emporteront. La circonstance est seulement bien fâcheuse, mais j'espère que cela ne dérange rien et que le Roy sera en état d'aller après demain. » Quatre jours après, le premier chirurgien du Roi, La Peyronie, écrivait (à un grand personnage, sans doute) ce court, mais significatif billet : « Voilà, Monsieur, la suite de bulletins qui ont esté donés depuis le commencement de la maladie du Roy, ils vous instruiront de tout ce que vous me demandés pour l'usage que vous voulez en faire.

« J'ay l'honneur d'être avec tout l'attachement et le dévouement possible, Monsieur, vostre très honorable et très obéissant serviteur.

« LAPEYRONIE.

« A Metz, ce mercredi 12 août 1744. »

(Cf. la *Chronique médicale*, 15 septembre 1897, p. 599-600, et *Jugemens sur quelques ouvrages nouveaux*, t. VIII, p. 10 et suiv.).

Le même jour, 11 août, à 8 heures du soir, une nouvelle saignée au pied est pratiquée. La nuit et les jours suivants, survient une transpiration abondante ; le pouls est plus calme, la céphalalgie s'atténue : il ne reste qu'une douleur localisée à la tempe droite.

Le 12, les évacuations continuent. Le 13, à 3 heures du matin, la fièvre redouble : troisième saignée du pied à 7 heures. La fièvre ayant repris le roi vers 6 heures, on ordonne une quatrième saignée du pied.

Même médication, le 14, à 6 heures du matin ; tandis qu'on cherche à maintenir la liberté du ventre à l'aide de purgatifs. Une application de sangsues est faite le même jour à la tempe droite. La fièvre redouble à 10 heures et demie du soir ; le malade est fortement agité. Au matin, on lui applique les vésicatoires. Dans l'après-midi, une légère amélioration se manifeste.

Le 15, le mieux se maintient, l'accès de fièvre reparaît, mais beaucoup plus tard qu'à l'heure où il survient d'ordinaire. Le roi entre en convalescence le 19. Le 24, il a pu prendre deux potages, et est resté levé, le lendemain, pendant près de quatre heures.

Bien que cette maladie ait été de courte durée, ses péripéties n'en avaient pas moins été alarmantes.

Cédant aux instances de son entourage, le roi avait éloigné sa favorite, Mme de Châteauroux [1]. A un moment, la situation était devenue tellement critique, que le roi, se croyant aux approches de la mort, avait fait appeler son confesseur et son aumônier et reçu le même jour l'Extrême-Onction. Le lendemain, on récitait les prières des agonisants, et les médecins, La Peyronie en tête, déclaraient unanimement que tout espoir était perdu.

Ce fut une explosion de douleur dans tout le royaume. La foule assiégeait les bureaux de poste; les employés placardaient les bulletins sur les murs de l'hôtel et aux portes des ministres. Partout on faisait dire des messes pour la santé du roi. Le casuel des curés avait atteint un chiffre inconnu jusqu'alors [2].

[1] Renvoyée le 14 août 1744, la duchesse de Châteauroux mourut, subitement, le 8 décembre suivant, le jour même où Louis XV la rappelait auprès de lui (V. *Poisons et Sortilèges*, par les docteur CABANÈS et NASS, deuxième série). « Le jour de la mort de Mme de Châteauroux, conte Chamfort, Louis XV paraissait accablé de chagrin ; mais ce qui est extraordinaire, c'est le mot par lequel il le témoigna : « Être mal-« heureux pendant quatre-vingt-dix-huit ans, car je suis sûr « que je vivrai jusque-là ! » Je l'ai ouï raconter, ajoute Chamfort, par Mme de Luxembourg, qui l'entendit elle-même, et qui ajoutait : « Je n'ai raconté ce trait que depuis la mort de « Louis XV. » Ce trait méritait pourtant d'être su, pour le singulier mélange qu'il contient d'amour et d'égoïsme. (Cf. GUERLIN, *op. cit.*, p. 8.)

[2] JOBEZ, *op. cit.*, t. III, p. 381.

On ne comptait plus que sur la Providence, quand on apprit soudain que le roi était rétabli. Un empirique avait réussi, là où les bonnets carrés avaient piteusement échoué ; ce qui n'empêcha pas La Peyronie de se faire gloire de cette guérison comme d'un succès personnel.

Le premier chirurgien écrivait, au procureur général du Parlement de Paris[1] :

Depuis 9 heures que j'ay écrit, par un courrier de M. le comte d'Argenson, le détail de la nuit du Roy, le sommeil de Sa Majesté a continué et dure encore ; il n'a esté interrompu que pour prendre un bouillon et deux tasses de thé pour entretenir une douce transpiration qui a commencé de le prendre il y a environ une heure. La tête est libre et sans la moindre douleur, le poulx est presque dans son état naturel. Mon assiduité auprès du Roy et le départ précipité des courriers qui ont esté chargés des bulletins, ne m'ont pas permis de les signer tous, mais ils ne sont pas moins vrais.

Je profite du retour de M. Dufranc pour écrire ce petit mot de consolation qui doit rendre la vie à tous les sujets du Roy.

LAPEYRONIE.

A Metz ce mercredi 19 aoust 1747, à midi.

Le post-scriptum portait : « Il est une heure, et le Roi dort encore. »

[1] *Revue des Documents historiques*, 1880, p. 157.

On se félicita généralement de l'heureuse issue de la maladie royale. Dès qu'on fut certain que le roi était hors de danger, des transparents reproduisirent en lettres de feu le surnom de *Bien-aimé*, dont un courtisan avisé venait de gratifier le souverain.

Trente années se passent sans incident notable[1]. Louis XV est obèse et presque impotent. Il continue à prendre part aux chasses, mais il tombe fréquemment de cheval et s'évanouit à chaque instant.

Pour dissiper ces vertiges, il s'est d'abord soumis au régime de l'eau de Vichy ; puis il a modifié l'heure de ses repas : il en est arrivé à ne

---

[1] Dans l'intervalle, nous ne relevons, dans le dossier pathologique de Louis XV, qu'un accident, dont Mme de Pompadour, dans une lettre à son frère, datée du 9 août 1751, parle en ces termes : « On vous fera peut-être un monstre de la chute que le Roi a faite hier. Ce n'est heureusement rien : il s'est un peu écorché le bras, la teste et le fusil a fait contusion à la cuisse, mais il n'y a eu nul mal n'y étourdissement. Enfin, c'est sy peu de chose, que la Faculté n'a pas jugé à propos de le saigner... » Le lendemain, elle annonce à son correspondant que le Roi « se porte à merveille... il a chassé hier à cheval cinq heures, malgré ses meurtrissures ; les Parisiens en ont pensé devenir foux... » Elle écrit, une dizaine de jours plus tard, que « le Roi continue à se bien porter... et ne se sent nullement de sa chute. » *Catalogue of the collection of autograph letters and historical documents*, by Alfred Morrisson ; printed for private circulation, 1891, vol. V.

plus manger qu'une fois par jour. La maladie n'en suit pas moins son cours.

C'est que le Roi n'est plus de la première jeunesse, il vient d'atteindre sa soixante-troisième année, une année que la médecine du temps regarde comme une date climatérique et fatale aux vieillards [1].

Malgré de fréquentes indispositions, il n'a rien voulu changer à son train de vie, dédaigneux des sages conseils de son chirurgien La Martinière, qui l'a engagé à ne pas se contenter « d'enrayer, mais à franchement dételer ».

Le 27 avril 1774, Louis XV, qui a couché la nuit précédente à Trianon, se trouve, au réveil, « incommodé de douleurs de tête, de frissons et de courbature ». Une chasse est projetée pour l'après-midi, il décide d'y prendre part; mais,

[1] *Anecdotes secrètes sur la comtesse du Barry*, 1775; à rapprocher de ce passage des *Nuits attiques*, d'Aulu-Gelle (édition Panckoucke), t. III, p. 63 : « On a constaté, et l'expérience remonte très haut, que, chez presque tous les vieillards, la soixante-troisième année de la vie amène avec elle quelque péril ou quelque catastrophe, ou une grave maladie pour le corps, ou des chagrins pour l'âme, ou la mort. Aussi ceux qui font un objet d'étude des faits et des paroles qui se rapportent à cette particularité, appellent climatérique cette année de la vie. L'avant-dernière nuit, je lisais les *Lettres d'Auguste à son petit-fils Caïus*, et je me sentais entraîné par la beauté d'un style simple et facile qui ne respirait ni la morosité, ni l'inquié-

incapable de la suivre, il s'y fait transporter en carrosse. Vers 5 heures et demie, il est de retour à Trianon.

Mme Du Barry, qu'on a prévenue, court lui prodiguer ses soins. Les médecins, craignant que ce soit une indigestion, lui ont ordonné la diète. S. M. se met à table, mais n'y prend que deux verres d'eau. Au second service, le roi se lève, et prie Mme Du Barry de faire ses excuses et d'engager les seigneurs à continuer de souper. Quant au Roi, il se retire avec précipitation dans ses appartements.

Mme Du Barry, qui l'a suivi de près, le trouve en proie aux vomissements. On lui donne une infusion de thé, puis on administre au malade quelques clystères, qui n'amènent aucun soulagement[1].

---

tude. Je rencontrai dans une lettre l'allusion suivante à cette année redoutable (je copie textuellement cette lettre) :

« Le neuvième jour avant les calendes d'octobre. — Salut, mon cher Caïus, mon doux ami, toi dont l'absence est toujours pour moi un sujet de regrets ; dans des jours tels que celui-ci surtout, mes yeux cherchent partout mon Caïus ; en quelque lieu que tu sois, j'espère que tu as célébré le soixante-quatrième anniversaire de ma naissance. J'ai, comme tu le vois, échappé à la soixante-troisième année, année climatérique, écueil ordinaire des vieillards. J'ignore quel temps il me reste à vivre ; mais je prie les dieux de faire en sorte que vous trouviez après moi la république florissante et digne de passer entre vos mains qui, je l'espère, en sauront prendre les rênes avec fermeté. »

[1] D'après le bulletin de santé, signé des médecins du Roi, et

La Du Barry, qui ne veut pas croire à la gravité du mal, recommande à ses gens la plus complète discrétion, conservant l'espoir que le Roi n'a qu'un malaise, qui ne peut tarder à se dissiper.

La nuit suivante, les douleurs, que le roi a ressenties pendant le jour, reparaissent, en même temps que le malade se plaint de souffrir des reins. Le Monnier, premier médecin ordinaire, est appelé, et, sans se montrer très affirmatif, met sur le compte de la pusillanimité du roi l'exagération des symptômes dont il se plaint.

Le chirurgien La Martinière, envoyé par le Dauphin, se rendait-il un compte plus exact de la situation, ou avait-il seulement le dessein de contrarier les vues de la favorite? En tout cas, il décide qu'on conduira, ce jour-là même, le Roi à Versailles, sans s'inquiéter des protestations de l'entourage.

A 4 heures, les voitures étant arrivées, le Roi est transporté en robe de chambre à Versailles. La distance de Trianon à Versailles aurait été franchie en trois minutes[1]; le duc de Liancourt

publié par le docteur MACABIER (de Vannes): *La Maladie et la Mort du roi Louis XV* ; Typographie Oberthur, Rennes, 1892.

1. D'après le journal de Hardy ; quelques extraits de ce journal, dont nous donnons plus loin le titre détaillé, ont été publiés dans la *Nouvelle Revue encyclopédique* édition Didot, t. V, 1848, in-8, p. 276-287 ; d'autres fragments ont paru dans la *Revue des Documents historiques*, 1re année, p. 152 et suivantes.

dit, avec plus de vraisemblance, que le carrosse marcha au pas, durant tout le trajet [1].

Les médecins étaient désemparés. Le Monnier, tout à l'heure si optimiste, se montre disposé à faire appel aux lumières de ses confrères. D'accord avec La Martinière, il prescrit une saignée, en attendant l'arrivée de Lorry et de Bordeu, qu'on a prévenus en toute hâte.

Le roi avait désigné Lorry à l'instigation du duc d'Aiguillon, l'âme damnée de la Du Barry. Quant à Bordeu, c'est le médecin de Mme Du Barry, celui qui la soigne depuis l'enfance, qui l'a vue aux différentes époques de sa vie; bel esprit autant que docte praticien, qui sait amuser la maîtresse royale « par ses contes et par sa gaieté, et a encore plus de crédit que personne sur la hautaine comtesse ».

Bouvard a été écarté; à peine a-t-on autorisé Lassonne, médecin de la Dauphine, à se joindre aux consultants, sur la proposition de Le Monnier, qui a insisté pour faire admettre son collègue à ce conseil suprême.

---

[1] Cependant le duc de Croÿ, dans sa relation, publiée par la *Nouvelle Revue rétrospective*, du 10 mars 1896, dit que le roi, en montant en voiture, cria : « A toutes jambes ! » et qu'on alla « de la cour de Trianon à celle de Versailles en trois minutes juste ». Le roi « descendit sous la voûte de l'appartement de Mme Adélaïde, pour donner le temps de faire son lit, et il se coucha tout de suite ».

Midi vient de sonner aux horloges de Versailles. Les médecins sont tous arrivés. Après l'examen du malade, ils se concertent et prononcent : que le Roi est atteint de « fièvre humorale catarrheuse », et qu'une saignée, la seconde depuis le matin, est indiquée. Ils arrêtent qu'elle sera pratiquée à 3 heures et demie, et, s'il est nécessaire, qu'on en fera une troisième dans la nuit ou dans la journée du lendemain, si le mal de tête persiste.

« Une troisième saignée ! C'est donc une maladie ! s'écrie Louis XV atterré ; ne pourrait-on se dispenser de cette troisième saignée ? » Les médecins, un instant ébranlés par cette attitude du Roi, hésitaient. « On les entoura, on les chambra, on fit envisager aux honnêtes, ou à ceux qu'on croyait tels, combien le Roy avait été frappé de l'idée de cette troisième saignee, combien il se croirait malade s'il se la voyait faire. A ceux que l'on croyait moins honnêtes, on montrait que la troisième saignée allait faire recevoir les sacrements, renvoyer Mme du Barry, et, par conséquent, qu'ils s'en feraient, en l'ordonnant, une ennemie irréconciliable, car on ne mettait jamais en doute qu'elle revint bientôt après... »

Le résultat de ces conciliabules fut l'adoption d'un moyen terme : on s'en tiendrait à la deuxième saignée, mais on la pratiquerait copieuse.

Le Roi perdit à peu près la valeur de quatre grandes palettes, ce qui ne manqua pas de l'affaiblir beaucoup. Comme son mal de tête était aussi violent, il se mit à apostropher les médecins, leur reprochant de lui cacher la vérité, geignant et se lamentant, se raccrochant en désespéré à la vie qui le quittait.

La Faculté était au grand complet. Pas moins de quatorze médecins, chirurgiens ou apothicaires entouraient le roi. Les quatorze assistants devaient, dans la pensée du Roi, former un rempart contre la mort qui le guettait.

Par ordre de préséance, chacun d'eux s'approche du lit, ouvert de telle sorte qu'un seul pouvait y accéder, et chacun donne son avis sur l'état du précieux malade. Pendant que s'effectuait le défilé, le Roi tenait ses mains appuyées sur les yeux, afin de les préserver de la lumière qui l'aveuglait[1]. Il continua à observer la même précaution, quand les docteurs furent appelés, à tour de rôle, à lui tâter le ventre. Un garçon de la chambre était spécialement chargé de cet office; il s'employait à ne laisser arriver les rayons que sur la partie que l'on voulait éclairer. Il remplissait son rôle avec tant de zèle, qu'il provoqua, inconsciemment, une scène d'une hilarité bouffonne,

---

[1] La photophobie est un symptôme qui a été maintes fois noté dans la période d'invasion de la variole.

que le duc de Liancourt, « grand maître de la
garde-robe en survivance », a racontée en termes
des plus plaisants..

Il fut question, dit le duc de Liancourt, de donner un
lavement au roy. On le traîna à grand'peine sur le bord
de son lit, et là on le porta dans l'attitude convenable à
la circonstance, c'est-à-dire le visage enfoncé dans
l'oreiller et le derrière à découvert et en position.

La Faculté, rangée autour du lit, fit place, en se mettant en haye, au maître apoticaire qui arrivait, la canule
à la main, suivi du garçon apoticaire qui portait respectueusement le corps de la seringue, et du garçon de la
chambre, qui portait la lumière destinée naturellement à
éclairer la scène. M. Forgeau (c'est le nom du maître
apoticaire), placé avantageusement, allait poser et
mettre en place la canule quand, tout à coup, le garçon
de la chambre, voyant que la lumière qu'il porte donne
en plein sur le derrière royal, et imaginant apparemment
que son effet peut être dangereux pour la santé ou au
moins la commodité de Sa Majesté, arrache avec précipitation de dessous le bras d'un médecin, un chapeau, et
le place entre la bougie et le lieu où M. Forgeau dirigeait
toute son attention. J'aurais peine à peindre la colère
servile et méprisante de l'apoticaire, à qui cette éclipse
avait fait manquer son coup, l'étonnement des médecins, l'indignation du petit garçon apoticaire et l'envie
de rire de la partie de l'assemblée, heureusement placée
pour être témoin de cette scène[1]...

[1] *Revue rétrospective*, 1885, deuxième semestre, p. 19-20.

Quelle scène, en effet, de haut comique !

Les médecins, persistant dans leur erreur, croyaient le Roi atteint de fièvre humorale. Seuls, Bordeu, chez Mme Du Barry, Lorry, chez M. d'Aiguillon, n'avaient pas dissimulé leur inquiétude.

Tout Versailles était persuadé que le Roi avait une « grande maladie ». La famille royale s'était rapprochée, prête à tout événement.

Comme des rougeurs commençaient à apparaître, on laissa croire au roi qu'il avait un « érésipèle boutonné [1] ». Vers 10 heures du soir, le 29 avril, une lumière, approchée par hasard du visage du malade, fit voir des boutons déjà saillants, à fleur de peau, sur la nature desquels il n'était plus possible de se méprendre. Le cardinal de la Roche-Aymon, grand aumônier de France et de la Cour, fut chargé d'annoncer le premier au Roi qu'il était atteint de la petite vérole [2].

Les médecins se montraient rassurés, maintenant qu'ils savaient à quelle affection ils avaient affaire ; ils espéraient que la maladie suivrait son cours et que, si des complications ne survenaient pas, tout irait pour le mieux.

[1] *Correspondance entre Marie-Thérèse et Mercy-Argenteau*, t. II, p. 144.

[2] Dans le cas de Louis XV, l'incubation n'a guère dépassé 48 heures ; bien que rares, il existe des observations de cas où l'incubation n'a pas été d'une plus longue durée (Cf. KELSCH, *Traité des maladies épidémiques*, 1905, t. II, p. 45).

Sans doute, le Roi était très âgé. « On ne revient pas, à mon âge, de cette maladie », avait-il dit dès les premiers moments. Mais n'avait-on pas l'exemple des gens de soixante et même soixante-dix ans, qui avaient été guéris de la variole[1] ?

Presque tout le monde répétait autour du Roi : « Voilà qui va bien : c'est l'affaire de neuf jours et d'un peu de patience. » Comme quelqu'un disait à Bordeu : « Écoutez ces messieurs qui sont charmés parce que le Roi a la petite vérole ! — Sandis ! dit Bordeu, c'est apparemment qu'ils héritent de lui. La petite vérole à soixante-quatre ans, avec le corps du Roi, c'est une terrible maladie ! »

Comment Louis XV, qui avait eu la petite vérole en 1728, en fut-il de nouveau atteint[2] ? Où avait-il pris les germes du mal ? C'est ce qu'il n'est peut-être pas oiseux de rechercher.

Une des versions les plus répandues est celle que rapporte Voltaire[3].

[1] Dans l'entourage du roi, on se récria contre l'inoculation qui, disait-on, répandait le germe de la maladie dans l'air. Et cependant, comme le fait judicieusement observer le duc de Croÿ, « cela aurait dû faire l'effet contraire, car hors la maison de Bourbon, les maisons royales de l'Europe se mettaient au-dessus de toute inquiétude par l'inoculation ».

[2] Les récidives de variole sont relativement rares : on en cite, cependant, quelques exemples historiques (*Chronique médicale*, 1ᵉʳ décembre 1900, p. 717) ; cf. l'*Asepsie*, avril 1908, p. 12, note 3).

[3] *Louis XVI et la fatalité.*

Louis XV aurait rencontré, à la chasse, un enterrement de jeune fille. Comme il demandait de quoi elle était morte, on lui répondit : de la variole. Très superstitieux et très pusillanime[1], le Roi en aurait été très frappé, et dès lors aurait incubé la maladie à laquelle il devait succomber. Voltaire ajoute que le dentiste du Roi, en visitant la bouche royale, aurait reconnu, à l'aspect des gencives, les approches d'une maladie grave et qu'il aurait fait part de ses pressentiments à un ministre d'État.

Pour d'autres, la mort du Roi aurait eu une cause moins noble. Les derniers jours d'avril, conte l'abbé Baudeau, le Roi était à Trianon avec la Du Barry. En se promenant, ils rencontrent une vachère, qui cueillait de l'herbe pour sa vache. On lui trouve de très beaux yeux. On approche, on lui relève la coiffe et les cheveux, on la débarbouille, et on décide qu'elle serait *sarmante*, si elle était habillée en belle dame. « Eh bien ! habillons-la ! » Voilà leur petite paysanne habillée en demoiselle avec du rouge et avec des mouches. Elle est vraiment *sarmante !* « Faisons-la souper avec nous ; son embarras nous amusera. » On soupe, on rit, on s'enivre. La petite est mise dans un bain, puis dans un lit... Cependant son frère se

---

[1] Voir, à cet égard, les *Mémoires de Mme du Haussel.*

mourait de la petite vérole. Elle l'eut le lendemain et en mourut, dit-on, le samedi.

Et voilà le conte ou l'histoire.

Le même récit est fait avec une légère variante, par Pidansat de Mairobert. Soulavie dit à son tour :

On avait arrêté, dit-il, un voyage à Trianon, où l'on se livrerait plus à l'aise à tout ce que la liberté du lieu inspirerait. On s'aperçut que le Roi avait vu avec admiration et concupiscence une petite fille d'un menuisier. On fit venir cette enfant, on la décrassa, on la parfuma, on l'introduisit dans le lit de ce paillard auguste. Le morceau aurait été de dure digestion pour lui, si on ne l'eût aidé par des confortatifs violents... On ignorait alors qu'elle eût le germe de la petite vérole, qui ne tarda pas à se développer chez elle de la manière la plus cruelle, puisqu'elle en mourut promptement. Le venin s'était communiqué au Roi et, dès le lendemain, Sa Majesté se trouva incommodée[1].

Le Roi se livra cette fois à l'aventure à une petite fille qui lui plut, et qui, depuis quelques heures, avait la petite vérole ; elle l'inocula une seconde fois dans le sang de ce prince qui, dans sa jeunesse, avait eu cette maladie. Le Roi, de son côté, lui donna en échange la maladie qui le détruisait lentement depuis quelques années et qui avait résisté à tous les remèdes possibles.

[1] VATEL, *Mme du Barry* ; G. D'HEILLY, *Maladie et mort de Louis XV* ; *Chroniques de l'Œil-de-Bœuf*, t. VIII, etc.

Un indiscret chroniqueur rappela, à ce propos, le mot de Saint-Simon sur le duc de Duras, pendant la campagne de Flandre : « Il est mort de la petite vérole et de beaucoup d'autres. » « Il n'y a rien de petit chez les grands », avait dit le supérieur de Saint-Sulpice, Le Gallick, à qui ce mot coûta sa place.

Ainsi, les uns ont parlé d'une paysanne, comme étant l'agent de contagion ; les autres, d'une jeune fille, sans plus d'indications. En réalité, ce sont fables suspectes. On ne saurait davantage affirmer que la Du Barry ait *procuré* au Roi la fille du jardinier de Trianon, ou de Louveciennes[1] ; la fille de son intendant et secrétaire Montvallier, comme l'assure Métra ; ou la fille d'un boulanger de Versailles[2]. Il est probable que la cause du mal était beaucoup plus naturelle.

On signalait déjà quelques cas de variole à Versailles ou aux environs, quand Louis XV fut pris du même mal[3]. La comtesse de Provence en avait

[1] Comte d'Hézecques, *Souvenirs d'un page*, p. 108.

[2] Une quatrième version dit : la fille d'un meunier. Ch. Vatel, qui a fait de consciencieuses recherches dans les registres mortuaires de Versailles et de Louveciennes, n'a rien trouvé qui confirmât ces diverses légendes. « On ne rencontre, dit-il, sur les registres, le décès d'aucune enfant dans les conditions voulues. »

[3] Notre hypothèse se trouve entièrement confirmée par le récit du duc de Croÿ publié depuis notre première édition. Voici ce que narre le duc : « On fit courir des bruits sur la

été atteinte, quelques jours à peine après son mariage. Le chancelier d'Espagne en était mort. Plus de cinquante personnes gagnèrent la maladie pour avoir seulement traversé la galerie de Versailles; dix en moururent[1]. M. de Létorières en fut atteint rien que pour avoir entr'ouvert la porte de la chambre du Roi, afin de le regarder deux minutes[2].

Les médecins, tout en prenant de grandes précautions pour eux-mêmes, avaient prescrit l'éloignement de tout ce qui ne tenait pas au service du roi. Mmes Sophie, Adélaïde et Victoire restèrent seules à soigner leur père[3].

Le 30 avril, au matin, les médecins, réunis en consultation, faisaient appliquer des vésicatoires au malade[4]. A l'Hôtel de Ville, rue Cassette, chez le gouverneur, le maréchal de Brissac, on

manière dont il avait gagné cette maladie, mais le fait est que quelques enfants l'avaient eue dans le voisinage de Trianon, et qu'une petite fille de deux ans en mourut dans un grenier, au bout du parc, et fut emportée, la nuit, dans un drap; il paraît certain que c'est là ce qui en répandit le venin dans les jardins, où il allait souvent. Louis XV aurait donc pris son mal dans les belles serres et le jardin botanique. »

[1] *Mémoires de Mme Campan*, 1858, p. 85.

[2] Mme de GENLIS, *Souvenirs de Félicie*.

[3] Elles contractèrent la variole au chevet du lit royal.

[4] V. le bulletin de maladie, du 30 avril 1774, dans l'opuscule du docteur Mauricet.

faisait afficher, vers la même heure, le premier bulletin de santé du monarque.

Le libraire Hardy[1], dans une relation manuscrite, nous a laissé les détails les plus circonstanciés sur la maladie du Roi[2].

Dès les premiers jours, celle-ci avait présenté un caractère d'une extrême malignité. L'affaissement du malade était tel, qu'il fut à peine affecté, lui d'ordinaire si impressionnable, de savoir qu'il était gravement atteint.

Cependant, les médecins dissimulaient mal, sous un optimisme de commande, leur inquiétude et leur découragement. Le premier bulletin de la maladie du Roi, daté du 30 avril, à 7 heures trois quarts du matin, portait que « Sa Majesté avait passé une nuit orageuse, que la petite vérole s'était déclarée la veille à 11 heures et demie du soir, que l'éruption se faisait avec progrès, qu'il n'y avait de la fièvre que ce qu'il en fallait, qu'on allait lui appli-

[1] Ce journal intitulé : *Mes loisirs ou journal d'événements tels qu'ils parviennent à ma connaissance*, est conservé à la Bibliothèque nationale, fonds français, 6681. Ce manuscrit est presque entièrement inédit. Grâce à lui, nous pouvons suivre, heure par heure, la dernière maladie de Louis XV.

[2] Nous avons, en outre, consulté : la *Correspondance inédite du prince François-Xavier de Saxe, comte de Lusace*, éditée par Thévenot, p. 19 et suiv. ; les *Correspondances des agents diplomatiques étrangers en France*, recueillies par FLAMMERMONT ; les *Souvenirs de Job-Nicolas Moreau*, Plon, éditeur, 1898 ; *l'Asepsie*, avril 1908 ; enfin, la *Chronique médicale*, 15 avril et 1ᵉʳ mai 1908.

quer les vésicatoires, que, d'ailleurs, le Roi était aussi bien qu'il pouvait être pour sa situation présente. »

Personne ne s'y trompait ; la situation était des plus critiques. Le public n'en était pas autrement impressionné. L'effet était bien différent dans le peuple que trente ans auparavant, où le même Roi, malade à Metz, aurait réellement trouvé dans sa capitale un millier d'hommes assez fous pour sacrifier leur vie, afin de sauver la sienne. On ne voyait point de gens inquiets courir, s'empresser, s'arrêter, pour savoir de ses nouvelles. Tout avait l'air calme et tranquille, tous étaient joyeux et contents [1]. Un fait témoigne plus que tout autre de l'indifférence générale dans cette circonstance : un chanoine de l'église de Paris disait qu'en 1744, époque de la maladie de Metz, on avait payé six cents messes pour le rétablissement de Louis XV ; en 1757, après l'attentat de Damiens, également six cents ; à l'occasion de la maladie actuelle, seulement trois [2].

A défaut de témoignages spontanés, il y eut des manifestations officielles. A 8 heures et quart du soir, les bourdons de Notre-Dame sonnèrent à toute volée. L'abbé de Sainte-Geneviève fit décou-

[1] *Relation du duc de Liancourt.*
[2] *Journal de Hardy*, t. II.

vrir la châsse de la sainte, par les pieds, comme le prescrivait le rituel.

De leur côté, les comédiens français et italiens annonçaient, après le premier acte, qu'il leur était enjoint, par ordre, d'interrompre le spectacle, et que l'argent serait rendu à ceux qui le réclameraient.

Le dimanche 1ᵉʳ mai au matin, les nouvelles n'étaient pas plus rassurantes.

La fièvre a beaucoup augmenté... L'éruption a fait beaucoup de progrès. S. M. a eu quelques moments de sommeil interrompu ; les urines coulent abondamment, les vésicatoires ont eu tout l'effet désirable [1].

On avait répandu le bruit que les princes et les princesses de la famille royale s'étaient retirés dans leur château de Meudon, alors qu'ils n'avaient pas quitté Versailles, s'attendant à une issue fatale d'un instant à l'autre. A 7 heures du soir,

L'éruption a fait encore quelques progrès, surtout sur le corps et sur les membres. Les boutons grossissent, la fièvre est d'un degré plus modéré. L'assoupissement est beaucoup moindre, les urines sont louables en quantité et qualité.

Qu'importait au public la quantité ou la qualité des urines royales? Il s'en moquait, autant qu'il s'intéressait peu aux « prières des quarante heu-

[1] MAURICET, op. cit.

res », ou à l'exposition du Saint Sacrement, que
l'archevêque de Paris, Christophe de Beaumont,
avait donné l'ordre de préparer « dans toutes les
églises de la ville et des faubourgs ».

On répandait le bruit que le prélat s'était présenté le jour même à Versailles pour voir le Roi
malade et qu'il avait été consigné dans l'antichambre par le maréchal de Richelieu[1].

Une autre version courait, tout aussi mortifiante
pour l'amour-propre de l'archevêque. Christophe
de Beaumont était entré dans la chambre du Roi,
qui lui aurait simplement dit : « Monsieur l'archevêque, j'ai appris que vous étiez tourmenté de
votre colique, je vous souhaite du soulagement[2]. »
La vérité est qu'on avait obtenu de l'archevêque
qu'il ferait au Roi une visite de politesse, et qu'il
se garderait, pour ne pas l'effrayer, de lui parler de sacrements[3].

[1] Cf. les dépêches de l'ambassadeur anglais à la Cour de
France (*Athenæum français*, 6 mai 1854, p. 421).

[2] L'archevêque de Paris était atteint de la pierre. Le samedi
précédent, il avait eu une hématurie et il avait rendu deux
grosses pierres. Les coliques dont il se plaignait étaient des
coliques néphrétiques. Faisant allusion à son état morbide et
aussi à son manque d'énergie, on dit de lui, quand on connut
l'issue de sa démarche, « qu'il pissait le sang à Paris, et ne faisait que de l'eau claire à Versailles ». *Mém. secrets*, t. VII, p. 170.

[3] A entendre le duc de Croÿ, « l'archevêque avait été fort
mécontent de sa réception : on l'avait d'abord retenu dans la
salle des Gardes ; Mesdames n'avaient pu, qu'avec une peine

C'était un triomphe pour la faction Du Barry, mais ceux qui avaient formé le projet d'éloigner la favorite ne se tenaient pas pour battus.

Un grand nombre d'évêques, vertueusement indignés du scandale, allèrent trouver le premier aumônier, le cardinal de la Roche-Aymon, et lui représentèrent avec fermeté qu'il lui fallait user de son pouvoir, pour obtenir du roi la rétractation de ses fautes, le renvoi de la favorite et l'accomplissement de ses devoirs religieux. Le rusé cardinal s'y prit de façon à ménager toutes les susceptibilités : lorsqu'il allait chez le Roi, ce qui lui arrivait plusieurs fois par jour, il avait soin de lui parler souvent à voix basse, de telle sorte que personne ne pût l'entendre ; par ces moyens, il se procurait la facilité de donner dans ses propos la version qui convenait à chacun [1].

Cependant le roi allait de plus en plus mal, que les bulletins continuaient à être rassurants [2]. A

infinie, le faire entrer. M. le duc de Richelieu l'avait d'abord retenu longtemps à causer, pour lui faire sentir le danger de tuer le Roi en l'effrayant ; enfin le prélat, avançant vers Sa Majesté, avait été frappé de trouver Mme Du Barry qui sortait, et qui, à ce que l'on prétend, s'évanouit à sa vue. Le Roi ne dit presque rien, se retourna de l'autre côté, et on fit entendre à Monseigneur qu'il fallait qu'il se retirât. »

[1] D'HEILLY, *Morts royales*, p. 103.

[2] Voici les deux bulletins du 1er mai, tels que nous les relevons dans le manuscrit de Hardy :

« 7 heures du matin. — La fièvre a eu le même cours que la

peine avouait-on que le roi avait eu de l'insomnie.

Mardi 3 mai, 8 heures du matin.

La fièvre n'a presque pas augmenté cette nuit ; pendant le temps qu'elle a duré, la peau a conservé de la moiteur. Sa Majesté n'a pas dormi, à cause des démangeaisons importunes du nez et du menton, les boutons sont bien nourris par tout le corps, et les premiers se disposent favorablement à la suppuration. Les urines sont belles et les vésicatoires continuent à faire un bon effet.

Le premier bulletin du 4, 5 heures du matin, n'annonce pas d'aggravation.

* La nuit a été tout aussi bonne qu'elle pouvait être, quoique sans sommeil. Le Roi n'a pu dormir à cause de ses yeux qui lui faisaient mal. Il a été agité et a eu une petite augmentation de fièvre qui est tombée actuelle-

nuit précédente, mais elle a été plus modérée ; le sommeil de Sa Majesté a été plus long et plus tranquille, les pustules sont plus abondantes ; on est content des urines et des vésicatoires qui font beaucoup d'effet.

« 8 heures du soir. — La fièbvre a été beaucoup moindre aujourd'hui ; les boutons grossissent et quelques-uns des premiers commencent à blanchir, la tête et la respiration sont très libres. Sa Majesté a beaucoup de part à la conversation. Les urines et les évacuations du ventre sont toujours très louables. Les vésicatoires continuent toujours leur bon effet. Signé : Lemonnier, Lassone, etc. » (Cf. les bulletins publiés dans la brochure du docteur Mauricet, dont le texte est une variante légère de celui de Hardy.)

ment. Sa Majesté ne peut être mieux dans les circonstances présentes. Voilà la nuit du 5 passée heureusement ; les urines sont belles et coulent bien.

Le Roi ayant manifesté, dans la soirée, le désir de voir une dernière fois sa maîtresse, le valet de chambre Laborde introduisit la Du Barry auprès du monarque. Le moribond, bien que très abattu, eut encore la force de saisir les mains et le sein de sa maîtresse, en témoignant le regret de perdre tant de beautés [1]. « Madame, lui dit-il d'une voix éteinte, je suis fort mal ; je sais ce que j'ai à faire. Je ne veux pas que la scène de Metz recommence. Allez à Rueil, chez le duc d'Aiguillon, attendez-y mes ordres, et soyez toujours assurée de mon affection. »

La courtisane se retira en chancelant ; elle venait d'entendre son arrêt d'exil.

A partir de ce moment, la maladie ne fit qu'empirer, sans que la rédaction des bulletins en fût sensiblement modifiée [2], et qu'on en pût inférer autre chose que le mal suivait son cours.

[1] SOULAVIE, *Mém. hist. et polit. du règne de Louis XVI*, t. II.

[2] Le bulletin du mercredi 4 mai, 7 heures du soir, était ainsi libellé :

« La suppuration, qui avait paru languir pendant quelques heures, a repris son cours et a fait un progrès sensible ce soir. Sa Majesté est fort tranquille et a peu dormi cet après-midi Les évacuations du ventre et des urines sont complètes ; le

Il est décidé qu'on fera un nouvel appel à la bienheureuse protectrice de la ville et du Roi. Le 4 mai, vers 11 heures du soir, on découvre en entier la châsse de sainte Geneviève.

Les moines, afin de piquer davantage la curiosité du public, ont formé une espèce de chambre noire, dans l'enceinte où est enfermée la châsse, pour mieux faire ressortir l'éclat des pierreries qui enrichissent la relique[1].

Pendant toute la journée, la foule se presse à Sainte-Geneviève : les uns s'y rendent en bandes séparées, les autres avec le clergé de la paroisse. Le libraire Hardy, en vrai badaud parisien qu'il était, s'était joint au clergé de la paroisse Saint-André-des-Arts. Ayant eu l'adresse de se placer à la suite d'un de ses confrères, marguillier en charge, il put approcher de la châsse vénérée, qui lui parut « fort riche en pierreries ». Il la vit gardée par les premiers et principaux magis-

pouls continue d'être bon ; il n'y a point encore d'apparence de redoublement. »

Celui du 5 mai, 7 heures du matin :

« La suppuration se soutient par tout le corps et commence à gagner les extrémités ; sa marche n'est pas rapide ; la fièvre n'a point augmenté cette nuit, le sommeil a été fréquent et coupé sans aucune agitation ; les urines ont bien coulé, les vésicatoires font rendre beaucoup de pus. »

[1] *Mémoires secrets*, etc., t. VII, p. 170.

trats du Châtelet, en robe rouge, par le lieutenant
civil, le lieutenant criminel, quatre commissaires
ou huissiers, et un détachement du guet, dont
deux soldats, baïonnette dehors, étaient placés de
chaque côté de l'autel.

Le lendemain, on commençait une neuvaine
pour le rétablissement du Roi.

Tout le corps de ville assista à la grand'messe
qui se dit à Sainte-Geneviève. Messieurs des six
corps des marchands de Paris distribuèrent, pendant la cérémonie, des billets d'invitation imprimés, pour une messe solennelle qu'ils se propo-
saient de faire célébrer, le lendemain vendredi,
à 11 heures du matin, en l'église des prêtres de
l'Oratoire de la rue Saint-Honoré, à l'effet de demander à Dieu le rétablissement de la santé du
Roi [1].

Malgré ces démonstrations officielles, le gros
de la population restait indifférent [2].

Les spectacles demeuraient suspendus, mais on
se réjouissait ailleurs. La police dut défendre à

[1] *Journal de Hardy* ; *Mémoires secrets*, t. II, p. 330.

[2] La police était d'autant plus vigilante, que l'indifférence
s'accentuait davantage. Une dame fut arrêtée pour avoir fait
quelques réflexions sur un bulletin de santé. « Tout Paris,
consigne Hardy sur son journal, était rempli de mouches, qui
épiaient les discours des citoyens, et les forçaient d'user de la
plus grande circonspection dans leurs paroles. »

tous les traiteurs de recevoir chez eux aucun joueur d'instrument.

Toutes ces mesures n'étaient pas faites pour raviver les sympathies populaires. On continuait à lire les bulletins[1], mais dans le secret espoir que le dénouement qu'on souhaitait tout bas ne se fît pas trop longtemps attendre.

Tandis que Paris évitait de se passionner, à Versailles les intrigues allaient leur train. Un des amis les plus dévoués de la Du Barry, le duc de Fronsac, alla jusqu'à menacer le curé de Versailles de le « jeter par la fenêtre », s'il osait parler de la confession, du viatique ou de l'extrème-onction.

Mais le samedi 7 mai, à 3 heures du matin, le Roi se sentit si défaillant, qu'il réclama son confesseur[2]. Il dut le demander jusqu'à trois fois et se fâcher pour qu'on le lui envoyât. La confession dura tout au plus un quart d'heure ; dix-sept minutes, au dire du consciencieux Hardy.

Comme les ducs de la Vrillière et d'Aiguillon

[1] Le 6 mai, il en fut publié jusqu'à 4 : à 3 heures, à 6 heures et 7 heures du matin et à 7 heures du soir. Ils sont rapportés dans le travail du docteur Mauricet.

[2] L'abbé Maudoux, qui était un prêtre très âgé et aveugle, et qui connaissait le roi depuis de longues années, avait sur le monarque un très grand ascendant. « Il faut prendre ce que les médecins vous ordonnent, lui disait-il, dans un esprit de pénitence. — Ah ! la pénitence est trop douce », répliqua le roi.

voulaient retarder le viatique, La Martinière dit
au Roi [1] :

Nous pensons au temporel, pensez au spirituel... J'ai
vu Votre Majesté dans des circonstances bien intéressantes, mais jamais je ne l'ai admirée comme aujour-
d'hui ; si elle me croit, elle achèvera de suite ce qu'elle a
si bien commencé.

Le viatique fut administré au Roi le jour même,
à 7 heures du matin. En voyant arriver les sacrements, Louis XV, redevenu pieux, parce qu'il se
sentait en danger, se releva à mi-corps, jeta son
bonnet de nuit au pied du lit et joignit les mains
avec ferveur [2]. Il eut grand'peine à prendre l'hostie
qu'on lui présentait. On dut lui ouvrir la bouche,
et il s'y prit à plusieurs fois pour absorber les
espèces saintes.

La maladie était entrée dans la phase la plus critique. On ne s'entretenait que de la mort prochaine

[1] La Martinière avait toujours conservé son franc parler vis-
à-vis du roi. Un jour, pendant sa dernière maladie, Louis XV
s'étant plaint de la douleur provoquée par quelques pansements,
La Martinière lui aurait répondu : « Quand Votre Majesté sera
en santé, elle nous commandera, nous lui obéirons, mais
actuellement, il faut qu'elle fasse ce que nous lui prescrivons. »
HARDY, *loc. cit.*

[2] Pour la cérémonie du viatique, voir *Archives nationales*, K 138,
n° 122 et *Revue des Documents historiques*, 1re année, p. 161 et
suivantes.

du Roi. Des bulletins[1] imprimés étaient affichés à la porte des boutiques, dans les différents quartiers de Paris. La famille royale était plongée dans la consternation. L'affolement était tel qu'on eut recours, comme dernière ressource, aux empiriques.

Un Anglais, du nom de Sutton, dont l'oncle possédait, dit-on, un spécifique infaillible contre la variole, fit ses offres de service. Il envoya à Versailles une poudre dont il demandait à faire l'essai. Les médecins, incapables d'analyser le mélange, ou redoutant peut être de voir le Roi sauvé par d'autres mains que les leurs, refusèrent de laisser expérimenter Sutton. Ils le traitèrent de charlatan et d'imposteur et firent tout pour obtenir contre lui une lettre de cachet, qui l'éloignât à jamais du royaume[2].

Quand on vit que le Roi n'en reviendrait pas, on fit rechercher partout l'empirique, pour lui acheter son secret. Le duc d'Orléans, Mme Adélaïde, lui firent offrir 100,000 écus, pour qu'il consentît à le livrer; il répondit qu'il ignorait la formule de la composition du remède et qu'au reste il était

---

[1] Nous avons publié un fac-similé de ces bulletins, imprimé et manuscrit, dans les *Morts mystérieuses de l'Histoire*, dernière édition, t. II, p. 121 et 129.

[2] Sur les Sutton, le Dr André Fasquelle a donné de très intéressants détails dans le travail qu'il a écrit, en collaboration avec le Dr Max Billard, et qui a paru dans l'*Asepsie*, 1908, p. 15, note 1.

trop tard. Il avait parié, disait-on, 25 louis que le
Roi n'en reviendrait pas[1].

La vérité commençait à se faire jour. Les bulletins contenaient l'aveu à peine voilé de l'état
désespéré du Roi. Partout se répandait le bruit
que le Roi était fort mal; d'autres allaient jusqu'à
dire qu'il était mort et qu'on le cachait pour des
motifs politiques, « attendu qu'il était question à
la Cour de prendre des arrangements, pour lesquels on avait besoin d'un intervalle de trente-six
heures de temps[2] ».

On affirmait que tous les équipages étaient prêts
et les chevaux bridés pour conduire la famille
royale en différents endroits. « On assurait que la
boëte dans laquelle devait être renfermé le cœur
du Roi était déjà commandée chez l'orphèvre. On
rencontrait dans les rues des crocheteurs chargés
de pièces d'étoffes noires qu'ils portaient dans
différentes maisons[3]. »

Le premier bulletin du 9 mai annonçait la per-
sistance de la fièvre et un état semi-comateux. Les
boutons se desséchaient et l'éruption commençait
à s'étendre aux muqueuses pharyngée et laryngée.
Les vésicatoires ne rendaient plus.

[1] *Correspondance de Métra*, t. I, p. 14, 15, 26; *Mémoires secrets*, t. VII.

[2] *Journal de Hardy*, t. II, p. 333.

[3] Id., *Ibid.*

On ne se gênait pas pour exprimer tout haut l'opinion qu'on avait du Roi. La police, toujours en éveil, arrêtait journellement nombre de personnes, qui s'entretenaient avec trop de liberté de la maladie du souverain. Rue Saint-Honoré on arrêta, sortant du jardin du Palais-Royal, un particulier, qui avait eu l'imprudence de dire à un de ses amis, en lui annonçant que le Roi était fort mal : « Qu'est-ce que cela me fait ? Nous ne saurions être pis que nous ne sommes. »

Le lundi 9 mai, l'agonie commençait. Le corps du monarque se détachait en lambeaux ; il se dégageait dans la chambre une odeur d'une fétidité repoussante.

Le spectacle était affreux. À peine le moribond put-il prononcer le mot *Amen*, quand les prières furent terminées... « Les croûtes l'empêchaient de voir... Le roi avait un masque comme du bronze et grossi par les croûtes... la bouche ouverte, sans que le visage d'ailleurs fût déformé, ni montrât de l'agitation, enfin, *comme une tête de More, de nègre, cuivreux et enflé* », dit en propres termes le duc de Croÿ.

Les bulletins étaient toujours rédigés dans le même esprit de servilité. Rien n'y laissait prévoir que le Roi était aux portes de l'éternité.

Le mardi 10, à 3 heures 20 minutes, après midi, selon la relation d'un contemporain, Louis XV avait cessé de souffrir[1].

A cet instant, on vit une bougie s'éteindre : c'était le signal convenu[2] par les chefs des écuries avec les gens qui se trouvaient dans la chambre du Roi, pour annoncer la fin du monarque.

Louis XV étant mort d'une maladie contagieuse[3], la nécessité s'imposait, dans l'intérêt général, de supprimer toutes les formalités observées d'ordinaire après la mort des souverains.

Comme le disait une feuille anglaise de l'époque,

[1] D'après le docteur Mauricet, qui a eu sous les yeux les pièces originales, le roi serait mort « le 11, à *trois heures et quart du matin*, après un vomissement ». Le lendemain était le jour de la fête de l'Ascension.

[2] *Mémoires de Mme Campan.*

[3] Voici quels furent les ordres donnés par Louis XVI, dès son avènement, pour dissiper le « venin », comme on désignait alors l'élément infectieux : « A l'égard de l'appartement du Roi, l'intention de S. M. étant que l'on remédie aux pièces qui ont pu contracter du venin, il convient de lessiver la pièce du Conseil, en conserver les fonds, autant que faire se pourra pour être blanchie. En faire de même de la pièce de la pendule et de la petite antichambre des chiens et de la petite salle à manger. Quant à la *petite chambre à coucher*, il convient de remettre un parquet neuf, de refaire le plafond qui est lézardé, lessiver et regratter au vif les corniches et lambris pour être blanchis et réparés pendant Compiègne et être dorés ensuite quand S. M. l'ordonnera. » *Bulletin de la Société des sciences morales, des lettres et des arts de Seine-et-Oise*, 1895, n° 1, p. 14.

Louis XV devait être inhumé *privately*, c'est-à-dire
en simple particulier[1].

On avait bien pensé un moment à l'embaumer ;
le premier gentilhomme de la chambre, le duc de
Villequier, avait donné l'ordre au chirurgien
Andouillé d'ouvrir le corps de Louis XV et de
procéder à l'embaumement, mais celui-ci ayant
répliqué : « Je suis prêt, vous tiendrez la tête,
pendant que j'opérerai, votre charge vous l'ordonne », le duc n'avait pas insisté.

Le vide n'avait pas tardé à se faire autour du
cadavre. A l'exception de ceux que le devoir rete-
nait au palais, tout le monde avait pris la fuite.

Une heure après la mort du Roi, le valet de
chambre Laborde lui avait passé une chemise
blanche. Au bout d'un assez court espace de temps
le corps était devenu aussi blanc que la chemise : on n'y apercevait plus trace d'éruption,
« parce que tout était rentré en dedans ».

On ensevelit le cadavre dans un cercueil de
plomb, « enduit d'un mastic composé de chaux, de
vinaigre et d'eau-de-vie camphrée, qu'on avait
soudé sur-le-champ et enfermé dans un double
cercueil de bois de chêne[2] ». Les deux cercueils
étaient séparés par un lit de son.

[1] *Gentleman's Magazine*, mai 1774.
[2] *Journal de Hardy*, p. 337.

Le convoi se fit le 12, à la lueur des flambeaux ; il n'était composé que de trois voitures de la Cour à huit chevaux, dans l'une desquelles était le cercueil, couvert du manteau royal et surmonté de la couronne. Les coins du poêle étaient portés par les grands officiers de la Couronne.

Dans la seconde voiture étaient les évêques ou ecclésiastiques nécessaires à cette pompe funèbre ; et, dans la troisième, M. le duc d'Orléans avec quelques seigneurs. Le tout était accompagné d'un détachement de différents corps de la maison du Roi et des valets de pied avec des flambeaux [1].

Au moment où on emportait le cadavre, dans les allées de Versailles, le peuple criait : « Tayaut ! Tayaut ! », tandis qu'à Saint-Denis l'on chantait : « Voilà le plaisir des dames, voilà le plaisir [2] ! »

La mort du Roi provoqua une pluie d'épitaphes satiriques [3] ; celles que nous allons citer suffiront à donner le ton. Commençons par la moins méchante :

> Cy-gist Louis le quinzième
> Du nom de Bien-Aimé le deuxième.
> Dieu nous préserve du troisième !

[1] Extrait d'une lettre datée du 14 mai 1774 et dont nous devons la connaissance au docteur Mauricet.

[2] *Revue rétrospective*, t. III (1834), p. 42.

[3] Sophie Arnould dit, faisant allusion à la mort du Roi et à l'exil de la Du Barry : « Nous voilà orpheline de père et de mère. »

Les trois qui suivent sont plus malicieuses :

> Cit gît le bien-aimé Bourbon,
> Monarque d'assez bonne mine,
> Et qui paye sur le charbon
> Ce qu'il gagnait sur la farine.

> Ami des propos libertins,
> Buveur fameux et roi célèbre,
> Par la chasse et par les catins :
> Voilà ton oraison funèbre !

> Louis termina sa carrière
> Et remplit ses nobles destins ;
> Fuyez, voleurs, pleurez, catins,
> Vous avez perdu votre père.

Les bienfaits du règne étaient résumés dans cette épigramme :

> Cy-gist un roi tout-puissant,
> D'abord, à son peuple, en naissant,
> Il donna papier pour argent,
> Plus d'une pierre en grandissant,
> Puis la famine en vieillissant,
> Puis enfin la peste en mourant ;
> Priez pour ce roi bienfaisant !

Mais voici le bouquet :

> La v..... par un bienfait
> A mis Louis XV en terre,
> En dix jours la petite a fait
> Ce que, pendant vingt ans, la grosse n'a pu faire.

FIN DE LA PREMIÈRE SÉRIE

TABLE DES GRAVURES ET PORTRAITS

François Ier.
La reine Claude.
François II.
Catherine de Médicis.
Henri IV.
Marguerite de Valois.
Louis XIII enfant.
Les Maîtresses de Louis XIV.
Louise de la Miséricorde (Mlle de Lavallière).
Louis XV enfant.
Bénédiction du lit nuptial.

TABLE DES MATIÈRES

I. — Avant-Propos v

II. — Préface vii

III. — François Ier est-il mort de la Ferronnière ? . . . 1

IV. — La stérilité de Catherine de Médicis 31

V. — Une « galanterie » du Vert-Galant 61

VI. — Louis XIII mérita-t-il d'être appelé *le Chaste*? . 89

VII. — Un péché de jeunesse de Louis XIV 131

VIII. — Les dents de Louis XIV 147

IX. — La grande opération 163

X. — Les amours du Grand Roi 177

    I. — Les accouchements clandestins de
Mlle de La Vallière 177

    II. — Le premier accoucheur à la Cour de
France. — Les couches et la mort de
Mme de Montespan 201

XI. — Ce qui se passait au mariage des Rois 221

XII. — Comment Marie Leczinska devint reine de France . 253

XIII. — Les maladies de Louis XV 305

Table des illustrations 349

3080. — Tours, imprimerie E. ARRAULT et Cⁱᵉ.